D1734401

А.В. Ковальков

Худеем с умом!

ПОШАГОВАЯ ПРОГРАММА

Москва

УДК 615.874
ББК 51.230
К 56

Ковальков, Алексей Владимирович.

К 56   Худеем с умом! Методика доктора Ковалькова / А.В. Ковальков. — Москва : Издательство «Э», 2016. — 400 с.

Автор — один из самых популярных сегодня диетологов, эксперт на многих ТВ-передачах. Похудел сам на 70 кг и успешно сохраняет свой вес много лет. Издание для тех, кто хочет разобраться в основах похудения и понять, как избежать типичных ошибок.

УДК 615.874
ББК 51.230

Научно-популярное издание

Ковальков Алексей Владимирович

ХУДЕЕМ С УМОМ!
МЕТОДИКА ДОКТОРА КОВАЛЬКОВА

Ответственный редактор *Т. Решетник*
Художественный редактор *Е. Анисина*

ООО «Издательство «Э»
123308, Москва, ул. Зорге, д. 1. Тел. 8 (495) 411-68-86.
Өндіруші: «Э» АҚБ Баспасы, 123308, Мәскеу, Ресей, Зорге көшесі, 1 үй.
Тел. 8 (495) 411-68-86.
Тауар белгісі: «Э»
Қазақстан Республикасында дистрибьютор және өнім бойынша арыз-талаптарды қабылдаушының өкілі «РДЦ-Алматы» ЖШС, Алматы қ., Домбровский көш., 3-а», литер Б, офис 1.
Тел.: 8 (727) 251-59-89/90/91/92, факс: 8 (727) 251 58 12 вн. 107.
Өнімнің жарамдылық мерзімі шектелмеген.
Сертификация туралы ақпарат сайты Өндіруші «Э»
Сведения о подтверждении соответствия издания согласно законодательству РФ о техническом регулировании можно получить на сайте Издательства «Э»
Өндірген мемлекет: Ресей
Сертификация қарастырылмаған

Подписано в печать 09.09.2016.
Формат 60х84 $^1/_{16}$. Печать офсетная. Усл. печ. л. 23,33.
Доп. тираж 15 000 экз. Заказ 6656.

Отпечатано с готовых файлов заказчика
в АО «Первая Образцовая типография»,
филиал «УЛЬЯНОВСКИЙ ДОМ ПЕЧАТИ»
432980, г. Ульяновск, ул. Гончарова, 14

ISBN 978-5-699-56266-4

ISBN 978-5-699-56266-4

СОДЕРЖАНИЕ

Глава 3
ХУДЕЕМ БЕЗ ОСЛОЖНЕНИЙ

Глава 4
ДЛЯ ЧЕГО НУЖНЫ ДИЕТОЛОГИ?

Наши пищевые вещества должны быть лечебным средством, а наши лечебные средства должны быть пищевыми веществами.

Гиппократ

ВВЕДЕНИЕ

Первое, что хотелось бы сделать, — поблагодарить вас за то, что уделили внимание изучению моей методики и сейчас (я надеюсь) держите в руках мою новую книгу. Когда я в первый раз отправил рукопись в издательство, там были несколько шокированы ее объемом. Поэтому первое, о чем меня попросили: «Напишите, пожалуйста, сокращенный вариант. Мы опасаемся, что такую толстую книгу не будут покупать». Но жизнь показала, что и такие книги нужны! За первый месяц продаж моя первая книга вошла в пятерку самых продаваемых из раздела нехудожественной литературы.

Но обещание есть обещание. И я решил написать книгу, **целиком посвященную только методике избавления от лишнего веса**. Здесь подробно описаны все этапы, уделяется особое внимание формированию правильной мотивации и предупреждению типичных ошибок. Я постарался сохранить только самую главную и полезную информацию, дополнив ее новыми необходимыми данными, но избегая лишних подробностей и обоснований.

В будущем я планирую подготовить текст для тех читателей, которые захотят узнать больше о законах природы, отраженных, как в зеркале, в нашем организме. Там
будут подробно, простым языком разъяснены основные
механизмы, приводящие к полноте, — с тем, чтобы каждый смог представить основную причину развития этого
недуга у себя. Я надеюсь, что, освоив мою методику по
первой книге, начав худеть и получив первые результаты, вы захотите узнать больше. И тогда обе книги будут
естественным образом дополнять друг друга, образуя
единое целое.

Чем эта книга отличается от других «похудательных творений»?

*Я питаю антипатию к человечеству, потому что оно на де-
вяносто девять процентов состоит из внушаемых идиотов,
доступных любой пропаганде. Каждый из них, если ему шепнут
на ухо, готов встать и убить меня.*

В. Леви «Я и Мы»

Я врач-диетолог, работаю в области медицины снижения
веса уже более 15 лет. За это время пришлось повидать
немало! Среди моих пациентов были как новички, так и
те, кто «уже всё давно знает» про похудение. Это звезды
эстрады и бизнесмены, руководящие работники и простые труженики. Их всех, на мой взгляд, объединяет одна
общая беда. Они много раз пытались похудеть, но у них
почему-то ничего не получилось. И хотя большинство из
них — люди достаточно сильные духом, им оказалось не
под силу пройти этот путь в одиночку. Поняв наконец,
что диеты не помогают, рано или поздно они обраща-

лись ко мне. И тут начиналось самое интересное... Но! Это уже совсем другая книга!

Признаться, я не часто посещаю книжные магазины, но, как только вышла моя первая книга, я из любопытства стал туда заглядывать. И невольно обратил внимание, что, оказывается, появилось немало людей, которые сочиняют книги под условным названием «Как худеть правильно», хотя сами за всю свою жизнь не избавились ни от одного лишнего килограмма! Совсем как тот тренер из анекдота, который учил плавать, а сам боялся воды. Таких целителей и даже врачей сейчас можно увидеть и на экранах телевизоров, и в новомодных клиниках, частенько рекламируемых по радио. А уж сколько «умных» книг написано этими советчиками!

Медицина избыточного веса всегда стояла рядом с косметологией; быть может, поэтому профессия диетолога считалась модной и престижной. Денежной, если хотите. Наверное, поэтому советы в этой области сейчас дают все кому не лень. Мои пациенты иногда рас-

> Мне понравилось, как сказал однажды Михаил Жванецкий: «Я, ребятки, тренер от бога, хотя временно работаю в овощехранилище. Сидишь в погребе, перебираешь капусту, и все варианты, варианты в голове».

сказывают забавные истории. Мол, приходят они в районную поликлинику к врачу-эндокринологу, который весит не меньше их самих. И начинает этот эскулап давать им до боли знакомые рекомендации: «Больше двигаться и меньше есть». Иногда, правда, советует еще «бежать от инфаркта». При том что некоторым пациентам из-за избыточного веса трудно даже завязать шнурки на ботинках...

О различных целителях, массажистах, фитнес-тренерах, консультантах по питанию, «кодировщиках» и просто знающих «все обо всем» людях, считающих себя передовыми специалистами в области похудения, и говорить не хочется. Сейчас, как грибы после дождя, появляются различные «гуру из простого народа», которые, похудев сами, стараются сразу же заработать на этом деньги. Они пишут книги, выступают с презентациями и лекциями, собирают толпы отчаявшихся людей — а те идут к ним и верят им. Сколько их появляется каждый день, этих знатоков, действующих по принципу: «Я сама похудела, и теперь меня просто распирает от желания поделиться своим опытом». Они пытаются давать советы, не имея порой даже элементарного медицинского образования. Доверив свою жизнь и здоровье этим людям, ежегодно в мире гибнет около 200 000 человек! Эта цифра сопоставима с населением небольшого спального района в Москве. А эти так называемые проповедники здорового образа жизни не несут никакой ответственности за результат и, заработав свои деньги, тихо отходят в сторону со словами: «А их никто не заставлял меня слушать!»

Мне не раз доводилось наблюдать, как фитнес-тренер рекомендует «вертеть головой» для «разработки» шейных позвонков, особенно при остеохондрозе (которым страдают очень многие). Но любой врач скажет, что без снимков шейного отдела проводить подобные манипуляции опасно! В медицинской литературе даже описан так называемый синдром «парикмахерского кресла». Когда клиента усаживают в это самое кресло и долго держат с далеко запрокинутой головой, а по окончании процедур вдруг неожиданно для всех обнаруживается, что он «почил в бозе»...

Привычка к знакомым и любимым с детства блюдам и продуктам вырабатывалась у нас в течение десятков лет; представителям некоторых народов она свойственна на протяжении поколений, чуть ли не на генетическом уровне.

И тут «вдруг» появляется такой «умный» (иногда шибко умный и настырный) специалист вроде меня, который заявляет: «До сих пор вы питались неправильно, надо есть по 6 раз в день — и совсем не то, к чему вы привыкли, пережевывая каждый кусок по 50 раз!» Попробовал бы он сам пережевывать так каждый кусок! Хотел бы я посмотреть, что станет с его зубами через несколько лет. Понятно, что ни один организм не примет такую диктаторскую установку.

Наш организм нежен и хрупок. Его нельзя «ломать», с ним нужно уметь договариваться! Сотни или даже тысячи людей начинают питаться вроде «как надо», а потом многие из них убеждаются, что эффект получается обратный. Килограммы быстро возвращаются, да еще приводят с собой новые болезни.

!

Порой самолечение поддерживают не в меру активные средние медицинские работники и даже врачи, которые, по-видимому, считают себя знатоками во всех областях медицины. Они частенько дают в Интернете бескорыстные, но почему-то совершенно безграмотные советы. Их безудержное желание прославиться, показать себя эрудитами в диетологии рано или поздно может для кого-то закончиться трагедией. Но они, вероятно, этого не понимают. Или не хотят понимать.

Подобные общественные просветители появляются откуда-то буквально пачками, они каждый день пытаются учить нас жизни с экрана телевизора или со страниц глянцевых журналов. Однажды я с изумлением узнал, что самым популярным изданием нашей страны является не «MAXIM», или «Космополитен», и даже не «Комсомольская правда» с ее «Кремлевской диетой», а простенькая газетка ЗОЖ — «Здоровый образ жизни» — с тиражом аж в два миллиона! Кто бы мог предположить, что газетка, распространяемая по электричкам, советующая лечить пневмонию соком брюквы, а геморрой огурцами, имеет такое количество поклонников? Кто эти два миллиона? Не мы ли сами?

Супруга сейчас, когда я пишу эти строки, ругает меня за чрезмерную агрессивность и категоричность. Но, если честно, эта самодеятельность отвратительна! Мне, как врачу, как профессионалу, посвятившему медицине свою жизнь, смотреть на это не только смешно, но и противно. Каждый день мне приходится по нескольку раз отвечать в Интернете на один и тот же вопрос: «Скажите, а как мне похудеть?» или «Как похудеть моей девушке?». Я не знаю, как это сделать! Хотя бы потому, что я не знаю ни вас, ни вашей девушки!

Эти люди, наверное, наивно полагают, что я знаю некое секретное уникальное средство против веса и просто держу его в строжайшей коммерческой тайне. Ах! Если бы все было так просто!

> Невозможно помочь человеку избавиться от лишнего веса каким-то стандартным способом, хотя бы потому, что все мы разные и причины полноты у нас могут в корне отличаться!

Всю теорию, изложенную в этой книге, можно было бы уместить в одну короткую фразу: **«Не ешьте плохую пищу, берегите себя — и будете здоровы».** Однако человек — не собака, ему недостаточно сказать «фу». Нужно еще подробно объяснить — почему, собственно, «фу» и как оно (это «фу») повлияет на его организм.

Эта книга предназначена тем, кто не ищет простых решений. Кто хочет сначала изучить проблему — и лишь затем приступить к подбору эффективных методов ее устранения. Здесь я хочу поделиться с вами своими знаниями и опытом. Опытом практикующего врача, который много лет работает в области коррекции избыточного веса. Я раскрою вам все секреты своей профессии и предложу стройную и логичную систему здорового питания — без насилия над собственным организмом.

То, что я хочу предложить вам, — не диета в привычном понимании. Это цельная комплексная методика. Она включает не только определенные правила употребления продуктов питания, но и специальные (необременительные!) физические упражнения. И, конечно же, необходимую медикаментозную поддержку.

Применяя все эти нехитрые средства и действуя по определенной схеме, можно добиться таких же результатов, каких добился я сам, а затем и тысячи моих пациентов.

Разработав в свое время основы этой методики, я, следуя им, всего за полгода без особых усилий похудел на 50 кг — и до сих пор, уже много лет, спокойно удерживаю этот вес. Но важно не то, что я когда-то похудел сам, а то, что теперь я знаю, как это можете сделать вы.

! Мне бы очень хотелось, чтобы на моем примере и на примере моих пациентов вы осознали главное: ПОХУДЕТЬ ВОЗМОЖНО! Это вполне реально! И не просто сбросить несколько килограммов, которые обычно быстро возвращаются, а похудеть существенно, до физиологической нормы здорового человека.

Поверьте, с моей помощью это будет не так сложно! Только сразу договоримся — я не смогу похудеть за вас! «За себя» я уже похудел и свою задачу теперь вижу только в том, чтобы показать вам правильный и самый короткий путь к этой цели и предостеречь от возможных ошибок. Я уже прошел этот путь. Теперь мы можем пройти его вместе.

Читая и делая соответствующие выводы, вы быстро научитесь применять полученные знания на практике, поймете, что нужно именно вам для правильного похудения, увидите, как работает моя методика, и сможете по достоинству оценить полученный результат. От изучения — к осознанию, от осознания — к действию!

Приступая к написанию этой книги, я рассчитывал на то, что есть люди, которые всегда жаждут знаний, особенно когда дело касается вопросов их здоровья. Поэтому, излагая материал, я не стремился к краткости. Я постро- ил книгу таким образом, что если некоторые разделы по- кажутся вам чересчур «заумными» и тяжелыми для пони- мания — их можно смело пропустить и вернуться к ним чуть позже.

Пусть вас не пугает наличие специальных терминов. Я постарался, по возможности, не использовать меди- цинскую терминологию или сразу объяснять значение непонятных слов. Ведь без четкого представления о сути происходящих процессов любое лечебное мероприятие становится похоже на досужие философские рассуждения о смысле жизни. Максимально упростив содержание, мы получим «Диетологию для чайников». А мне не хотелось бы считать вас «чайниками»! Хотя иногда я намеренно повторяю отдельные мысли, чтобы проще было запом- нить важнейшие понятия и принципы. Если же у вас по- явятся вопросы, а некоторые темы окажутся сложными для понимания, вы всегда можете обсудить их на форуме сайта нашей клиники: www.diet-clinic.ru.

Бывает, случайная встреча с незнакомым человеком или книгой вдруг помогает справиться с проблемами, до этого казавшимися неразрешимыми. Предлагаю вам та- кую встречу — здесь и сейчас. Присоединяйтесь!

Глава 1 Осознанная необходимость

Человек идет все дальше и дальше, видя впереди зовущий яркий свет и стремительно взлетающую к небесным вершинам дорогу истины. И не окажется рядом стороннего наблюдателя, который сможет сказать, что всего в нескольких шагах перед этим человеком чернеет край обрыва, и острые камни, устилающие дно ущелья, через несколько мгновений окрасятся кровью идущего. И между этими камнями в расслабленных позах сидит теплая кампания мародеров, нетерпеливо поглядывающих вверх, на край обрыва, в ожидании идущего к свету...

Кара Мерген

Мы все живем в условиях рыночной экономики, где деньги и прибыль являются определяющими понятиями. Где царствует правило: «Кто не успел, тот опоздал!» — а здравомыслие и обдуманный подход, к сожалению, отходят на второй план. Наверное, поэтому запросы в интернет-поисковиках на слова «Как похудеть быстро?» в тысячи раз превышают запросы на слова «Как похудеть правильно?». Я часто спрашиваю на приеме своих пациентов: «Зачем вы к нам обратились? Что вы хотите от нас получить?» В ответ почти всегда звучит удивленная фраза: «Как зачем? **Чтобы похудеть!**» И почти никто не сказал: «Я обратилась к вам, чтобы вы помогли мне исправить те нарушения, которые привели мой организм к избыточному весу».

Но, согласитесь: когда только размер, пропорции фигуры, внешний вид являются для вас главными мотивами, вашей главной задачей становится привести себя в соответствие с принятыми в обществе стандартами. При этом мнение и суждение о вас других, совершенно посторонних людей, является доминирующим звеном.

Не согласны? Тогда рискните задать сами себе несколько вопросов:

• Сравниваете ли вы ваши внешние данные (размеры) с тем, как выглядят окружающие вас люди?

• Чувствуете ли вы себя намного комфортнее среди более полных людей?

• Чувствуете ли вы себя дискомфортно, если оказываетесь самым толстым человеком в коллективе, на вечеринке, в общественном транспорте?

• Внешние данные человека влияют на ваше мнение о нем?

Смею предположить, что почти на все вопросы вы ответили положительно. И рынок медицинских услуг подстраивается под ваши запросы. И, на мой взгляд, все существующие сейчас и активно рекламируемые методы похудения, начиная с хирургического вмешательства и заканчивая установкой «золотой иглы» в ухе, всевозможные кодирования и внушения направлены только на одно: **на устранение основного симптома сложной патологии — лишнего веса,** — но отнюдь не причин его появления. Это поточное производство, направленное к одной конкретной цели: как можно быстрее убрать у вас лишний вес. И надо отдать ему должное: с этой задачей оно справляется вполне успешно.

А что же дальше? Почему все эти методы дают лишь временный результат? Давайте попробуем сделать прогноз. Проведем аналогию. Вам не кажется, что подобный подход аналогичен попытке убрать воду, льющуюся из прорвавшей трубы? Вы же понимаете, что, пока не перекрыт кран, воду собрать не удастся. Но, несмотря на это, вы продолжаете упорно водить тряпкой по мокрому полу. Так и в нашей проблеме: многие ведут постоянную безнадежную борьбу с симптомами болезни — с избыточным весом, но не с ее причинами. Это все равно что постоянно глотать таблетки от головной боли, не зная, почему болит голова. Причин множество, и в каждом случае требуется разное лечение. **Следует лечить не болезнь, а человека! Бороться не с симптомами, а находить и устранять причины!**

Ни одна из существующих ныне методик, систем, диет не побуждает человека к радикальному изменению того, что послужило отправной точкой **не полноты**, а тех изменений в организме, которые внешне проявились в виде лишнего веса; не выявляет и не устраняет причин развития ожирения. Напротив, вся «похудательная индустрия» ориентирована на одну цель: «Давайте сделаем это по-быстрому!»

Это выгодно им? Но ведь это именно то, чего вы от них хотите! Как в любой рыночной структуре, спрос определяет предложение. Напоминаю, что запрос: «Как похудеть быстро?» — самый популярный во всех интернет-поисковиках.

Стремясь найти наиболее эффективные пути избавления от жира, люди порой подвергают себя настоящим физическим пыткам. Они, как узники замка Иф, могут на протяжении многих дней хлебать жидкие капустные щи или, как пленники необитаемого острова, питаться одними грейпфрутами. Или надевают на себя резиновую одежду и бегают в ней по жаре до тех пор, пока у них не потрескаются губы от обезвоживания. А иногда эти мученики «во славу живота своего» доходят до крайности... Люди начинают голодать, как жертвы лагерей!

Как говорили классики, «нам не нужно истерических порывов, нам нужна мерная поступь железных батальонов пролетариата». Не нужно «ломать пациента об коленку», бесполезно проводить с ним пламенные беседы в духе «Возьми себя в руки, тряпка, хватит жрать!» или «Рекомендую здоровое полноценное питание». Если бы человек был в силах это сделать, он бы сам давно решил свою проблему. Здесь важна последовательность и равномерность; понимание и осознание зависимости от патологически развивающихся процессов, будь то психология пищевого поведения или физиология усвоения пищи.

А теперь главное! Давайте задумаемся: разве сам избыточный вес является вашей проблемой? Это лишь симптом, следствие. На самом деле проблема в том, что по тем или иным причинам вы или употребляете больше пищи, чем нужно вашему организму, или эта пища неправильно усваивается! И отсюда возникает два главных классических вопроса, от решения которых зависит результат: почему вы это делаете и как это изменить.

Я категорически против лихих «кавалерийских наскоков» в виде голоданий. Можно человека запереть в одиночку, и через месяц он оттуда выйдет худой, как бразильская манекенщица. И что? При первой же возможности он непременно набросится на поднос с гамбургерами. Согласно исследованиям, через год после таких интенсивных программ лишь 5% «голодальцев» удерживают достигнутый вес.

Окинув взглядом прошедшие годы, вы наверняка согласитесь со мной: вся ваша прежняя жизнь во всем ее многообразии привела и продолжает приводить к тому, что организм дает сбои. Ведь это только коньяк со временем становится лучше. И вполне логичным внешним проявлением этого разлада является нарастающий избыточный вес. Вы, конечно, можете приостановить этот процесс, используя любой из предлагаемых сейчас методов. Вы можете даже совсем избавиться от лишнего веса. Но!

! Не устранив причину нарастающей патологии в организме, вы никогда не сможете удержать этот вес!

Ведь посмотрите, что получается. Допустим, прибегнув к помощи хирургов, поставив иголку в ухо, получив два пресловутых списка продуктов по анализу крови, принимая «тайские таблетки» или просто сев на очередную диету, человек действительно начинает быстро снижать вес. При этом он неизменно ставит свою внешность гораздо выше самочувствия, которое может серьезно пострадать. Ведь главная цель сиюминутна и вполне конкретна: добиться потрясающей внешности любой ценой, невзирая на «издержки производства». Все остальное — лишь необходимая жертва во имя идеальной стройности и безумной красоты!

Женщины — существа упорные! Поэтому я вполне допускаю, что путем невероятных усилий и самоистязаний вы рано или поздно добьетесь поставленной цели! А кто хоть раз испытал эти ощущения «победы над весом», помнит воодушевляющее чувство эйфории. Но давайте задумаемся: разве все ваши достижения не сводятся только к внешним проявлениям? Да, вы «собрали воду», но внутри-то у вас ничего не изменилось: «кран по-прежнему открыт», и вес продолжает нарастать. Причем стремительно. Смею предположить, что вы это знаете не хуже меня.

Рано или поздно вы неизменно возвращаетесь к старому образу жизни, а вместе с этим возвращаются и ваши старые, до боли знакомые, очертания фигуры. Каждый раз, когда вы пытаетесь есть меньше, вы неизбежно и вполне сознательно заталкиваете себя в «клетку ограничений», где позволено есть ровно столько, чтоб не умереть с голоду. Но в таком «карцере» нельзя сидеть вечно! Вы «взрываете стены тюрьмы» и… набрасываетесь на еду. В результате подобная практика приводит к циклическому чередованию жестких ограничений и запойных обжорств. Жизнь превращается в упорную борьбу, в нескончаемую череду побед и поражений. Не понимая или не желая понимать этой простой истины, тысячи людей проходят этот путь: добровольно сажают себя в «тюрьму диет» и придерживаются жестких правил, которые сами себе устанавливают. Затем, «вырвавшись из тюрьмы на свободу», быстро наверстывают упущенное. Ведь любой запрет рано или поздно возвращается к нам непреодолимым желанием!

Рано или поздно наступает момент, когда даже мысль о любом ограничении будет восприниматься вами как лишение свободы, утрата прав.

> Одна женщина рассказывала мне на приеме: «Очнулась я на кухне среди горы фантиков от конфет. Плачу, ругаю себя… но ем!»

Запрет всегда рождает зависимость. Зависимость приводит к революциям и свержению «диктатуры». Получается порочный круг, путь в никуда! Любая попытка контролировать избыточное количество пищи, переедание, порожденное зависимостью, всегда совершается посредством отрицания свободы выбора. Большинство из нас боятся, что если у них будет свобода в выборе пищи, они будут неизменно и постоянно переедать. Поэтому, пытаясь взять переедание под контроль, одновременно сознательно лишают себя свободы выбора. А ведь отрицание свободы выбора — это отрицание ответственности за него.

А что же происходит дальше, когда все возвращается на круги своя?

Существует лишь два варианта развития событий, и многие из вас наверняка знают об этом на своем опыте...

ВАРИАНТ ПЕРВЫЙ — ДИЕТЫ

Худею сразу на трех диетах. На одной не наедаюсь!
Народная мудрость

Человек осознает, что этот метод ему просто не подходит, но успокаивает себя тем, что рано или поздно обязательно найдет ту самую единственную диету, которая поможет ему похудеть.

Сейчас любая более или менее популярная диета или система избавления от веса — это не только простой подсчет калорий и различные комбинации ограничений продуктов. Это сочетание физических упражнений и философской подачи. Век банальных журнальных диет по принципу «завтрак, обед, ужин» давно прошел. На их место приходят диетические системы, имеющие в себе элемент научности или авторитарности. Именно это заставляет проникнуться надеждой: а вдруг на этот раз!.. Ведь каждому очень хочется верить, что он исключение из правил, уникум: «И обмен веществ у меня не такой, как у всех, и еда мне, соответственно, нужна особенная. И как только я начну питаться правильно (вот бы только узнать, как), все сразу нормализуется, обмен придет в норму, и я похудею. Доктор, сделайте мне чудо! Откройте великую тайну! Пропишите диету!»

Многие люди, постоянно сидящие на различных диетах, продолжают так думать, несмотря на то, что им никогда раньше не удавалось реально похудеть и удержать вес с помощью диет. Можно всю жизнь потратить на ожидание чуда, меняя диеты или врачей…

Я немало удивился, узнав, что каждая **среднестатистическая женщина, «примеряет» на себя различные диеты более 30 раз за свою жизнь.** Вдумайтесь: 30 раз наступать на одни и те же грабли! Где же женская интуиция? Где опыт, приходящий с годами? Ведь результат почти всегда, мягко говоря, неутешительный. Такой упорный подход заставляет многих снова и снова отправляться в поход на похудение, как на войну. А война, как известно, предполагает возможность победы. Но когда вы воюете с собой, кого вы, собственно, собираетесь победить? Вас устраивает такая перспектива? Нет? Тогда остается второй вариант…

> Приходит ко мне на прием очередная пациентка и начинает рассказывать историю своей нелегкой битвы с весом: «Я уже опробовала, наверное, все диеты, была у самых знаменитых врачей, вы моя последняя надежда». Она говорит об этом даже с некоторой гордостью, как будто вешает себе на грудь медали: «За взятие… диеты», «За победу над методикой доктора…».

ВАРИАНТ ВТОРОЙ — БОРЬБА С СОБОЙ

Поверьте, этот вариант не более радостный. Рано или поздно у человека, перепробовавшего массу способов похудеть, в голове рождается твердое убеждение: я использовал хороший, эффективный метод (хирургия, кодирование, игла, диета). На нем похудели сотни людей. Но сам я оказался слабым и безвольным и не смог похудеть (или удержать полученный результат). Другими словами, данная диета хорошая, потому что я на примере других людей вижу, что она работает — ведет к снижению веса. Да только я плохой (слабый, безвольный), не могу придерживаться ее долго. Или не могу удержать с таким трудом полученный результат.

Это весьма распространенное заблуждение, ведущее к очень серьезным расстройствам психики. Подобные мысли подавляют сознание и личность человека, смиряют его с мнимой неизбежностью: «На роду написано быть толстым... Ничего мне уже не поможет... Не стоит больше время на это тратить...»

Такое мнение о себе приводит к устойчивому подавленному настроению, чувству неуверенности в себе и даже вины, к восприятию себя как человека «второго сорта». И даже смирившись с этим положением, каждый раз, прежде чем взять в рот тот или иной «запретный плод», вы мысленно говорите себе: «Стоп! А ведь мне это нельзя!» И, махнув рукой, сами же снимаете этот запрет: «Да, ладно! Один раз живем!»

И в ходе такой ежедневной, ставшей уже привычной борьбы с собой успевают возникнуть и запрет, и испуг, и отчаяние, и смирение с происходящим. А за этим следует переедание — как следствие психического надлома. А иногда и сильнейшие угрызения совести. Вы едите, но через какое-то время сильно сожалеете об этом. Вы даете слово не есть «вкуснятину», но обнаруживаете, что не в силах сдержать данного слова. Вы придерживаетесь ограничений в течение некоторого времени, но рано или поздно опять переедаете. И – здравствуй, булимия!

Когда я слышу, что человек перепробовал и разочаровался уже в сотне диет, что уже побывал у разных диетологов, а также о том, что «золотая» серьга в ухе несколько месяцев не давала ему спать, мне все становится понятно. Передо мной человек, который думает, что кто-то за него сможет решить его проблему. «Ведь, в конце концов, я плачу за это немалые деньги!» Так он и ходит по замкнутому кругу до тех пор, пока не перепробует все или пока деньги не закончатся. Результат — подавленность и отчаянье, да еще полжизни, потраченные в поисках иллюзорного волшебного решения. «А эти врачи — они вообще ничего не знают! Только деньги умеют выкачивать!»

> Так вот. Говорю вам как врач (который постоянно выкачивает...): пока вы зациклены только на своем внешнем виде, заботитесь только о сбросе килограммов, вы никогда не достигнете цели! Хотя бы потому, что нет предела совершенству. **!**

У англичан есть мудрая поговорка: «Нельзя быть слишком богатым или слишком стройным». Даже чуть приблизившись к желаемому результату, вы уже с ужасом начинаете догадываться, что не сможете долго его удержать. Одна похудевшая (до своей физиологической нормы) пациентка спрашивала у меня: «Доктор, я хочу похудеть еще хотя бы на 5 кг. Зачем? Похудеть... впрок. А вдруг я снова наберу?» Подобные мысли рано или поздно так переворачивают вашу психику, что вы имеете шанс скатиться к анорексии, когда женщина, боясь поправиться, хочет похудеть еще и еще, «впрок». Опытные врачи-диетологи и психиатры не понаслышке знают про эту грозную патологию.

ПРАВИЛЬНЫЙ ВАРИАНТ — ОСОЗНАТЬ

Но если остановиться в этой нескончаемой гонке и задуматься, начнешь по-другому оценивать и понимать всю абсурдность предлагаемых сегодня решений проблемы лишнего веса. Даже обеспечив определенный результат, они рано или поздно неизменно приведут к набору веса. Более того — создадут у человека иллюзию, что проблему нельзя решить в принципе. Заставят его поставить «на себе крест», подорвут самооценку, формируя ощущение слабости и неполноценности личности. И это огромный, невосполнимый урон, наносимый всеми быстрыми и «эффективными» способами похудения. Причем парадокс состоит в том, что чем быстрее вы добьетесь поставленной цели, тем стремительнее откатитесь назад.

> «Анорексия — это постоянная и всепоглощающая, хотя и часто отрицаемая, озабоченность вначале потерей веса, а затем ее удержанием».
> Роджер Слэйд,
> *«Справочник по анорексии»*

Каждый толстый человек, который с раздражением, с агрессией или, наоборот, с шуткой или сарказмом реагирует на любой совет, связанный с его весом, прошел именно по этому пути.

Люди, конечно, могут измениться — и мы меняемся в процессе жизни. Идет постоянное обновление и рождение новых клеток организма. Мы взрослеем, затем стареем. Значит, вопрос не в том, можем ли мы измениться, а в том, насколько пассивно мы к этому относимся, хотим ли влиять на процесс личных перемен, происходящий ежедневно внутри каждого из нас. Какими мы по-настоящему, на самом деле хотим стать? Какую цель перед собой ставим?

Давайте попробуем взяться за решение этой проблемы по-другому. Признаемся наконец себе, что причиной наших лишних килограммов являются не гены, не лень и не отсутствие силы воли. Причина кроется в порой вынужденных, но часто даже не осознаваемых, отклонениях в образе питания и/или в образе жизни.

Следовательно, для того, чтобы похудеть, необходимо что-то радикально изменить в своем поведении. Изменить что-то в себе. Переориентировать обмен веществ с накопления жира на его расход. Перекрыть тот самый «кран с лью-

> Невозможно контролировать то, за что вы не несете ответственности! Действительно! Зачем вам, например, контролировать боеспособность воздушно-десантных войск? Ведь это, надеюсь, не входит в вашу компетенцию? Вот почему люди, которые с одной стороны готовы идти на все, чтобы избавиться от лишнего веса, но с другой — не хотят нести за это ответственность (хотят, чтобы кто-то решил эту проблему за них), обычно не добиваются успеха. Наоборот, они только закрепляют свою зависимость: как от еды, так и от других людей.

щейся водой». Это, по сути, и есть правильный, рациональный подход к здоровому образу жизни!

И никто за вас это не сделает! Не стоит в очередной раз строить иллюзии.

Личные перемены никогда не происходят внезапно, за секунду. Они требуют определенного осознания и принятия. Когда пациент говорит мне на консультации: «Я все понял, не надо продолжать, я вам **верю**», — это означает только то, что он ничего не понял. Вера — вещь хорошая, но уж больно ненадежная. Согласитесь, что точное, обоснованное, доказанное и принятое вами научное знание гораздо надежнее.

! Если вы понимаете причину своих лишних килограммов, правильно и конкретно формулируете свои цели — успех гарантирован!

Эту работу никто за вас не сделает. Осознанные перемены занимают время и требуют усилий с вашей стороны. От изучения — к осознанию, от осознания — к действию!

Когда мы останавливаем машину на красный сигнал светофора, мы же понимаем, что нарушение правил движения может привести к аварии, к потере здоровья или даже жизни. Так же и с другими жизненными законами, законами природы. Просто они не так наглядны, поэтому мы не привыкли задумываться о них, воспринимать их всерьез.

И ведь нельзя сказать, что вам об этом никогда не говорили или вы об этом не читали. Я убежден, что об этом вам постоянно говорят в каждой клинике и центре по снижению веса. И вы даже делаете вид, что согласны, но сами-то думаете не об облачных перспективах здорового образа жизни, а о своем ненавистном жирке. Поэтому и врач, чувствуя ваше отношение, не проявляет особой изобретательности. Представьте себе, что ваш ближайший родственник, заядлый курильщик, просит у вас совета: «Я что-то слишком сильно стал кашлять, что бы мне принять для уменьшения кашля?» Вы деликатно даете ему понять, что его кашель, скорее всего, вызван частым и продолжительным курением и не худо было бы... Но курильщик перебивает вас: «Да-да, я все это знаю, знаю! Но сейчас мне нужен только совет по выбору хорошего лекарства от кашля».

Так почему вам неинтересен этот вопрос о правильном, здоровом образе жизни? Почему вам нужно только «лекарство от кашля»? Да потому, что «здоровый образ жизни» нельзя внедрить в голову насильственно. Нельзя внушить, убедить, закодировать. Вам кажется, что вначале вы разберетесь с вашими наболевшими вопросами, достигните того, о чем всегда мечтали: стать худенькой, успешной — и вот тогда (если вре-

Хочется привести мудрые слова, сказанные однажды директором Института питания Виктором Тутельяном. Они очень точно и просто отражают базовые законы диетологии: «Мы все хотим и мечтаем о каком-то чуде, мы хотим быть стройными, красивыми, здоровыми. Как достичь этого? Здесь есть гамма различных гипотез. Но питание, как любая наука, базируется на законах, которые не дано нарушать никому: ни богатому, ни бедному, ни женщине, ни мужчине, ни молодому, ни старому. И, в отличие от законов общества, нарушение законов науки о питании, объективных законов природы, карается нещадно. Это либо потеря здоровья, либо болезни, либо даже смерть. И хотим мы этого или не хотим, мы должны знать эти законы и соблюдать их».

мя останется) попробуете что-то изменить в своем образе жизни.

Почему? Да потому, что для большинства полных людей здоровый образ жизни — как «жизнь на Луне». Картинки из «нереальности». Ведь с экрана телевизора этот образ подается нам в виде упражнений, с легкостью, играючи выполняемых молодыми девушками и юношами атлетического телосложения. Для полных людей это совершенно невозможно и лишь вселяет в них чувство собственной неполноценности. Иными словами, вызывает раздражение и неприятие.

Вам никогда не приходило в голову, что вы, нормальный человек, волею судеб оказались в неправильном, нездоровом теле? Иногда вы с недоумением смотрите на свое отражение в зеркале и понимаете, что оно имеет мало общего с вашим внутренним миром. Мне кажется, что это ощущение, хоть мимолетно, рождается в голове у каждого полного человека. Как бы мы ни отличались друг от друга, в одном мы похожи: **всем хочется иметь стройное, гармонично сложенное тело**. Это законное право каждого — стремиться к совершенству.

Однако стоит вам только понадеяться, что решение проблемы найдено, — у вас в руках самый совершенный и результативный способ похудеть: комплекс упражнений, новая диета, супертаблетка — через какое-то время иллюзии рассыпаются как карточный домик. Потому что даже при условии строжайшего соблюдения диеты и фанатичного выполнения физических упражнений вы не научились правильно и эффективно управлять факторами, влияющими на метаболизм организма. А без этого вы никогда не сможете нормализовать обмен веществ и получить стабильный и длительный результат.

Другими словами, стабильная форма идеального телосложения, которого вы с таким энтузиазмом добиваетесь уже не один год, не может быть достигнута, если вы не будете учитывать и контролировать все главные метаболические процессы, мешающие вам избавиться от килограммов жира, покрывающих ваше прекрасное тело.

И как только вы научитесь контролировать эти процессы, вы сможете наслаждаться своим стройным телом. У вас есть все шансы привести себя в порядок и сбросить лишние килограммы, не устраивая организму экзекуций. Достаточно просто пересмотреть свое отношение к процессу похудения — и дело пойдет на лад. И вот тут мы подходим к самому главному выводу, которому и были посвящены все эти заумные и нудные рассуждения.

Я глубоко убежден, что только обоснованное понимание и осознание процессов, происходящих внутри каждого из нас, дают стойкую мотивацию к изменению... не веса, а образа жизни, приведшего к набору этого веса!

Эти сложные механизмы и принципы нельзя разъяснить на протяжении нескольких часов общения с врачом. Нельзя внушить. Чтобы их понять, а главное — принять, необходимо гораздо больше времени. Именно на этом принципе осознанного принятия определенных правил жизни, законов природы основана как моя методика, так и работа врачей нашей клиники.

У Бернарда Шоу есть шутливый афоризм: «Умные приспосабливаются к миру, дураки стараются приспособить мир под себя, поэтому изменяют мир и делают историю именно дураки».

Большинство открытий и изобретений человек делает от лени, чтобы облегчить себе работу. Когда я брался за написание этой книги, я имел ту же мотивацию: просто пытался облегчить себе работу, сохранить время консультаций для более детального изучения особенностей каждого пациента. Есть ли смысл тратить время консультации, ваше время, на пересказ того, что подробно изложено в книге? Ее предварительное изучение значительно облегчит ваше понимание того, что мы вместе будем делать, и сэкономит время врача.

Учитывая, что вокруг нас сейчас — море псевдонаучной информации и тысячи клонированных бесполезных диет, я решился предложить вам собственную методику, которая опирается на медицину, психологию, физиологию и другие науки. Без лишней скромности скажу, что за прошедшие годы этой методике удалось быстро завоевать внимание думающей аудитории нашей страны. Ведь она не только дает конкретные рекомендации, но и помогает понять сам механизм избавления от лишнего веса.

К сожалению, формат и объем этой книги позволил сосредоточиться лишь на практических выводах и конкретных рекомендациях. Но я пытался простым языком, подробно изложить базовые принципы и причины нарушения обмена, одним из внешних проявлений которого является избыточный вес. Здесь на простых примерах, доходчиво разъяснены как механизмы, приводящие к набору веса, так и способы нормализации этих процессов.

Знание, понимание общих принципов не освобождает от знания фактов. Любая деятельность будет более эффективна, если точно представлять себе, для чего мы совершаем те или иные действия, каков их результат и механизм. Одним словом, если вы твердо решили похудеть, то вам не обойтись без четкого представления, что вы делаете и зачем. Только в этом случае возникает та самая осознанная необходимость изменения своего образа жизни. Главное слово здесь — осознанная!

!

Так как все-таки будем худеть?

Глава 2 Основы методики

«Когда ты наконец получаешь то, что хотела, оказывается, что это вовсе не то, чего ты хотела.

Гертруда Стайн

Многие женщины почти всю свою сознательную жизнь худеют. Точнее — стремятся похудеть. Они периодически сидят на всевозможных диетах, затем срываются, ругают себя, идут на аэробику, ленятся, бросают, снова садятся на диету. И так до бесконечности... В итоге этой нескончаемой борьбы за идеальные формы зачастую побеждает «здоровая» лень, а заодно — и любимые пирожные из киоска на углу.

Потом мы, конечно, ругаем себя, делаем серьезные выводы, анализируем ошибки, даем себе слово и даже впадаем в депрессию, а за лекарствами от этой депрессии бежим в тот же киоск. Потом опять изнуряем себя физическими нагрузками и, не дождавшись результата, в конце концов отчаиваемся и отдаемся судьбе.

Смею предположить, что вы уже пытались похудеть — и не раз. К чему же опять наступать на те же грабли? Пора, наверное, попробовать подойти к решению проблемы более серьезно. По-взрослому! Конечно, идеальный вариант — пойти на прием к опытному врачу, но финансовое благосостояние наших граждан, к сожалению, не всегда позволяет это сделать, да и шарлатанов сейчас в этой области развелось немало. Жалко денег и потраченного времени.

Хочу сразу предостеречь: если где-то вам предлагают новый «революционный» или «уникальный» метод похудения, волшебный гимнастический комплекс, чудо-препарат, новейшее аппаратное воздействие по последнему слову науки и техники — не верьте! И не спешите сразу принимать решение. Попробуйте, успокоившись, самостоятельно и объективно в этом разобраться.

> Организм человека — это маленькое государство со своими законами, а государствам вредны революционные вмешательства. Только опытные врачи знают законы функционирования организма. Только они, как хорошие юристы, умеют применять эти законы и несут юридическую и моральную ответственность за свои действия. Похудеть можно только комплексно, постепенно воздействуя на всю совокупность систем организма. Это и есть грамотный и профессиональный подход.

Я сам сумел избавиться от 50 кг лишнего веса всего за полгода! Но это произошло только благодаря постоянной работе над собой, созданию оптимальных гибких схем питания с применением определенных физических нагрузок, использованию витаминов, микроэлементов, энзимов и аминокислот. Но важно не то, что я похудел сам, — таких людей только в нашей клинике бывают сотни каждый год. Важно то, что я знаю, как это правильно можете сделать вы!

Поэтому давайте во всем не спеша разберемся, внимательно прочитав эту книгу. Только в этом случае вы будете застрахованы от массы ошибок в процессе похудения. Вам предстоит долгий и сложный путь изменений не только собственных привычек, но и восстановления нарушенных систем обмена собственного организма.

Разработанная мною комплексная методика основана прежде всего на личном опыте избавления от лишнего веса, а также на опыте практикующего врача, использовании новейших достижений и открытий в области биохимии, эндокринологии, фармакологии и спортивной медицины. Главное в этой методике — то, что она имеет научное обоснование и написана практикующим врачом.

В конце этого пути вы из «складчатой гусеницы» превратитесь в прекрасную «бабочку», почувствуете молодость, прилив сил и начнете летать как на крыльях.

Я это знаю! Я сам это испытал и ни за что не вернусь к прошлой жизни!

Меня часто спрашивают: «Чем же ваша методика отличается от остальных диет?» Тем, что она действительно помогает людям похудеть! И в этом смогли на собственном «животе» убедиться тысячи моих пациентов. Она дает быстрый и стойкий результат без ущерба для здоровья. Моя методика работает, хотя она совсем не похожа на тот стереотип, который складывался годами и преподносится желающим похудеть в разнообразных центрах красоты и даже во многих государственных клиниках.

Для применения этой методики вовсе не обязательно проводить многочисленные дорогостоящие исследования, анализы, продевать серьгу в ухо или нос, а по ночам подвергать себя психотропному воздействию.

Меня упрекают, что я не придумал ничего нового! Да я и не претендую на открытия! Моя методика — не открытие и не переворот в науке! Как вы, наверное, уже поняли, я вообще не сторонник «сверхновых» и «супер-эффективных» решений. **Я не открыл ничего нового — просто попробовал обобщить и систематизировать данные, полученные из разных областей науки.** В результате у меня родилась стройная система знаний, объединяющая все современные представления о здоровом образе жизни. По сути, это всего лишь новый взгляд на каноны классической научной диетологии.

Все, что я хочу рассказать вам в этой книге, взято из моего личного врачебного опыта, а также обобщенного опыта многочисленных врачей и исследователей. Это максимально адаптированный и оптимизированный комплекс мер воздействия на организм человека, основанный на базовых законах природы и принципах современной медицинской науки.

Основа современных подходов к лечению ожирения — комплексное воздействие: двигательная активность, питание с удовольствием плюс хорошее настроение и целеустремленность. Все эти компоненты методики взаимосвязаны и построены так, чтобы усиливать действие друг друга. И это разумно. Вы же не можете, например, умыться, но не причесаться и не почистить зубы. Или надеть прекрасное вечернее платье и грязные кроссовки.

!

Если все подобрано правильно, можно прийти к заветной цели ценой небольших и в чем-то даже приятных усилий. Не составит особого труда и поддержание полученного результата в течение многих лет. Это видно на моем примере и примере тысяч моих пациентов.

Когда я определял для себя основные **принципы этой методики**, решил, что:

- она должна быть **комфортна** для человека. Можно составить идеальную во всех отношениях программу питания и физических нагрузок, которые однако, для пациента будут настолько сложны и утомительны что он их вскоре бросит;

- методика должна быть максимально **прозрачна и понятна**. Человек на каждом этапе должен четко понимать, что он делает и зачем, какие процессы в каждый конкретный момент протекают в его организме и как реально можно на них повлиять;

- все рекомендации должны базироваться только на **принципах современной науки** и быть подкреплены данными научных исследований;

- следует не подавлять желания, борясь с симптомами (избыточным весом), а **находить и устранять причину**, вызвавшую избыточный вес. Одной из основных задач этой книги как раз и является помощь в определении подобной причины развития полноты именно в вашем случае;

- проблему полноты можно решить кардинально, только используя **комплексный подход**: все возможные рычаги и механизмы воздействия на организм.

Из этих задач следуют и основные **преимущества данной методики:**

1) вам не нужно писать пищевые дневники и утомительно подсчитывать количество калорий, не расставаясь с калькулятором;

2) вы получаете здоровое и сбалансированное питание во всей совокупности необходимых пропорций белков, жиров и углеводов;

3) вы имеете возможность быть почти свободными в выборе еды и сами учитесь составлять себе правильный рацион питания;

4) вам не придется голодать и постоянно себя в чем-то ограничивать.

Смею предположить, что те из вас, кто уже читал полную версию этой книги, где я имел возможность научно аргументировать каждое высказывание, наверное, ловили себя на мысли, что уже сами почти пришли к этим же выводам или, по крайней мере, догадывались об этом.

Иногда некоторые коллеги с обидой спрашивают меня: «А зачем вы столь откровенно все рассказываете, открывая все профессиональные секреты, — и в своей книге и на своем сайте? Ведь теперь никто не пойдет к вам на прием (да и к нам заодно!) — все будут худеть исключительно по вашей книге?» Одна женщина даже написала мне в письме: «Вот читаю вашу книгу (речь идет о предыдущем полном издании) и все время жду, что открою следующую страницу и увижу надпись: «Хотите узнать, что дальше, — переведите деньги на такой-то счет». Потом мы вместе долго над этим смеялись.

Другая полная женщина на одном из моих выступлений задала мне откровенный вопрос: «Вы так подробно все описываете в своей книге. А вы не боитесь, что, прочитав ее, люди не пойдут к вам в клинику, вы потеряете всех потенциальных клиентов?»

Не боюсь! Более того, уверен, что, понимая научную обоснованность и фундаментальность предлагаемого подхода к решению проблемы избыточного веса, вы выберете именно нашу клинику. Конечно, каждый решает этот вопрос, исходя из своих финансовых возможностей и времени. Кто-то придет к нам, а кто-то попытается решить этот вопрос самостоятельно. Но теперь вы хотя бы будете делать это грамотно, с пониманием причин и возможных осложнений. Кто предупрежден, тот защищен!

Я далеко не ангел и вовсе не бескорыстный человек. Мне так же, как всем, надо кормить и содержать семью. Но я убежден: **чтобы иметь влияние на людей, надо думать только о них, забывая себя, а не вспоминать о них, когда понадобится напомнить о себе.** Не помню, когда и где я прочитал эту фразу, но она стала принципом моей работы. И как только я стал жить и работать по этому принципу, пришли и деньги, и признание. Английский экономист и публицист Бэджот Уолтер

Для наглядности позволю себе привести одно сравнение. Если кто-то отправляется в длительное путешествие, например в какую-то точку на юге, и случайно слегка возьмет левее, то уже через 100–200 км он рискует оказаться в совершенно другом месте. Так вот, задача врача-диетолога — помочь вам окончательно разобраться во всех тонкостях и нюансах, поддержать столь хрупкую пока еще мотивацию, подстраховать вас от возможных ошибок на этом сложном и тернистом пути. Ваш врач становится другом, он прокладывает этот путь индивидуально, только для вас. Но он лишь указывает вам маршрут. Пройти его должны вы сами!

был прав, сказав: «Самое высшее наслаждение — сделать то, что, по мнению других, вы сделать не можете»!

Разумеется, в моей врачебной практике схемы лечения подбираются индивидуально для каждого человека и корректируются по ходу проведения лечения. Ответная реакция организма может быть уникальной. Именно поэтому я, в отличие от многих моих коллег, никогда не даю никаких гарантий и не делаю прогнозов. Я не пытаюсь загнать пациента в строгие рамки методики, я стараюсь методику адаптировать и изменить под него. Но это возможно только при систематическом непосредственном контакте пациента со своим врачом.

Процесс снижения веса не может идти по строго запланированному сценарию. Он потребует определенного времени, даже если вам надо похудеть всего на 5–10 кг. Вашему организму необходимо не просто снизить вес, но, перестроив обмен веществ, постепенно адаптироваться к этому новому весу. Иначе вы получите эффект сжатой пружины, и вес незамедлительно вернется.

Техника следования методике отработана до мелочей, поэтому сбросить лишний вес — вопрос времени. Но проблема в том, чтобы не сойти с дистанции и удержать результат. Поверьте мне, это непросто — сохранить свои достижения и свое здоровье на годы. Наверное, те, кто хоть раз пытался худеть, хорошо это знают. Именно в этом и помогают профессиональные врачи-диетологи. При этом результат сохраняется на всю жизнь без ущерба для здоровья и без ежедневного удержания себя в «ежовых рукавицах».

Еще раз повторю: простых решений нет! И не все могут рассчитывать на быстрый результат. Но похудеть — это реально! Не упускайте свой шанс вернуть молодость и здоровье! Жизнь так коротка, надо ловить мгновенья, наслаждаться каждой минутой.

Не занимайтесь самолечением! Не мучайте свой организм очередными попытками похудеть по «книжным» диетам, непонятно кем написанным. Хватит экспериментов над собой! Что такое диета? По сути, лишь грубая инструкция с сомнительным результатом.

За долгие годы работы я убедился, что клиническое течение, а отчасти — даже прогноз хронических соматических заболеваний, требующих длительного лечения (к которым относится и ожирение), напрямую связаны с возможностью использования групповых форм психологической взаимопомощи и психокоррекции. В наше время такие возможности предоставляет общение на страницах узконаправленных тематических интернет-форумов. Ценность такого общения определяется включением дополнительных лечебных факторов, таких как групповая сплоченность, поддержка, развитие позитивных межличностных отношений, чувство общности и т.д. Коллективное стремление к похудению заставляет тянуться к результатам каждого участника группы. Дополнительное общение людей, стремящихся к одной цели, объединяет их, помогает им вместе преодолевать любые трудности. Для этого и был создан форум на сайте нашей клиники — www.diet-clinic.ru. Общайтесь! Этот форум создан для вас. Здесь вы найдете ответы на ваши вопросы.

Но хватит философствовать, пора наконец переходить к конкретным рекомендациям.

Вся методика условно делится на три этапа.

- **Первый этап — так называемый «подготовительный» период.** Он длится всего 2–3 недели. Главная его задача — снятие зависимости, то есть отучение организма от «быстрых» углеводов, которые быстро высвобождают сахар в кровь, что вызывает моментальную реакцию поджелудочной железы и выброс инсулина, и одновременная мягкая очистка желудочно-кишечного тракта с восстановлением нормальной базовой микрофлоры кишечника. За это короткое время мы должны перестроить организм таким образом, чтобы он в дальнейшем смог усваивать максимальное количество потребляемого белка. На этом этапе человек приучается к посильной физической нагрузке в виде обычной ходьбы и получает свой первый весомый результат (при идеальном раскладе — минус 5 кг), который значительно поднимает мотивацию и веру в успех.

- **Второй этап — основной.** Главная его цель — непосредственное стабильное снижение веса на фоне дальнейшей нормализации работы всех органов и систем вашего организма. Этот период продолжается до того момента, пока вы не приблизитесь к оптимальному для вашего организма весу. О том, как рассчитать этот вес, вы узнаете при дальнейшем чтении книги. Теперь ограничения уже не такие жесткие, как в первые две недели, и переносятся довольно легко. Постепенно вы примете и полюбите образ жизни, который ведет к снижению веса. Вы будете полноценно питаться. Порции будут немаленькие, и со временем вы непременно научитесь получать удовольствие от полезных продуктов. На этом этапе потеря веса должна составлять в среднем 100 — 200 г в день. Конечно, вы понимаете, что это — усредненные цифры. Ежедневная ходьба также продолжается, и в конце второго этапа постепенно вводятся силовые упражнения.

Я считаю абсолютно бессмысленной и порочной практику жесткого прессинга в отношении пациентов. Нельзя заставлять человека соблюдать пусть заведомо эффективный, но достаточно тяжелый для него режим питания. Какой в этом толк, если он морально не готов и физически не способен выдержать предлагаемый курс? Поэтому делаем все постепенно, не насилуя собственный организм.

- **Третий этап — завершение методики и дальнейшее удержание веса.** Важно грамотно начать методику, но не менее важно правильно ее завершить! Третий этап длится от года до полутора лет. За это время ваш организм постепенно привыкнет к новым формам и объемам. Вам уже не понадобятся обязательные систематические физические нагрузки. Вся физическая активность будет заключаться в обычной повседневной ходьбе под контролем маленького приборчика — шагомера. Подобная необременительная физическая активность поможет предотвратить повторное увеличение массы тела не только в результате затраты энергии, но и благодаря улучшению настроения, появлению чувства самоуважения, способности контролировать свое пищевое поведение. В отношении питания останется всего несколько простых правил сочетания продуктов. Это будет так же просто и не утомительно, как чистить зубы по утрам.

Перед тем как приступать к «борьбе с весом», необходимо выяснить основную причину его появления. Для этого я настоятельно рекомендую перед началом применения этой методики **пройти хотя бы элементарный медицинский осмотр в районной поликлинике,** сдать общие анализы и получить необходимые рекомендации лечащего врача. Это поможет выявить сопутствующую патологию и исключить возможные эндокринные нарушения. Правильно установленная причина развития ожирения — залог успешного лечения. Лечить ожирение, не зная точно, почему конкретный человек склонен к избыточному весу, все равно что блуждать в темноте. Причин, приводящих к развитию ожирения, может быть несколько. И в каждом случае методика должна быть разной. Но есть определенная основа, опираясь на которую выстраивается любая концепция лечения. В этой книге я предлагаю вам подобную основу.

В целях сохранения здоровья я рекомендую самостоятельно приступать к моей методике только при отсутствии серьезных хронических заболеваний. В случае диабета или других эндокринных заболеваний необходим постоянный контроль врача-диетолога или эндокринолога. Главный принцип — «не навреди!».

Если у вас уже имеется значительный избыточный вес (40 кг и более), для предотвращения нанесения ущерба вашему организму я настоятельно рекомендую все этапы лечения проводить под непосредственным контролем опытного врача. Этот врач не должен давать рекомендаций по питанию, он должен лишь обследовать вас, исключить наличие серьезных системных заболеваний и в дальнейшем контролировать состояние вашего здоровья.

Я уверен, что когда вы дочитаете книгу до конца, вы откроете для себя много нового и удивительного, возможно, в корне поменяете некоторые свои взгляды. И у вас неизменно появится желание поделиться этими знаниями с другими. Но если вы начнете давать кому-либо рекомендации, основанные на выводах, сделанных после прочтения этой книги, вы невольно возьмете на себя всю полноту ответственности за здоровье и жизнь доверившегося вам человека. Всегда помните об этом! Этот путь каждый должен выбрать и пройти сам.

> «Мудр тот, кто овладел искусством размышления, познал себя и научился обращению с людьми, но отвергает звание мудреца и не лезет к другим с назиданиями, ведь глупее непрошеной мудрости нет ничего».
>
> *Али Апшерони*

По мере избавления от лишнего веса ваша жизнь сама по себе начнет коренным образом перестраиваться. Вы будете чувствовать это каждый день всеми клетками своего обновляющегося тела. Оно быстро почувствует изменения, они ему понравятся, и организм сам, как бы проснувшись, начнет изменять ваши вкусы и пристрастия. Вы вдруг полюбите те продукты, которые раньше терпеть не могли, а другие, которые раньше любили, возможно, начнут вызывать у вас отвращение.

Многие пациенты на первой консультации довольно скептически относятся к этим моим словам. Это видно по выражению их лица. Я понимаю их и не обижаюсь. Ведь уже через некоторое время, придя ко мне на прием, эти же пациенты, искренне, как дети, радуются и удивляются переменам, о которых я им говорил.

Если вы хотите похудеть и оставаться стройным долгие годы, нужно выбирать не диету, а систему питания, образ жизни, который станет для вас гармоничным, которого вы будете придерживаться всю жизнь. Можно назвать это философией здорового образа жизни.

МОТИВАЦИЯ
Зачем нужна мотивация

Если уж ты родился без крыльев, то не мешай им расти.
Коко Шанель

Я не люблю слово «мотивация», наверное, по той же причине, что и слово «диета». Уж слишком затаскали эти слова. У многих людей само понятие «мотивация» ассоциируется с кабинетом психолога и долгими нудными разговорами о тайных желаниях и детских комплексах. И хотя психология как наука в нашей стране развивается довольно быстро, ее все еще возглавляют представители «старой школы», которые, в силу возраста и присущего им консерватизма, прочно блокируют все новое и перспективное. Во всяком случае, у меня при общении с большинством психологов всегда появлялась навязчивая мысль, что они работают по неким штампованным программам. «Все это не сработает, — думал я. — Ведь у меня все не так, как у других, и нечего забивать голову всякой психологической чепухой».

Однако!

Давайте отбросим сомнения и поговорим об одной из основных тем этой книги. О «нелюбимой» мною мотивации!

Я настоятельно рекомендую вам прочитать эту главу внимательно, желательно даже не один раз. Ведь прежде, чем измениться внешне, надо прийти к осознанию необходимости изменений, подготовить себя к длительному «марафону» победы над весом. Нужно видеть впереди определенную цель и стремиться к ней всей душой.

Знаете ли вы, в чем заключается разница между целью и мечтой?

В конкретных сроках осуществления. Поэтому крайне важно установить реальный, достижимый срок. И тут все зависит от вашего настроя и, пожалуй, от изначального веса. Сделайте отметку в календаре. Это может быть какая-то особая дата: день рождения или праздник.

Ставьте себе цели! Думайте об этом! Стремитесь к этому!

Главная цель этой главы — достучаться до вашего подсознания. Сделать так, чтобы оно тоже захотело привести тело в порядок. Эта та самая главная задача, решив которую мы получим в помощники свое подсознание. А это дорогого стоит!

Обычные способы и средства похудения (о которых все знают, а некоторые даже применяют), как правило, не дают стойкого эффекта. Происходит это потому, что при выполнении тех или иных правил мы не пытаемся привлечь на свою сторону подсознание — главного и единственного хозяина нашего организма.

Я представляю себе подсознание в виде маленького человечка, живущего внутри каждого из нас. Этот человечек — большой консерватор и, в отличие от нас, не собирается ничего менять в своей — нашей — жизни! Его, в отличие от нас, все устраивает. Он адаптировался и к избыточному весу, и к гормональным нарушениям. И любые изменения, какими бы положительными они ни были для нас, будут вызывать у него чувство тревоги и отторжения, потому что подсознание — это не что иное, как инстинкт самосохранения. А для выживания любой проверенный временем вариант лучше и надежнее, чем новое, пусть и перспективное начинание.

Набор веса происходит очень медленно и незаметно, годами. И как только человек начинает постепенно полнеть, мозг начинает постепенно «перепрограммироваться», привыкая к новому образу. Начинает воспринимать лишние килограммы как норму! Этот процесс идет очень медленно — и так же медленно формируется новый образ себя, любимого, в нашем подсознании.

Все дальнейшие попытки резко изменить себя или похудеть трак-

Именно подсознание влияет на ход наших мыслей. Влияет через наши ощущения. С этим «человечком» нельзя бороться, его нельзя «ломать», но с ним вполне можно договариваться! К примеру, вдруг вы, взглянув на себя в зеркало, решили заняться физическими нагрузками. Но это решение принято пока только вами — вашим сознанием. Разум просчитал ситуацию и решил, что делать ежедневную зарядку было бы очень неплохо для вашего здоровья. Но подсознанию (этому маленькому человечку) нет никакого дела до того, что решил разум. Ему важно, чтобы его не трогали, пусть лучше все идет, как идет. Поэтому, если мы не объясним подсознанию необходимость этой дополнительной нагрузки, оно всеми силами, через ощущения, начнет влиять на сознание — и постепенно вынудит нас все бросить.

туются подсознанием как шоковая ситуация и глобальная угроза выживанию, поэтому оно делает все, от него зависящее, чтобы воспрепятствовать этому процессу. Оно автоматически замедляет обмен веществ, пытаясь остановить «катастрофический» процесс потери «стратегических запасов». И, как правило, добивается своего.

Через некоторое время подсознанию удается переломить ситуацию таким образом, что потерянные килограммы неизменно возвращаются. Ведь даже похудев, человек, как правило, еще длительное время продолжает воспринимать себя как полного! Он боится возврата полноты и подсознательно продолжает считать избыточный вес своей нормой. Многие пациенты рассказывали мне, как в своих снах они все еще видят себя полными и, проснувшись утром, еще не открыв глаза, со страхом ощупывают свое новое тело.

В жизни это может происходить по следующему сценарию. Сначала вы полны энтузиазма и бодренько вскакиваете утром на зарядку, но через пару дней чувствуете легкое отвращение к физическим нагрузкам. Затем к этому присоединяется лень, постепенно это чувство перерастает в полное неприятие. И в один прекрасный день вы решаете: «Да провались оно! Не буду сегодня ничего делать!»

Все! Подсознание победило!

И победило только потому, что вы не потрудились убедить его в необходимости выполнения принятых решений. Это одна из типичных ошибок, которую совершают люди, пытающиеся похудеть.

Чтобы добиться успеха, необходимо сделать свое подсознание союзником. Оно тоже должно желать перемен!

Отнеситесь к этому серьезно — здесь кроется секрет не только успешной победы над весом, но и стабильного удержания результата.

С помощью своих мыслей мы можем управлять подсознанием. Это делают все. Просто у некоторых это происходит само собой; другим же над развитием этих способностей придется поработать.

Это не фантастика — это реальность. Все эти примеры говорят об одном — в каждом из нас скрыты могучие и не познанные до конца силы и возможности, которые могут не только управлять нашим телом, но и регулировать работу внутренних органов. Я думаю, что эти вопросы науке еще предстоит изучить, но уже сейчас понятно, что возможности человеческого организма гораздо шире, чем можно себе представить. И наша задача — попытаться использовать эти скрытые возможности на благо собственного здоровья.

Похудеть и, главное, удержать новый вес можно, лишь сделав

Многие гипнотизеры знают, что будет, если прислонить к руке человека обыкновенную линейку, внушив, что это пластина раскаленного железа. На руке образуется ожог! Гипнотизер может внушить, что человек выпил слабительное, и у него мгновенно усилится перистальтика кишечника. Он же может внушить, что мышцы у человека одеревенели. Его кладут на края стульев, сверху на него садятся несколько человек. Тело даже не прогибается под этим весом, оно остается как будто «деревянным» (это состояние называется каталепсия). В истории известны многочисленные случаи возникновения так называемых «стигматов» — кровавых следов, повторяющих следы от гвоздей на кистях рук у верующих в Христа людей. Многие называют это чудом веры, я называю это чудом человеческого разума.

Описаны многочисленные факты, когда физически слабые люди в минуты опасности поднимали тяжелые предметы. Например, еще во времена коллективизации, дряхлая старушка вынесла тяжелый сейф из горящего здания правления колхоза, а потом четверо пожарных с трудом смогли оторвать его от земли.

Не так давно журнал Newsweek опубликовал исследования британских ученых из университетов Ньюкасла и Эдинбурга по проблемам лишнего веса. Эти специалисты задались целью понять: почему люди, которые сидели на диете и наконец-то похудели, рано или поздно вновь набирают вес?

В течение нескольких лет проводились многочисленные исследования тысяч добровольцев, желающих похудеть. В результате исследований был сделан потрясающий вывод: сбросить лишний вес и избежать при этом возвращения потерянных килограммов человеку не позволяет его собственный мозг (т.е. подсознание)!

некую «психологическую перезагрузку» своего подсознания: приняв новый образ, рождающий оптимальную программу поддержания новой нормы веса. Сделать это непросто, особенно за короткий срок, но если это получится у вас в голове — получится и в жизни. И можно будет похудеть, даже не внося радикальных жестких изменений в стиль жизни и привычки питания. Организм сам постепенно подстроится под новый образ и изменит обмен веществ. Буквально на глазах будут меняться ваши пищевые пристрастия и скорость обмена, что приведет вес в соответствие с оптимальной нормой, потому что теперь мозг будет воспринимать лишние килограммы как угрозу выживанию организма.

На этом принципе основана практика многих центров коррекции веса, пользующихся услугами профессиональных психологов. Другое дело, что профессионалов в этой области у нас в стране пока не так много. Психология превратилась в модное ремесло, когда общение с пациентами поставлено на конвейер и на смену индивидуальному подходу пришли групповые занятия (способ быстрого выкачивания денег у населения).

Главная ошибка состоит в том, что мало кто старается найти свой, индивидуальный путь решения проблемы. Большинство слишком спешит. Я недавно был в автосервисе, пытаясь отремонтировать машину. Учитывая мой режим работы и съемок, свободного времени у меня не бывает в принципе. Я попросил механика сделать все как можно быстрее, на что он, прищурив глаза, задал вопрос: «Так вам как: побыстрее или понадежнее?»

Как часто в жизни нам приходится выбирать между этими двумя понятиями! И что мы выбираем чаще? Так же и при поиске способа похудения. Я почему-то уверен, что многие читатели пропустят эти главы и начнут чтение книги с конкретных рекомендаций. Такова уж нетерпеливая сущность человека. Очень многие бросаются худеть без необходимого багажа знаний, без обоснованного решения, без осознания важности конечной цели. Не понимая и не желая понимать сложных механизмов, лежащих в основе набора веса их организмом. Но я уверен: впоследствии они прочтут эту книгу от корки до корки и порекомендуют другим.

Что же такое мотивация

У меня немало полных знакомых и родственников, которым я иногда ненавязчиво предлагаю помощь. Но, к сожалению, у большинства из них дальше желания дело не идет, они лишь ищут постоянные оправдания своему бездействию. Советы внедрить в свой быт хоть какие-то элементы здорового образа жизни в виде посильной физической нагрузки обычно не приносят результата. Как только от меня поступает жесткое конструктивное

Когда я приезжаю в гости к маме, она постоянно нахваливает свою маленькую собачку Лаки, которая с годами стала главным членом семьи. Хотя, скажу по секрету, Лаки больше напоминает мне щетку для мытья бутылок, но мама в своем любимце души не чает. Так вот, чтобы продемонстрировать мне его «уникальные» способности, она дает ему различные команды: лаять или вставать на задние лапки. Каждый удачный фокус сопровождается поощрением или лакомством. Думаю, что именно это и побуждает Лаки лениво выполнять распоряжения хозяйки. Это лакомство и есть в данном случае мотивация.

требование привести себя в порядок, разговор сразу же незаметно переводится на другую тему: «Нет времени, устал на работе, здоровье не то, голова болит...» Складывается впечатление, что они хотят вовсе не сбросить вес, а просто доказать и мне, и окружающим, что эти методы либо шарлатанство, либо по каким-то причинам недостаточно хороши для них.

Как часто приходится слышать одни и те же слова: «Я прекрасно знаю, что надо для того, чтобы похудеть, надо меньше есть и больше двигаться. Если бы я захотела, то быстро бы похудела. Просто сейчас я...» И далее следует один из тысячи вариантов, которые я, кажется, уже выучил наизусть:

- если бы у меня было больше свободного времени, я бы, конечно, смогла похудеть;

- если бы я была свободной, у меня бы не было мужа и детей, то, поверьте, я выглядела бы стройной, здоровой и красивой. У меня просто было бы достаточно свободного времени, чтобы уделять его здоровью и фигуре;

- если бы мне было меньше лет, я бы легко похудела, как все молодые;

- моя тучная фигура — это наследственность: моя бабушка и мама всегда были полными. У меня нарушенный обмен веществ, ничего с этим не поделаешь;

- я родила детей, поэтому обмен веществ нарушился;

- у меня нет денег (или времени) на тренажерный зал и массаж;

- если бы у меня дома стоял велотренажер, я давно бы обладала голливудской фигурой; если бы у меня было много денег, я каждый день посещала бы дорогие спортивные центры и салоны красоты;

- если бы мне позволяло финансовое положение, я покупала бы только дорогие натуральные продукты, а не те, которые напичканы нитратами. И употребляла бы исключительно полезную пищу, например фрукты и овощные салаты. При этом организм бы избавился от шлаков, и я бы похудела!

Наверное, каждому из нас рано или поздно приходится сделать выбор: «Либо я буду делать все, чтобы выглядеть и жить так, как хочу, либо я и дальше буду продолжать этого только хотеть». Милые женщины и уважаемые мужчины, не ищите себе оправданий! Пора ДЕЙСТВОВАТЬ! Прямо сейчас. Не завтра и не в понедельник, а сегодня! Но действовать правильно и грамотно, не наступая в сотый раз на одни и те же грабли.

Каждый день мне приходят сотни писем. В них часто одни и те же слова: «Это все не для меня! Я не смогу похудеть, у меня нарушен обмен веществ, наследственность виновата, нет возможностей и денег и т.д.». Но одно мне особенно запомнилось. Его написала молодая женщина, имеющая значительный избыточный вес. У нее есть семья: муж и двое детей. Вот что она пишет: «Очень хочу похудеть и бьюсь с этой проблемой уже не один год. К своему стыду, у меня совсем нет силы воли. На любой

Сразу вспоминается анекдот: «Приводят заключенного, приговоренного к смертной казни, на электрический стул. А заключенный этот толстый такой, что на стул не помещается. Дают ему отсрочку на месяц и задание похудеть килограмм на 30. Проходит месяц, снова приводят его и пытаются усадить на электрический стул. А заключенный еще больше поправился! Его спрашивают:
— Почему же вы не похудели, вам же сказали сбросить 30 кг?!
— Да мотивация слабовата!

диете могу просидеть не более двух дней, затем срыв — и все заново. Просто замкнутый круг какой-то!»

Я спрашиваю ее в ответном письме: «Скажите, если бы что-то (не дай Бог!) случилось с Вашими детьми, вы готовы были бы отдать им свою почку или печень?»

«Хоть жизнь отдам!»

«Значит, сила воли у вас есть. Мотивации не хватает! Потому что в случае с детьми вы прекрасно понимаете, ради чего идете на жертву, а в случае похудения не понимаете, для чего вам, собственно, это нужно».

Другой пример: приходит както на прием милая женщина, депутат государственной думы. После длительной беседы она заявляет: «Вы, конечно, все правильно говорите, но когда мне все это делать, если в восемь утра за мной уже приходит машина, а возвращаюсь я домой только вечером, после девяти?»

Я сразу спрашиваю: «Скажите, а если бы за каждый сброшенный килограмм вам давали килограмм золота в слитках, вы нашли бы время?» При этом делаю жест рукой, как бы кладя на стол кусок золота.

Она, завороженно глядя за моей рукой, не задумываясь, отвечает: «Конечно, нашла бы! Но ведь это же золото?!»

Что тут скажешь?

Наверное, каждый из нас рано или поздно приходит к пониманию, что **здоровье и полноценная жизнь дороже золота**. Пока этого понимания нет, оправдания ничегонеделанью всегда найдутся. Ведь, разумеется, гораздо проще натянуть на себя какие-нибудь суперштанишки для похудения, приклеить на толстую задницу очередную вибробабочку и засесть перед телевизором с пакетиком чипсов, лаская свое воображение несбыточной надеждой, что все как-нибудь само собой рассосется.

Есть и другой выход — послать это похудение куда подальше и всю оставшуюся жизнь ждать принца, который полюбит вас такой, какая вы есть, — с вашим глубоким духовным миром. Да, женщины не знают ответа на вопрос: почему мужчины с одними гуляют, а других замуж берут? Гуляют с доступными женщинами, а замуж берут надежных, но и в том, и в другом случае выбирают преимущественно **стройных и здоровых**. Это проверенный столетиями факт!

Да! Муж частенько может подкармливать свою жену сладким, но отнюдь не потому, что хочет сделать ей приятное, а потому, что с толстой женой ему... спокойнее. Часто за словами: «Ты мне и такой нравишься, не стоит ничего менять» — стоит вовсе не забота и любовь, как они пытаются уверить, а их подсознательное желание вами управлять, привязать к себе. Логика тут простая. Ведь если вы не захотите меняться, значит, подсознательно, в глубине души, будете постоянно ощущать свою ущербность. И тогда вы с легкостью сможете многое простить своему супругу.

Вполне естественно, что их желание видеть рядом с собой покорную толстушку порою вступает в противоречие с вашим желанием жить своей жизнью, иметь свою точку зрения и возможность ее отстаивать, то есть возможность жить независимой полноценной жизнью. Но, согласитесь, такое бывает редко.

И я в свое время утешал себя подобными мыслями. Но тогда, еще во времена учебы в институте, пытаясь найти хоть какой-то способ похудеть, я мог рассчитывать только на клинику Института питания с ее столом №6 и ежедневным подсчетом калорий. Были, правда, еще распечатанные на машинке под копирку и распространяемые полулегально разнообразные заморские диеты «от звезд».

В те времена, кажется, я испробовал на своей шкуре все, что только можно, начиная с иглоукалывания, баночек с бромелайном и заканчивая классической фразой, сказанной мне врачом-диетологом из той же клиники при Институте питания: «Меньше жрать и больше двигаться!» Ах, если бы кто-нибудь тогда рассказал, как можно быстро и без голодовок избавиться от ненавистного живота, я бы за это готов был полжизни отдать! Причем в прямом, а не переносном смысле. Но не было тогда никаких современных методик, да и врачей, понимающих, как это сделать, тогда еще не было. Все работали «по старинке», а новое и прогрессивное сразу получало клеймо «лженауки». Вот и пришлось до всего доходить самому. Снова браться за учебники по биохимии и физиологии, книги по спортивной медицине и фармакологии. Но и книг тогда было мало, выручали только «забугорные» публикации.

Поэтому сегодня меня просто поражает отношение некоторых пациентов, которым все буквально «разжевывают и в рот кладут». Им дают реальный шанс кардинально и качественно изменить свою жизнь, а они находят какие-то смешные отговорки, чтобы все бросить или сидеть дома и утешать себя мыслями, что пока еще вполне терпимо. То денег нет, то времени, то Новый год на носу, то свадьба, то юбилей, то отдохнуть надо…

Если вы не верите в собственные возможности, сомневаетесь в силе воли, давайте прямо сейчас устроим маленький тест. Представьте на мгновенье, что, если вы похудеете, правительство — в качестве народной программы поддержки здорового образа жизни — сразу выделит вам трехкомнатную квартиру или шикарную машину. Представили? А теперь спросите себя, как скоро вы сбросите лишний вес?

Видите, как быстро все изменилось?! Откуда ни возьмись, взялись и воля, и уверенность в победе. И никаких сомнений не осталось! Это и есть значимый мотив. Как только он появляется, достижение заветного результата — дело техники.

Если какой-то человек добился своей цели и на удивление быстро похудел, все будут думать, что поху-

А как вам расхожее выражение «хорошего человека должно быть много»? На мой взгляд, оно несколько нелепо. Хороший человек должен прежде всего быть здоров, а в здоровом теле, как говорится, и дух… неплохой. Мне почему-то кажется, что все эти оправдательные поговорки когда-то были придуманы толстяками и толстушками для аргументации своего бездействия.

дел он исключительно благодаря какой-то диете. И мало кто задумается, почему же не достигли той же цели тысячи других, которые буквально бросились на эту диету вслед за похудевшим счастливцем? А все, оказывается, просто. Этому человеку (в отличие от других) тогда было жизненно необходимо похудеть. А остальные соблюдали эту диету отчасти за компанию, отчасти — желая посмотреть, что получится.

! Основываясь на своем многолетнем опыте работы, смею вас уверить, что именно правильная мотивация лежит в основе всех случаев удачного похудения.

Чем дольше я работаю врачом, тем больше убеждаюсь в том, что мысль материальна. Если человек видит цель, двигается к ней, совершая действия, в эффективности которых не сомневается, его организм переключается на другой режим работы. Активируются определенные гормоны и ферменты, осуществляющие извлечение жира из «депо», а значит, и аппетит существенно снижается. Многим знакома ситуация, когда в минуты сильного волнения они забывали о еде. Так на наших глазах психология плавно перетекает в физиологию, та — в биохимию, и на выходе получаем нужный результат: жир сгорает, а мы худеем. Поэтому много времени врачи нашей клиники посвящают вопросам правильно сформированной мотивации у пациентов.

Если вес не уменьшается, то либо сам мотив слабоват, либо мотивация неправильно сформирована.

Раз уж у вас хватило терпения дочитать мою книгу до этой страницы, вероятно, желание избавиться от лишнего веса у вас все же есть. И желание сильное!

Но и этого мало! Важно правильно сформулировать для себя свою цель. Помните старый советский фильм «Чародеи»? Его героям для прохождения сквозь стены было необходимо четко видеть свою цель. Как говорил один из героев фильма: «Вижу цель! Уверен в успехе! Все, вперед!» Подобная волшебная телепортация из толстого тела в красивое и ухоженное в жизни не так проста в исполнении. Но главное условие то же — четко представлять себе конечную цель.

Если вы случайно наткнетесь в магазине на какую-то очень красивую и крайне необходимую вам вещь, будь то сапоги или пальто, вы убедите любого в необходимости ее приобретения, найдете или займете денег, но **обязательно купите эту вещь. Я уверен: если женщина ставит перед собой цель и всеми силами старается ее добиться, у нее это всегда получится!**

Поэтому неплохо было бы наконец определиться с целью, понять, для чего именно вам нужно похудеть и нужно ли вообще. Итак, пришло время поговорить о том, что такое правильная и неправильная мотивация.

Мотивация правильная и неправильная

Хотя все мы такие разные, нами руководят естественные природные силы, законы природы. Каждый день приходится сталкиваться с процессом принятия решений и проблемой выбора. И тут мы мысленно представляем себе определенную градацию ценностей. У каждого человека эти ценности разные, но они в той или иной степени непременно повторяются.

Раньше, когда я начинал работать диетологом, на приеме всегда спрашивал пациентов: «А зачем вы, собственно, хотите похудеть?» Сейчас уже не спрашиваю, потому что заранее знаю ответ. Обычно называют следующие причины.

Безусловно, **на первом месте — сама жизнь во всем ее многообразном великолепии**. Где-то неподалеку от нее расположилось понятие «**здоровье**». Здоровая жизнь! Но давайте задумаемся, так ли оно для вас важно?! Боль в суставах и пояснице при малейшем движении, одышка, возникающая при подъеме на второй этаж — эти «мелочи жизни» моментально опускают наши мысли с абстрактных небес на бренную землю. Телевидение, пресса, да и ваш покорный слуга делают свое дело, и теперь уже многие твердо знают про страшные заболевания, развивающиеся на фоне полноты (гипертония, диабет и т. д.) Но! Одно дело, когда вы просыпаетесь утром с мыслью: «Если у меня ничего не болит, значит, я умер», — и совсем другое, когда лично у вас действительно еще ничего не болит и нигде не покалывает. В последнем случае понятие «здоровье» для вас вообще не существует. Пока человек молод и его организм еще справляется с перегрузками, понятие «здоровье» для него столь же абстрактно, как ядро Земли или ионосфера. Философы-эпикурейцы подобным образом трактовали понятие смерти: «Когда есть человек — нет смерти, когда есть смерть — нет человека». Поэтому мне кажется, что многие пациенты несколько лукавят, насмотревшись телевизионных передач со мной и начитавшись умных книжек о правильном образе жизни. Ну, посудите сами, как может что-то значить понятие «здоровье» для того, у кого, в силу молодого возраста, организм пока еще справляется с перегрузками и его пока ничего не беспокоит? А если нет проблемы — нет и мотивации, т.е. желания ее решать!

На втором месте в списке причин стоит недовольство своим внешним видом, которое порой дополняется связанными с этим комплексами в отношениях с противоположным полом. Да, действительно, многие люди, имеющие значительный избыточный вес, очень страдают от того, что их воспринимают только как друзей, а не как сексуальных партнеров. Многие родственники так привыкают к подобному положению вещей, что перемены, происходящие с вами при похудении, начинают их просто пугать. Они привыкли к вам как к некой объемной инертной массе, двигающейся по квартире, и для них удивительно воспринимать вас в другом, активном образе. В образе личности и требовательного сексуального партнера. Муж подкармливает свою жену тортами и ничего про диеты и похудения слышать не хочет. У жены стройность, а у него ревность. Мама соблазняет сыночка вкуснятинами, как бы говоря ему: вот так вкусно тебе никогда и никто не пригото-

Есть такой жестокий анекдот.

После похода на свиноферму два брата, восхищенные увиденным, возвращаются домой. Старший говорит:

— Мама, ты даже не представляешь себе, мы на ферме видели свинью, которая намного толще и жирнее тебя!

Мать в истерике, дает подзатыльник своему сынку и начинает горько плакать.

Младший тоже готов расплакаться вместе с мамой, он пытается успокоить ее, гладит по руке и говорит:

— Успокойся, мама... Толще тебя нет ни одной свиньи на свете!

вит, ты маленький и беспомощный, поэтому забудь о самостоятельности — тебе еще рано...

Иногда спонтанное желание что-то резко изменить и «сесть на диету» вызвано не столько самооценкой, сколько жестокими комментариями и колкими замечаниями сильного пола на тему вашего веса. Мы живем среди людей и связаны с ними определенными отношениями. И для поддержания душевного комфорта это общение чрезвычайно важно. Если же кто-то из нас начинает худеть, он невольно меняет свое поведение. Это становится заметно окружающим, и они, как минимум, начинают интересоваться причинами перемен, зачастую в довольно навязчивой форме.

Рано или поздно очередь доходит до советов: «Брось, зачем тебе это надо?!», «Не уродуй фигуру!», «Не порть здоровье». Если это не срабатывает, в ход идут подначки и ежедневные уточнения: «Ну, как? Сколько килограммов сбросила? И тебе еще не надоело?» Почему-то особенно часто это случается в женском коллективе. Такое положение неизменно вызывает напряжение и провоцирует срыв. К счастью, у нас есть врожденная способность отстаивать свою позицию, настаивать на своем. Вспомните, как требовательно плачет ребенок, если его вовремя не покормить. Это свойство называется *ассертивность*. У одних оно выражено в большей степени, а у других — в меньшей. Но есть оно у всех, и его надо развивать.

С другой стороны, приятно, когда коллеги, увидев вас после отпуска, восклицают: «Как чудесно ты выглядишь! А как ты похудела!» Возникает чувство гордости за себя, которое хочется испытывать вновь и вновь. На мой взгляд, худеть для того, чтобы завоевать чье-то признание, что-то кому-то доказать, — откровенно глупо. Даже если вы и добьетесь цели, при подобной мотивации впереди вас ждет лишь горькое разочарование в себе и в избраннике. В этом вопросе нельзя полагаться на мнение людей, которое весьма переменчиво. Вставать на этот сложный путь следует, только убедившись, что именно вам — и никому более — это жизненно необходимо. Иначе вы просто зря потратите время и силы.

Любому человеку хочется не просто существовать, а жить максимально комфортно, получая максимум удовольствий. Но когда утром, глядя на себя в зеркало, видишь огромное дряблое и совсем некрасивое тело, вряд ли это можно назвать удовольствием. Такой ежедневный «зеркальный стресс» подтачивает психику, как струйка воды точит камень.

Двадцать лет назад я думал точно так же. Я смотрел на себя в зеркало и видел «заплывшего жиром поросенка». Вы представить себе не можете, что я только не передумал! Было противно. Я начинал худеть и бросал. Снова начинал и отчаивался, упершись в стену. Но я не успокаивался! Я перепробовал все: от иглоукалывания до кодирования, от препаратов до всевозможных диет. В итоге понял, что иду по неправильному пути, и стал искать другой.

Однажды все накопленные мною разрозненные научные знания не только в области правильного питания, но и эндокринологии, биохимии, современной фармакологии и спортивной медицины вдруг неожиданно сложились в стройную методику. И я нашел решение проблемы! Родилась простая и понятная схема, позволившая мне легко избавиться от лишнего веса.

> **!**
> Проблема, которая мучила меня годами, лопнула
> как мыльный пузырь. Через полгода я потерял
> 50 кг жира, еще через три месяца — еще 20 кг!
> И до сих пор не перестаю удивляться: как я мог
> жить с тем весом столько лет!

Но у меня была цель! Да! У меня была цель! Во время одной телевизионной передачи Лена Проклова спросила меня: «А что было мотивацией лично для вас?» Я давно знал ответ на этот вопрос. В то время, когда я носил на себе целый мешок жира, как врач, я не мог не представлять себе процессы, которые развивались в моем организме. Но, как врач, я понимал по скорости развития симптоматики сопутствующих избыточному весу заболеваний, что жить мне осталось всего лет 5–6! А жить очень хотелось. Причем не просто влачить жалкое существование тонущего в жировых складках полупарализованного инвалида, а жить полноценной жизнью молодого мужчины.

Посмотрите на себя в зеркало и честно себе признайтесь: насколько приемлема для вас нынешняя жизнь? Возможно, вы вполне удовлетворены качеством жизни, да и внешность вас пока вполне устраивает? Если вы вполне довольны тем, какая есть, оставайтесь самой собой, не поддавайтесь ни на какие рекламные трюки, призывающие худеть всех и вся. И не стремитесь заслужить симпатию тех, кто вами пренебрегает. Возможно, вы вскоре поймете, что именно этот вес и является для вас оптимальным. Если же вы постоянно испытываете дискомфорт, граничащий с криком души, и вас совершенно не устраивает нынешний облик — вам действительно надо срочно худеть!

На третье место многие ставят бытовой комфорт. Те, кого миновала сия «чаша жирового изобилия», даже представить себе не могут ежедневные проблемы, с которыми сталкиваются полные люди. И, конечно, чем больше лишнего веса носит на себе человек, тем острее встает для него вопрос выживания в мире, где все приспособлено для людей среднего веса и среднего роста. С утра и до вечера толстяка преследуют бытовые проблемы, начиная с просевшего матраса и разваливающейся кровати и заканчивая невозможностью залезть в ванну или выйти из дома.

> «Всякое тело стремится сохранить состояние покоя или прямолинейного и равномерного движения, пока воздействия со стороны других тел не заставят его изменить это состояние» — первый закон динамики.

Вполне логично, что лишний вес мешает двигаться. Мы просто устаем от того, что носим на себе десятки килограммов жира. Десятки килограммов! И эта естественная усталость сама подталкивает нас к дивану. Мы начинаем все больше и больше отдыхать, расслабляться. Появляется сонливость. Состояние покоя и равнодушия обволакивает уютной сонной пеленой, и мы можем оставаться под этим покрывалом лени целый день. У меня была одна пациентка, которая не работала и даже не стремилась найти работу. Она влачила жалкое существование, весь день лежала на диване у телевизора. Она так часто смотрела телевизор, что дикторы ее уже узнавали и даже здоровались... Ввиду отсутствия пульта управления она быстро приспособилась переключать программы шваброй.

В итоге при полном отсутствии физической нагрузки энергетические траты организма становятся минимальными, а потребление дешевых продуктов (хлеба и молока), как правило, возрастает. Человек на глазах превращается из творения Божьего в бесформенную массу, лежащую на продавленном диване.

Это бесславный конец пути, а ведь начинается все, как правило, невинно и незаметно. Вначале появляется желание как можно чаще погружаться в кресло перед телевизором и баловать себя, любимого, чем-нибудь вкусненьким. Например, похрустеть чипсами, съесть мороженое или попить кофе с пирожными. А после этого непременно захочется прилечь… Если эта история повторяется изо дня в день — не пора ли бить тревогу?

Усталость, перетекающая в лень, и боль в пояснице не дают проводить даже элементарную уборку дома. Каково с таким-то весом ползать по полу на коленках, стирать и гладить белье? И все это через боль, неудобство, одышку и дикую усталость.

Однако существует дискомфорт не только физический, но и психологический. Например, в транспорте, когда вдоволь испытаешь упреки, и тяжелые взгляды пассажиров, и ощущение их нескрываемой брезгливости. Проблемы возникают при попытке проникнуть сквозь некоторые двери, турникеты в метро, при усаживании в машину, а уж сиденья в маршрутках — это отдельная история. Яркие впечатления оставляет кошмар в образе туалета в самолете. Проблематично пользоваться гигиеническими средствами, и мытье не вызывает в душе восторга. Невозможно спать на животе, как, впрочем, и на спине из-за храпа. Тяжело ходить за грибами. Катание на коньках, на лыжах, на велосипеде — это не про вас.

Список можно продолжать бесконечно!

Если вы идете в гости или принимаете гостей у себя, снова сталкиваетесь с сутолокой за столом (банально не хватает места). Стулья почему-то разваливаются под вами в самый неподходящий момент. И больно, и стыдно. Неудобно танцевать с партнером, и в психологическом, и в физическом смысле — мешает торчащее пузо…

Путешествовать, изучая достопримечательности, ездить на экскурсии по историческим местам? Тяжело просто ходить, даже на небольшие расстояния, какие уж там исторические места?!

Обувь покупается исключительно без шнурков и широкая, как ласты. Ах, если бы только кто знал, каково это — надевать носки или колготки, стричь ногти на ногах.

Если обычного человека на один день переместить в такое тело, жизнь для него покажется адом! На собственном опыте знаю: подобное качество жизни само по себе — неслабая мотивация!

На четвертое место обычно ставится покупка одежды: «Если раньше шопинг доставлял мне удовольствие, и я могла взять любую вещь без примерки, то теперь это изматывающая многочасовая ходьба по магазинам. И вечный ответ, звучащий, как приговор: «На вас ничего нет!» Порой желание приобрести в магазине новую кофточку или юбку, именно ту, которую хочется, а не ту, в которую можно влезть, является сильнейшим стимулом, чтобы начать немедленную войну с килограммами. Недаром пик желающих похудеть приходится именно на раннюю весну. Многие женщины с трепетом начинают пересматривать свой гардероб и с ужасом осознают, что просто не смогут влезть в летнюю одежду. Понимают, что совсем скоро им придется избавиться от скрывающих полноту зимних нарядов и предстать во всей красе «могучего» складчатого тела.

!

«Я должна похудеть, потому что не влезаю в платья» — неправильная мотивация! Да, это факт, что вы не влезаете в платья, но не факт, что из-за этого вы «должны» похудеть! Ведь ребенок, когда растет, тоже перестает влезать в свою одежду, но это не значит, что он должен худеть. Вы вполне можете поправиться еще больше и купить себе более просторные платья. Давящее платье или ремень это не мотивация — это раздражитель!

Реже встречаются и другие мотивации, порой совершенно невероятные. Например: «Как только я сталкиваюсь с интересным мужчиной, у меня возникает желание привлечь его внимание, надеть что-то яркое и необычное, вместо того чтобы пугать его моими необъятными балахонами». Тогда приходится выбирать между пончиками и **продолжением романтического знакомства**. Или: «Я поняла, что мне нужно похудеть, когда в сквере ко мне подошла молодая мамаша с коляской и посоветовала мне… хороший роддом».

Одна моя пациентка на вопрос о мотивации уверенно ответила, что у нее с этим все в порядке. Как оказалось, ее только что бросил молодой человек, и она хотела при ближайшей встрече «открыть ему глаза».

«В этом состоянии я способна на многое! Чтобы показать милому, ЧТО он потерял. Я уж точно — умру, но похудею».

Когда ваш вес неуклонно растет год от года, появляется **панический страх** невозможности его остановить. Страх стать более толстой, чем вы есть. Страх возникновения проблем со здоровьем, на работе и в личной жизни. Страх стать некрасивой и невостребованной. Этот страх и толкает людей в кабинет врача-диетолога.

Элементарная **зависть**, которая идет во благо. Когда у нас в клинике быстро и успешно похудела одна молодая женщина, вслед за ней сразу же обратились несколько ее подружек. Нельзя сказать, что они похудели так же успешно. Мотивации было недостаточно. Но если похудел кто-то из подруг, а тем более кто-то из соперниц, возникает острое желание преобразиться и, в свою очередь, затмить всех своей красотой. Женское коварство и зависть — великая сила!

Бывает и так: общая мотивация — **поразить окружающих своей новоявленной красотой**, а конкретная цель — влезть в приглянувшееся платье меньшего размера.

Мотивы могут быть разными: от желания хорошо выглядеть или возможности покупать и носить красивые вещи до удачного выхода замуж. От желания устроиться на престижную работу до бытового комфорта, чтобы просто свободно наклоняться, надевая и снимая обувь. И эти мотивы вполне понятны и обоснованны, но... Но все они нам, к сожалению, не подходят!

Не все мотивы нам подходят

Восприятие мира у большинства людей устроено таким образом, что они способны представить себе только те зрительные образы, которые видели раньше. Думаю, никто из вас не сможет представить и точно описать размер кучи денег, равной по сумме полутора миллиардам рублей (или долларов). И это вполне естественно, так как никто такой суммы, смею предположить, не видел, и нам трудно себе ее представить. Так же обстоит дело и с лишним весом.

Допустим, вы знаете, что у вас имеется около 20 кг лишнего веса. Но сколько это — вообразить довольно сложно. Поэтому давайте немного пофантазируем и представим эти килограммы в виде двух десятилитровых ведер воды, которые вы постоянно носите на своих... не плечах, а на животах и бедрах. Представили?

Идем дальше — вместе с этими ведрами! Вам когда-нибудь доводилось кататься на лыжах или на коньках? Тогда вы непременно должны помнить то несравнимое чувство легкости в ногах, да и во всем теле, возникающее после того, как снимаете коньки или лыжи. А ведь они весят всего каких-то 5–7 кг. Представляете теперь чувство легкости, которое вы испытаете, если с вас снять одно условное ведро веса? Да вы просто порхать будете!

Примерно так все и происходит. Через какое-то время после того, как начнете худеть, вы ощутите воодушевляющую легкость во всем теле. Незаметно для себя, но очень явно для других вы почувствуете, что быстро уменьшаетесь в размерах. Многие начинают делать комплименты и интересоваться, как же вам удалось так быстро решить проблему с весом.

Когда я сам быстро похудел на 50 кг, мой сосед при встрече признался, что узнал меня только потому, что я шел вместе со своим сыном.

В процессе похудения у вас уходят в прошлое многие болячки, нормализуется давление, исчезает одышка, вы перестаете храпеть, да и сам сон становится много лучше. Проходят вечные боли в спине и повышенная потливость. Теперь вы можете спокойно нагибаться и взлетаете на второй этаж, как на крыльях. Море энергии! Вы чувствуете себя молодой и здоровой, а не дряхлой и разбитой.

Одежда постепенно начинает болтаться, вы мягко выскальзываете из любимой юбки. Находите в шкафу старое выпускное платье — и оно садится на вас как влитое. Вы бежите в магазин, чтобы обновить гардероб, и по привычке называете продавцам знакомый до боли размер с тремя иксами. Сталкиваетесь при этом с удивленным взглядом: «Девушка, вы же утонете в этом размере! На вас и «эль» отлично сидеть будет». Хочется, чтобы весь мир услышал эти слова! Вы покупаете новые вещи — и они на вас отлично сидят. Короче, весь мир у ваших ног!

Но именно в этот момент вся ваша мотивация становится равной нулю. Ведь вы уже достигли цели, которую перед собой поставили. Этот момент называется психологами точкой возврата. Возврата к прежней жизни и к прежнему весу!

Несколько лет назад я вел телешоу, где под неусыпным взглядом зрителей худело несколько человек. Первый выпуск надо было сделать особенно ярким и запоминающимся. Нужен был какой-нибудь нестандартный ход, что-то необычное и шокирующее. На первой же программе мы предложили всем участникам назвать свои самые любимые блюда. Все это мы выставили в студии. Стол ломился от обилия тортов, пирожных, шоколада, жареной картошки и прочих яств. Я встал перед камерой и, представившись, завел разговор издалека, упомянув банальную истину: «За все в этой жизни приходится платить». Потом попросил ассистентов ввести в студию «эквивалент расплаты». Это была садовая тележка, доверху набитая кусками жира. Я сдернул простыню, закрывающую содержимое тележки, и все ахнули от неожиданности. Еще большим удивлением была встречена новость, что в эту тележку уместилось всего 40 кг свиного жира, в то время как практически каждый участник шоу на тот момент имел не менее 60 кг лишнего веса. Но никто из них не представлял наглядно, сколько это! И только когда увидели тележку, смогли представить, сколько жира на самом деле они носят на себе.

Поначалу все и почти у всех идет хорошо и даже отлично. Энтузиазма — море. Ваше тело быстро обретает желаемые очертания. Уже есть первые успехи, и... вы расслабляетесь. Вскоре замечаете, что ваш пыл угас, вы начинаете лениться и находите массу уважительных причин, чтобы увильнуть от выполнения задуманного. Постепенно начинаете позволять себе отступления и нарушения режима. В конечном итоге вы все бросаете и с головой ныряете в море соблазнов.

Ах, как много людей знают горький привкус отчаянья, презрения и ненависти к себе! Как мне однажды каялась одна пациентка: «Плачу, но ем, и ем, и уже не могу остановиться». Вес быстро возвращается, а вместе с ним появляется ощущение безысходности и пустоты. Самооценка —

«ниже плинтуса». А ведь еще совсем недавно все было так здорово! Да, у вас еще есть лишний вес, но ведь он уже немного меньше, чем раньше, а от еды идет такой заманчивый аромат. Неужели вы не заслужили… не можете себе позволить? Да ладно, что случится? Один раз живем!

Все это старо, как мир.

Да! Вы все еще хотите похудеть, но эта прогулка по утрам уже «в печенках сидит», и разве вы не имеете права отдохнуть, «как все нормальные люди», поспать подольше?

Разумеется, вы можете отдохнуть, имеете на это полное право! И, конечно, всегда будет следующий день и следующая неделя, чтобы все продолжить. Может, действительно, собравшись с силами, вы начнете все сначала на следующей неделе? Сомневаюсь! Откладывая любой волевой поступок со дня на день, вы загоняете себя в ловушку — такие мечты не осуществятся никогда.

Психологи подсчитали, что энтузиазма женщине хватает ровно на 72 часа. Через трое суток вы можете растерять начальный энтузиазм до нуля. Решите, что слишком устали сегодня. Или просто уговорите себя подарить себе маленький праздник жизни и, махнув рукой, съедите все то, что до этого было нельзя! Почему-то все самое приятное на этом свете ведет или к зависимости или к ожирению; в нашем случае — и к тому, и к другому.

Дальше — больше. Весна, жаркое лето, солнце, отдых и море

Мне больше всего нравится выражение «как все нормальные люди»! Значит, все это время вы осознавали, что не всяческих соблазнов! Пара месяцев ликования и завистливых взглядов подруг — и об ограничениях даже вспоминать не хочется. «Зачем себя ограничивать? Ведь мы приехали ОТДЫХАТЬ! И, в конце концов, один раз живем!»

Кончается это обычно тем, что в один «прекрасный» день вы с трудом влезаете в старую юбку. А ведь совсем недавно все было так замечательно, и цель, казалось, уже так близка! Наступает депрессия, которую вы пытаетесь подавить, общаясь со старым белым другом — холодильником. Вес начинает расти, а вы в отчаянии проклинаете бесполезную, бездарную медицину вместе со всеми врачами-диетологами. Человеку свойственно обвинять в своих ошибках и слабостях кого угодно, только не себя. Психологи называют такое восприятие *позицией жертвы*. Это нормально. Это как раз можно понять.

Когда же истерика проходит, жизнь опять заставляет вас приступать к испытаниям на себе очередного заморского «чудо–похудателя». Если не могут помочь врачи (пробовали — знаем!), значит, можно с чистой совестью приступить к испытанию на себе новых супертаблеток. Хотя, конечно, в глубине души вы догадываетесь, что эти таблетки рассчитаны исключительно на высасывание денег, но никак не лишних килограммов.

«…Это уникальная система, сочетающая в единой суперформуле шесть групп веществ, наиболее эффективно снижающих массу тела. Шесть частей формулы, работая совместно, обеспечивают уникальный эффект похудения, благодаря чему…» Как красиво написано: *«…обеспечивают уникальный эффект похудения».*

Хочется читать эти строки снова и снова: «*...уникальный эффект похудения*». Ах, как волшебно это звучит! Слушал бы и слушал!

И ведь верят! Верят в эти сказки!

«*С помощью китайского препарата Ю-шу я за неделю похудела на 45 кг. Если меня кто-нибудь видит, добейте, пожалуйста...*»

Каждый раз появление на рынке подобных препаратов сопровождается массированной рекламной кампанией, а после получения прибыли фирма быстро исчезает с рынка с многомиллионной прибылью. Исчезает на время, но, когда многое уже забыто, возрождается вновь. Так было с «Гербалайфом», «Кембриджским питанием» и многими, многими другими. Люди не перестают верить в сказки! Люди хотят верить в сказки! Люди ждут чудес, но получают ли их?

Сколько моих пациентов начинали худеть, бросали, начинали снова и снова, не доводя дело до логического конца. Причем причины выдвигались, конечно же, самые весомые: от нехватки времени и сил до нехватки денег на смену гардероба. На самом деле причина была всего одна: отсутствие правильно сформированной мотивации.

> «Если человек вас обманул, значит, он мошенник. Если он обманул вас дважды, значит, вы дурак!»
>
> *Э. Хоффер*

Главное — не отчаиваться! Работая врачом, я это вовремя понял и начал помогать пациентам в формировании других, более правильных целей. И это сразу же изменило ситуацию!

Здоровье дается нам от Бога. Дается совершенно бесплатно, и, наверное, поэтому его никто из нас особенно не ценит. Не ценит до тех самых пор, пока не приходится начинать за него платить. Все мы не раз слышали, что хорошее самочувствие напрямую связано с заботой и вниманием, которые мы проявляем к своему организму. С детских лет нас постоянно учат не тратить бездумно запас здоровья, а относиться к нему с должным уважением. Здоровое тело дает нам ощущение радости: мы видим, слышим, двигаемся, чувствуем. Живем полной жизнью. Наши эмоции, переживания, ощущения зависят от того, насколько комфортно и слаженно работает организм.

Но с годами мы забываем эти прописные истины и начинаем бездумно расходовать его резервы. Трудоголизм подобен алкоголизму. Мы недосыпаем, недоедаем или, наоборот, переедаем, нарушая баланс организма. Нам трудно признаться в этом даже себе, покаяться перед собой. Для дикаря понятие «здоровье» имеет абстрактный смысл, его любимое выражение: «Лучше бы я этого и не знал!» Голову в песок, глаза закрыть!

Еще на рубеже 1990-х годов медики обратили внимание на то, что сочетание артериальной гипертонии, ожирения, сахарного диабета и повышенного уровня холестерина в крови приводит к высокому риску смертности от сердечно-сосудистых заболеваний, инфаркта миокарда, инсульта и некоторых форм рака.

Проблема в том, что все эти заболевания, включая ожирение и диабет, как правило, являются результатом нарушений метаболизма. Своеобразный финальный аккорд расстройства обмена веществ, когда врачи уже не в состоянии справиться с самим недугом и могут бороться только с его последствиями.

Как это ни удивительно, но развитие многих патологических процессов зачастую начинается еще в раннем детстве, и до момента их манифестации в виде конкретного заболевания иногда проходит несколько десятков лет. При этом на протяжении долгого времени может проявляться лишь невыраженная симптоматика: частые необоснованные приступы сильного голода или безудержная тяга к сладкому, периодические головокружения и головные боли, быстрая утомляемость, раздражительность, слезливость, вспышки гнева, агрессивность.

!

Любые серьезные заболевания развиваются постепенно, незаметно и являются для человека следствием технического прогресса, улучшения условий существования.

А сейчас задумайтесь, сколько вы знаете семей, где дети уже имеют избыточный вес? Я задаю этот вопрос только потому, что на ранних стадиях многие серьезные хронические заболевания имеют одно-единственное внешнее проявление — избыточную массу тела! Пока организм еще молод, в нем ничего не болит, и, кажется, нет причин для беспокойства, хотя именно на этом этапе уже может запускаться механизм развития самых грозных заболеваний.

Важнейшим методом профилактики является коррекция избыточного веса. И, к счастью, на этом этапе запущенный маховик развития болезней еще можно остановить с помощью самых простых методов: изменения образа жизни, физической активности и правильно сбалансированного питания. Очень важно, чтобы при этом не только происходила потеря лишних килограммов, но и постепенно менялся сам стереотип пищевого поведения, стиль жизни.

! У многих людей в сознании прочно связаны понятия идеального веса и идеального, здорового организма. Это — одно из глубоких заблуждений! И опасное преувеличение роли весов в создании позитивного представления о своей личности.

С медицинской точки зрения правильный, здоровый вес — это прежде всего **устойчивый вес!** Вес, который не требует специальных усилий и драконовских мер для его поддержания, а главное, полностью соответствует вашей конституции. Именно такой вес делает тело красивым и гармоничным, а организм — здоровым!

Избитая формула 90/60/90 хороша только для анекдотов да для девиц на обложках глянцевых журналов. На практике же она мало соотносится с представлением о здоровом образе жизни. Такие пропорции телосложения в принципе не свойственны европейским женщинам. Поэтому, когда молодая девчонка, создав у себя в голове некий идеальный образ, пытается во что бы то ни стало его добиться, сантиметры почему-то уходят не с проблемных мест, а с лица и груди. Хочет, чтобы подросла грудь, а начинают увеличиваться бедра и живот. Современная молодежь, помешанная на звездах и глянце, любыми путями стремится скопировать сверхстройность топ-моделей, не задумываясь о том, что следование моде нарушает их природную конституцию, приводит к гормональному дисбалансу и потере здоровья.

Обоснование. Недавно израильские ученые провели исследование, результатом которого стал пересмотр существовавшего ранее представления о «здоровом весе». По их данным, лишние (в пределах разумного!) килограммы не только не вредят здоровью, но и продлевают жизнь! Это исследование было проведено врачами Иерусалимской больницы совместно с Американским институтом здравоохранения. Оказалось, что хотя индекс массы тела (ИМТ) 25–27 уже считается признаком лишних килограммов, его обладатели живут дольше тех, чей вес находится в пределах общепринятой нормы! Начиная с 1963 года ученые постоянно наблюдали за медицинскими показателями более десяти тысяч израильских мужчин различных «весовых категорий». И вот что выяснилось: 48% людей, чей ИМТ находился в рамках от 25 до 27, «перешли» 80-летний рубеж, а 26% дожили до 85 лет. Эти показатели были лучше, чем у тех, кто дотошно следит за нормальным весом с помощью диет и спортивного стиля жизни. Среди тех, чей уровень ИМТ был значительно выше нормы (от 27 до 30), до 80 лет дожили 45%, а до 85 лет — 23%. То есть **небольшой** перебор жировой прослойки идет на пользу.

Люди, склонные к перееданию, задаются целью взять под контроль симптом — вес. Их внимание приковано к последствию, а не к причине, которой является переедание. Как же избавиться от

Жена встает на весы. Муж ухмыляется, глядя на стрелку:
— Ты знаешь, какой у тебя должен быть рост, чтобы соответствовать твоему весу?
— Ну и какой?
— Пять с половиной метров!

подавляющего влияния весов на нашу жизнь? Важно понять, что ваш вес не является проблемой. Это лишь ее следствие. **Проблема же в том, что вы едите больше пищи, чем необходимо организму!** Дело не в том, чтобы постоянно контролировать свои мысли и не думать о весе. Надо просто поменять приоритеты. Главная задача — не вес, а избавление от пищевой зависимости. Когда вы достигнете этого, то вес либо сам нормализуется, либо его станет легко корректировать.

На мой взгляд, следует сначала осознать и принять первичность здоровья над выдуманными стандартами весовых категорий. Затем установить новые, более правильные, умеренные и реалистичные отношения с самим собой, со своим организмом, со своим весом и представлением о себе как об индивидууме.

Скорость снижения веса в качестве показателя эффективности той или иной методики является самым большим заблуждением! Не раз приходилось сталкиваться с тем, что пациенты прекращали успешно начатое лечение только потому, что в очередной раз их вес перестал снижаться. Каждый человек индивидуален, скорость и амплитуда падения веса у всех разная. Половая принадлежность, гормональный фон, генетика, образ жизни, прошлое, наконец, делают нас уникальными. А весы, естественно, не учитывают этой гаммы особенностей. Тем не менее передача, которую я веду на радио «Маяк», называется «Килограммы судьбы»…

Так что же на самом деле означают цифры на весах? Как они связаны с теми мотивациями, ради которых вы решили похудеть? Я надеюсь, что смог развеять ваши иллюзии и цифры на весах уже не ассоциируются у вас с полным успехом или провалом начатого дела. Существует только одна причина, по которой можно судить о стойкой мотивации ваших действий — здоровье, самочувствие и качество вашей дальнейшей жизни. Прежде чем что-то изменить в режиме питания и физических нагрузок и идти на определенные ограничения, спросите себя: «Стал бы я это делать, даже если бы и не собирался худеть? Просто так, для себя, для здоровья? Для полноценной жизни?»

Если отвечаете «да» — вы на правильном пути!

> Все, что вы будете делать для похудения, должно вам нравиться само по себе, как приносящее пользу — независимо от того, с какой целью вы это затеяли.

Это, наверное, самая важная мысль, которую я хотел донести до вас, уважаемые читатели. Исходя из этого, правильная мотивация не должна угаснуть даже тогда, когда вы похудеете. Успех может прийти только в том случае, если человек, имеющий избыточный вес, начинает относиться к своему состоянию как к некоторому отклонению от физиологической, — но не эстетической! — нормы.

Примеры правильной мотивации:

- Я не хочу полжизни работать на аптеку. Пусть аптека работает на меня.

- Я хочу быть не обузой своим детям, а поддержкой им в финансовом и в физическом плане.

- Я не хочу закончить свою жизнь на больничной койке. Хочу и в преклонном возрасте ездить по горнолыжным трассам и нравиться представителям противоположного пола.

- В пожилом возрасте не желаю сидеть, как мешок, на скамейке перед домом. Мечтаю путешествовать по миру. Предполагаю, что старческий склероз задуман природой для того, чтобы нам не было мучительно больно за бесцельно прожитые годы.

- Я хочу жить полноценной жизнью, сколько бы лет ни подарила мне судьба.

Этот поток правильных мотиваций можете смело дополнить своими планами на будущее.

Есть и еще одна проблема. Мозг пожилых людей, страдающих ожирением, теряет способность к ясному мышлению. Пожилые толстяки не способны полностью осознавать собственную ущербность и беспомощность.

Обоснование. Мици Гонсалес и Андреана Хейли из Техасского университета в Остине (США) предложили добровольцам (40–60 лет) набор сложных задач. Затем они провели исследование мозговой активности с помощью энцефалографии и функциональной магнитно-резонансной томографии. Участники всех групп (ожирение, избыточный вес, нормальный вес) одинаково хорошо справились с заданиями, но у тучных наблюдалось снижение функциональных реакций в нижней теменной доле мозга. У этой категории исследуемых была отмечена сниженная чувствительность к инсулину по сравнению с другими испытуемыми. Иными словами, их организм расщеплял глюкозу менее эффективно, что, в конечном итоге, может привести к развитию сахарного диабета. Ученые предположили, что именно нарушение чувствительности к инсулину, которое обычно сопровождает ожирение, может служить связующим звеном между избыточным весом в среднем — пожилом возрасте и позднейшим снижением мыслительных способностей.

А теперь я хочу задать вопрос: «Вы хотите прожить долгую, **активную** жизнь? Или хотите уже в 40 лет чувствовать себя инвалидом, страдающим одышкой?» Решение за вами! Пока еще за вами. Правильное питание и физические упражнения благотворно скажутся на вашем самочувствии, когда вы перейдете черту пожилого возраста.

Вы никогда не задумывались над тем, для чего всевозможные «вкусности» так красиво и соблазнительно разложены на прилавках магазинов? Полагаю, для того, чтобы принести материальную выгоду продавцам. Каждый раз, сомневаясь, купить или не купить, представьте, что производители хотят на вас заработать! Этот прием очень хорошо действует по крайней мере, на меня.

Итак, время от времени освежайте в памяти свою мотивацию. Чтобы удерживать красивые цифры на весах и хороший, бодрый настрой в душе, необходимо зрительно представлять себе картины будущей жизни.

Чтобы облегчить задачу, рекомендую взять чистый лист бумаги и разделить его пополам. Затем с одной стороны листа описать ваши дальнейшие перспективы при продолжающемся росте веса, а с другой — вашу новую жизнь, как вы ее себе представляете после обретения идеальной физической и духовной формы. Насколько сильно вы хотите похудеть и, главное, — **для чего**? Какие аспекты жизни изменятся в лучшую сторону и как вы себя будете чувствовать в новом теле?

Например,

я хочу похудеть, так как:

1. Это будет отличным трамплином для реализации всех дальнейших семейных планов. Нет! «Всех», пожалуй, не подходит. Сформулируйте, о каких конкретно планах идет речь.

2. Прекрасные внешние формы — это большой плюс для моего карьерного роста. В нормальной форме легче устанавливать контакт с людьми: «Я смогу быть более уверена в себе, общаясь с деловыми партнерами и коллегами».

3. Это большой плюс для моего личного бизнеса! Ведь прекрасные внешние формы как элемент здорового образа жизни станут неотъемлемой частью моего бренда. Клиенты и партнеры будут более серьезно и уважительно относиться ко мне.

4. Это большой плюс для моего здоровья и продолжительной активной жизни.

Список можно продолжать.

Этот лист бумаги надо спрятать от посторонних глаз и перечитывать, представляя себе дальнейшие перспективы в виде конкретных целей и зрительных образов. Как часто? **Каждые 72 часа!**

Если стройная фигура — это инструмент для реализации ваших далеко идущих планов, то и мотивация ваша со временем будет только расти.

Подумайте сами, что лично вас смогло бы «задеть за живое»? Что вас будет поддерживать в трудные минуты при выполнении всех необходимых, подчас невероятно нудных и скучных действий? Поддерживать и вдохновлять даже после того, как вы уже обретете идеальную фигуру? Что поможет превратить сегодняшний боевой настрой в образ жизни и пронести это чувство сквозь годы? Правильно ответив на эти вопросы, вы будете все выполнять автоматически, не задумываясь: «Хочу или не хочу?» Здоровый образ жизни плавно и ненавязчиво войдет в привычку.

Хитрости для поддержания мотивации

Хочу поделиться двумя маленькими хитростями, которые помогут поддерживать мотивацию.

Хитрость 1: Купите электронные весы!

Не для продуктов — для себя! Как «страна должна знать своих героев», так вы должны видеть свои достижения. Знаю по себе, что это очень стимулирует. Когда каждый день видите, что вес неуклонно падает, пусть незначительно, на 50–100 г — это окрыляет и стимулирует продолжать начатый путь. НО! **Наблюдать за колебаниями веса надо с некоторой долей здоровой иронии, как бы играя.**

Но что бы я ни говорил об относительном значении цифр на весах, для большинства людей совсем не просто игнорировать информацию о своем весе. «Весы — точный прибор. Они не могут обманывать!» — думаем мы. И ошибаемся! Показания весов не являются истинным отражением вашего состояния. Всецело полагаться на прибор и тем более зависеть от него — значит лишить

— Дорогой, подари мне что-нибудь такое, чтобы я легонько так правой ножкой нажала, и — р-р-раз — стрелка от 0 до 100 за три секунды...
— Весы подойдут?

себя свободы выбора. Каждый раз, вставая на весы, мы надеемся увидеть там цифры меньшие, чем были накануне. Это нормально. Если же изменения крайне незначительны, тем более если вес вдруг даже начал расти, это сильно расстраивает. А ведь в жизни каждого худеющего рано или поздно наступает момент, когда снижение веса как будто достигает своего предела или приостанавливается. Мы, диетологи, называем этот момент — *«плато»*. Наступление «предела» может произойти на любом этапе методики. Возможно, однажды вы с удивлением обнаружите, что ваш вес не только не убавился, а даже вырос! Все врачи знают, что это абсолютно нормальная, **временная** реакция организма. Но при этом у многих наступает депрессивное состояние.

Не поддавайтесь! Давайте не будем паниковать и разберемся. Возможна ситуация, при которой вес остановится или даже начнет расти. Причем жировая масса будет стабильно снижаться, но при взвешивании вы будете наблюдать увеличение веса! Парадокс?

! Весы не могут отличать жировую массу от мышечной ткани, они также не учитывают выпитую вами накануне воду и съеденную еду, которая еще не успела перевариться и усвоиться. У каждого человека вес относительно нестабилен, подвержен колебаниям даже в течение одного дня.

Обычно мы становимся легче в конце лета (если только летом не было all inclusive) и тяжелеем к концу зимы. Изменения могут быть связаны с химическим составом некоторых продуктов: разные комбинации гликогена (в форме этого вещества организм запасает углеводы) и воды могут вызвать колебания веса до 3 кг в течение суток! Но после этого мы возвращаемся к обычному весу.

Другое дело, когда мы не можем устоять перед чем-нибудь вкусненьким после строгой диеты. Вот почему 400 г булочек иногда на весах превращаются в лишние 2 кг жира!

Несомненно, важно учитывать и баланс воды в организме. Парадоксально, но **чем меньше ее поступает, тем больше жидкости удерживает наше тело.** Именно поэтому вес (не жир!) плохо уходит в сильную жару. Задержка жидкости может быть вызвана стрессовой ситуацией. Вода в среднем составляет около 70% массы нашего тела. Она присутствует во всех органах и тканях, пропитывая их, как губку. Вода выводится через дыхание, потовые железы, мочеиспускание и дефекацию. Сколько ее выводится — зависит от множества факторов. Можно пить литрами и не накапливать воду: нормально работающая система выделения выведет ее за несколько часов. Но вода может задерживаться в организме надолго. После употребления соленой пищи (рыба, сыр, копчености и т.п.) мы пьем немало. Поступившая жидкость пробудет в организме столько, сколько потребуется, чтобы вывести излишек соли, а это может затянуться не на одни сутки. Поваренная соль (хлорид натрия) в организме присутствует в виде так называемого изотонического раствора с примерной концентрацией 0,9–1%. То есть **каждый лишний грамм соли, прежде чем покинет организм, будет удерживать 100 мл воды.**

Соответственно 10 г соли задержат уже 1 л воды, что обеспечит прибавку веса на целый килограмм! Для справки: 10 г соли содержится в 100 г соленой и в 50 г сушеной рыбы.

Зная это, некоторые недобросовестные врачи назначают своим пациентам бессолевые диеты, которые помогают быстро сдвинуть стрелку весов в нужном направлении. Назначая рацион, обедненный или лишенный поваренной соли, они не только не способствуют уменьшению жировой ткани, но нарушают водно-солевой баланс, что может привести к нарушению сердечного ритма и другим патологиям сердечно-сосудистой системы.

! Всего лишь 100 г чистого спирта способны задерживать в организме до 2 л воды! Алкоголь и продукты его распада «требуют» разведения водой до менее токсичных концентраций.

Не будем забывать и про гормоны, которые, особенно у представительниц прекрасного пола, сильно влияют на колебания веса. Почти у всех женщин происходит накопление воды во вторую фазу менструального цикла, примерно за неделю до наступления месячных. Накануне наступления критических дней вы можете потерять 2 кг жира и одновременно набрать 2 л воды, а весы (глупый прибор) не отметят никаких изменений. Поэтому не ленитесь иногда замерять и другие параметры своего тела: объем талии, бедер. Это поможет не впадать в депрессию.

После впервые проведенной интенсивной силовой нагрузки также может наблюдаться задержка жидкости, связанная с отеком перетренированных с непривычки мышц. Вспомните ваше состояние после большой физической нагрузки: на следующий день тело болит, мышцы кажутся налитыми свинцом. Нередко люди пытаются похудеть, прибегая именно к силовым тренировкам для наращивания мышечной массы — вместо использования аэробных нагрузок для сгорания жиров. Путая значение этих видов нагрузок, человек, вместо того чтобы терять килограммы, только набирает вес, несмотря на нечеловеческие усилия, проявленные в спортзале.

Так как колебания веса, обусловленные движением воды, могут составлять до 1–2 кг в сутки, на этом фоне изменения массы жировой ткани, которые исчисляются десятками граммов в день, просто не видны. И не должны быть видны! Жир медленно накапливается и медленно уходит.

Не стоит паниковать, если вы прибавили более 3 кг за неделю. Подобный темп нарастания веса может объясняться только задержкой воды! Жир не может нарастать с такой скоростью. За один день обычный человек может набрать не более 100–150 г жировой ткани. Все остальное — вода! Как она пришла, так и уйдет. Смотрите на общую тенденцию и не теряйте бодрости духа.

Возможен и противоположный результат. Жировая масса не снижается или снижается незначительно, в то время как весы показывают выраженное падение веса. Кто из нас не слышал фантастических историй о том, как вес буквально тает на глазах! Это, повторю, связано с потерей жидкости, а не жира.

Уверен, многие проводили на себе эксперименты с применением всевозможных мочегонных и слабительных средств. Вначале их применения жидкость интенсивно покидает организм, и вес, естественно, снижается. Однако позже, когда действие препарата проходит, возникает обратный эффект: организм начинает активно восполнять утерянную влагу. Применение подобных препаратов для избавления от жира просто бессмысленно!

Тот же самообман — модная процедура промывания кишечника. Жировая ткань, как и мышечная, и тем более вода — совершенно разные и почти не взаимодействующие между собой структуры. Однако любые изменения их соотношения могут влиять на показания весов.

> Чтобы быть уверенным в отсутствии значимой погрешности, выбирайте электронные весы, обеспечивающие точность до 100 г, и располагайте их на твердой поверхности (кафель в ванной комнате). Лучше всего проверить весы прямо в магазине. Для этого встаньте на них дважды с интервалом в одну минуту. Вес должен быть абсолютно один и тот же.

Обоснование. Как часто можно встретить в спортивном зале людей, которые, исполненные упорства, а частенько и поощряемые тренером, активно потеют. И, взвешиваясь, наивно радуются, что удалось сбросить за тренировку целый килограмм. Кроме жалости, это у меня ничего не вызывает, поскольку я понимаю, что это всего лишь килограмм воды, а не килограмм жира! Тот же механизм потери веса можно наблюдать при посещении бани или сауны. И в том, и в другом случае снижение веса обусловлено исключительно потерей жидкости, что не имеет ничего общего с расходом жировой ткани.

Довольно много проблем бывает связано с самими весами. Большинство бытовых весов обеспечивают относительную точность, их показания могут разниться между собой до килограмма.

Если вы болезненно переживаете любые изменения в весе, не покупайте себе сверхточные весы. Высокая точность способствует развитию определенной фобии и, вместо того чтобы поддерживать мотивацию, приводит к срывам. По тем же причинам лучше избегать покупки так называемых «говорящих весов», которые выносят вам строгий приговор безжалостным металлическим голосом: «Ваш вес далек от нормы!»

Взвешиваться надо регулярно, но без фанатизма. Желательно ведение графика. Взвешиваться следует по утрам, после туалета, в одной и той же одежде, на одних и тех же весах.

Хитрость 2. Сфотографируйтесь!

Перед началом методики я обычно рекомендую своим пациентам сфотографироваться дома в купальнике или в плавках. Многие, возможно, прикрепляют эти фотографии к холодильнику с короткой подписью «Не жрать!». Другие разместят свои фото на форуме сайта нашей клиники.

Но лучше поместить это фото в специальный альбом, где будут потом отмечаться ваши успехи в

> В холодильнике на пироге была записка: «Не ешь меня!» Теперь там пустая тарелка с запиской: «Пироги не будут мной командовать!»

борьбе с лишним весом. Через пару недель добавьте туда новые фото. Можете спрятать этот альбом и периодически доставать его, фиксируя прогресс.

Смотрите на вещи реально: **даже если первые несколько недель или месяцев вес падал довольно быстро, потом этот процесс вполне может замедлиться.** Вы не заметите кардинальных изменений, пока не достигнете достаточно выраженного снижения веса. Вот тут и придет время достать свои первые фото. Когда мы смотрим на свою фотографию, то видим себя как бы со стороны и замечаем больше перемен, чем когда смотрим на себя в зеркало.

Когда похудеете, этот альбом останется вам на память. В дальнейшем вы всегда сможете поднять себе мотивацию, вспомнив, как выглядели в «прошлой» жизни. Это будет стимулировать чувство ответственности перед самим собой: «Я чувствую, что просто не имею права бросить то, над чем так упорно трудилась, добившись замечательных результатов!» Это сработает, поверьте!

Старайтесь уходить от однообразия в жизни. Общайтесь с друзьями, ходите в театр, в кино, в походы. Стоит только заскучать — и рука сама собой потянется к холодильнику, и никакие мотивации и фотографии не в силах будут вас остановить.

Мне бы хотелось, чтобы из этой главы вы уяснили, что **без выраженного огромного желания похудеть вам будет очень сложно пройти этот путь!** Надо не просто желать похудеть, нужно сделать это целью жизни! Не навсегда. Только на определенный недолгий период. Результат будет того стоить!

Одно дело — просто поставить в угол комнаты электронные весы или велотренажер. И совсем другое — пытаться изменить свою жизненную позицию и устои.

Правильная потеря веса не происходит стремительно, у большинства людей это требует длительного времени. Важно не растерять энтузиазм на этом пути. Цель и задача этой книги — помочь вам навсегда вернуть то тело, которое полностью соответствует вашему представлению о красоте, гармонии и здоровье.

Моя задача как врача — провести вас по этому долгому и непростому пути до полного выздоровления и нормализации обменных процессов организма. Может быть,

> Кстати! Мужчинам полезно будет узнать, что недавно обнаружили американские ученые. Исследователи из Бостонского университета обследовали 2200 мужчин, обратившихся в клиники по лечению бесплодия. Они выяснили, что систематическая езда на велосипеде или занятия на велотренажере могут существенно ухудшать качество спермы. Исследование показало, что пять и более часов езды на велосипеде вдвое повышают суммарный риск низкой концентрации спермы и плохой подвижности сперматозоидов.

мне несколько легче это сделать потому, что когда-то я сам прошел этот путь: от 150 кг до физиологической нормы. Для большинства людей это долгое и тяжелое испытание. Испытание не голодом, а временем. Для того чтобы у вас хватило терпения дойти до конца и навсегда забыть о своей полноте, как о страшном сне, нужна очень сильная мотивация!

Да, это самое важное, но, одновременно, и самое слабое звено во всей методике.

Все нарушают правила

То, что не убивает нас, делает нас сильнее.
Ницше

Кто из нас не срывался? И я срывался, когда худел. И не раз!

Содержание этой главы можно было бы уложить в одну фразу: «Нарушают все! Важно не то, как удержать себя от срывов, а то, как правильно выйти из этой ситуации. Выйти не униженным и раздавленным, а с чувством собственного достоинства и анализом допущенных ошибок».

Помните: если срыв уже произошел, бесполезно отчаиваться и мучиться угрызениями совести. В вопросах похудения «наказание неизбежно ведет к дальнейшим преступлениям». Следует просто сесть и спокойно проанализировать ситуацию, понять, что послужило причиной срыва. И выкинуть из головы фразы: «Я не могу и никогда не смогу этого сделать! Я никогда не могла и сейчас не смогу контролировать свое пищевое поведение. Я не смогу удержать себя в руках. Я толстая и безобразная, не волевая — и никому не нравлюсь».

Большинство кардинальных перемен в жизни происходит неожиданно. Бывает так, что все идет гладко, по плану, и вы чувствуете себя вполне уверенно и комфортно. Но вдруг наступает момент, когда на голову сваливается нечто, вызывающее чувство растерянности и отчаяния. Женщины порой так впечатлительны и так умеют фантазировать! Поэтому вам даже может показаться, что вы покатились назад, в пропасть старой жизни, и больное воображение дорисует за вас всю неизбежность падения.

Конечно, не стоит доводить до того, чтобы временные трудности и неудачи взяли над вами верх. Но, увы, это может случиться с каждым, и от моих пожеланий и нравоучений легче не станет. Поэтому давайте вместе подумаем, как избежать подобных неприятностей.

> Неудачи, подавленность и разочарования обычно приходят, когда человек намечает нереальные цели, а люди, страдающие избыточным весом, часто слишком самокритичны. Они склонны рассматривать любые временные жизненные сложности, даже самые мелкие, как проявление личных недостатков и собственную вину.

Очень часто на первой консультации у меня спрашивают: «Скажите, доктор, а когда я похудею?» Я всегда стараюсь схитрить, увильнуть и не дать конкретного ответа на этот вопрос. Не потому, что не хочу, а потому, что просто не знаю. Любой человек, приходящий на прием, для меня, как и для других врачей, — «чистый лист бумаги»: никто не знает, с чем предстоит столкнуться на пути к поставленной цели, как долог и тернист предстоящий путь.

Я прошу своих пациентов: «Будьте более гибкими, терпимыми. Вполне возможно, что результаты могут быть не вполне такими, на которые вы рассчитывали. Даже если вы идете в правильном направлении, маршрут иногда может отклоняться от запланированного. Это нормально. Вы можете целую неделю не терять вес, а затем сразу похудеть на килограмм».

Иногда избавление от лишнего веса напоминает «американские горки» — с несколькими резкими подъемами и стремительными падениями, растянувшимися на долгое время.

Так и мотивация может меняться со временем! Вначале мы чувствуем прилив энергии, энтузиазма, сосредоточенность и уверенность в победе, видим цель и идем к ней, уверенно преодолевая препятствия. Но стоит чуть-чуть потерять мотивацию, и ситуация мигом выходит из-под контроля. Нами овладевает лень и апатия.

! Мотивация непостоянна! Не думайте, что если она у вас есть, вы никогда ее не потеряете.

Это очень распространенное заблуждение: мы твердим себе по вечерам, что уже завтра все начнем заново, но никак не можем себя заставить сделать хотя бы один шаг к осуществлению своей мечты. Так как же вернуться к тому чудесному состоянию воодушевления, когда мотивация, как факел, освещает ваш путь к заветной цели? Мотивация, какая бы она ни была правильная и значимая, имеет свойство таять на глазах. Даже если человек длительное время занимается любимым увлекательным делом, он может со временем не только потерять к нему всякий интерес, но и возненавидеть эту деятельность.

Поэтому в один «прекрасный» день вы вдруг решаете: «А не послать ли все к черту и позволить себе, если не все, то многое?» А ведь к этому моменту вам, возможно, уже удалось достичь неплохих результатов, и победа была близка. Но вы просто устали. Устали от однообразия блюд, от вечных ограничений, от ежедневной прогулки по утрам. Устали от самоконтроля! В этот момент вашему накопившемуся «пороховому заряду» нужна только одна искра, малейший повод, и, уверяю вас, вы мигом сойдете с дистанции. А вскоре с ужасом заметите, что брюки, которые на вас болтались, стали опять малы, а при подъеме по лестнице появляется знакомая одышка…

> — Еда — самая несправедливая вещь на свете, — жалуется одна дама своей подруге.
> — Почему же?
> — Потому что кусок пирога я держу во рту максимально две минуты, в желудке — три-четыре часа, зато на бедрах он держится ужасно долго!

И вам захочется вернуться назад, к прерванной методике. Но вы просто не знаете, какую еще придумать мотивацию. Как заставить себя? Вы пробуете начать все заново и снова срываетесь! И так раз за разом, удивляясь, почему же вначале все получалось так быстро и комфортно, а теперь превращается в сущую пытку. Согласитесь, глупо и непрактично превращать свою жизнь в постоянную изнуряющую войну с лишними килограммами, череду воздержаний и срывов. К чему себя мучить?

Лучше один раз решиться, собраться и, изучив проблему, все сделать грамотно, с максимальной отдачей, получив небыстрый, но стабильный результат.

Вначале, на первом этапе, все кажется довольно простым и комфортным, так как не прошел еще энтузиазм и первые результаты заметно окрыляют. Но дальше — сложнее. После длительного употребления любой однообразной еды, какой бы полезной и насыщающей она ни была, всегда хочется чего-нибудь вкусненького. Организм

Диетолог Кейт Клейн в своей книге, на мой взгляд, очень удачно проводит сравнение процесса похудения с ездой на машине. Допустим, вы едете из условной точки А в точку Б и вдруг прокололи колесо. Что вы будете делать? Выйдете, проколете все остальные колеса и, пнув машину, поедете на автобусе? Нет! Вероятнее всего, замените спущенное колесо и продолжите путь.

Аналогично надо поступать при нарушениях или срывах. Что-то не вышло — не беда! Исправьте это, сделайте выводы и двигайтесь дальше. Не отчаивайтесь и с горя не набрасывайтесь на еду — это то же самое, что проколоть все колеса. Вы ведь не станете заниматься подобным мазохизмом?

быстро устает от однообразия. Часто самостоятельно вводя драконовские ограничения, назначая себе ту или иную жесткую диету, состоящую из нелюбимых продуктов, люди наносят себе психологическую травму, которая может вылиться в нервное расстройство.

Особенно тревожно чувствуешь себя, когда движение вперед как будто бы замедляется, а порой сменяется откатом. Например, вам удалось войти в режим, наладить питание. Вы прекрасно себя чувствуете и уже полностью адаптировались к новому образу жизни. Но однажды вам вдруг все это кажется абсолютно напрасным или слишком утомительным. Может произойти какое-то событие, которое выбьет вас из колеи, или вам просто вдруг станет жаль себя. В этот момент лучше всего вспомнить свои ощущения в самом начале пути: как классно было тогда! Но если вы все же сорвались, не стоит ставить на себе крест. Лучше остановиться, задуматься и попробовать заново выстроить мотивацию, не спеша воссоздать ее по кирпичику. Рассматривайте мотивацию как счастливую возможность помечтать, пофантазировать, а не как нечто досадное и нудное.

Даже если вам вдруг покажется, что вы отброшены к самому началу, это не совсем так. Правильнее будет сказать, что вы лишь приостановили свое движение вперед и невозможно перечеркнуть то, чего вы уже добились. Когда человек поднимается в гору, он может оступаться и даже соскальзывать. Но ведь это не значит упасть!

Есть несколько типичных причин, которые, как правило, приводят к срывам. В их основе почти всегда лежат психоэмоциональные проблемы.

1. **Потребность в углеводной пище** («углеводная жажда») как способ повысить настроение и уйти от депрессии или как результат нехватки углеводов в ежедневном рационе питания. Тревога, депрессия заставляют организм искать варианты защиты. На уровне инстинктов организм принимает решение о необходимости срочно сделать пищевые запасы на случай войны или голода. Если в подобных ситуациях вы привыкли поглощать все, что под руку попадется, попробуйте сделать так, чтобы к вам под руку попали продукты, которые помогут восполнить нехватку определенных веществ. При любом стрессе в больших количествах расходуются: витамин А (зеленые листовые овощи, морковь, абрикосы, тыква), витамин С (цитрусовые). Быстро справиться со стрессом помогают также дыхательные упражнения, медитации и йога.

2. **Самообвинение и самобичевание на почве негативных внутренних переживаний, депрессий.** Казалось бы, любовные переживания и разочарования должны быть свойственны, в основном, одиноким женщинам. На самом деле многие женщины, давно пребывающие в прочном браке, окруженные детьми и кучей родственников, зачастую скрытно, но очень остро переживают

те же чувства. Они страдают из-за уходящей молодости, изменившейся фигуры, взаимонепонимания, отсутствия бурных страстей и эмоций. «Наверное, муж ко мне остыл из-за того, что я поправилась на столько-то килограммов», «Кто же полюбит такую толстую?», «Съем еще кусочек торта, все равно я толстая», «Ну и пусть я буду толстая — всем назло!». Если подобные мысли постоянно приходят вам в голову, то дело не в фигуре, а в вашей низкой самооценке. И ее надо срочно поднимать! Попробуйте найти в себе уникальные положительные качества и привлекательные черты. Концентрируйтесь на своих преимуществах, а не на недостатках!

3. **Постоянное пребывание в кругу людей, неумеренно, а иногда и провокационно употребляющих «нездоровую пищу».** Многие люди считают невежливым и неудобным отказаться от предложенной на празднике пищи. В подобной ситуации старайтесь есть поменьше, но не привлекайте к себе внимания демонстративными отказами и лекциями о здоровом образе жизни. Иногда лучше отведать маленький кусочек.

4. **Скука и безделье на работе или дома**, приводящие к маниакальным мыслям о еде. Многие люди, испытывая скуку, автоматически начинают безудержно потреблять пищу. Особенно когда она всегда под рукой: бутерброд или чай с плюшкой, орешки, чипсы — все идет в ход. Обычно переедание от скуки и однообразия — бич всех домохозяек. Найдите себе новые хобби, вспомните о том, чем давно мечтали заняться, но не могли найти время. Если занятий полно, но вы устали от их монотонности и однообразия, попробуйте изменить привычный распорядок. Хотя бы пройдите другим маршрутом от дома до магазина или до работы.

5. **Поглощение пищи автоматически**. Да вы вроде есть и не хотели, но не заметили, как объелись. Очень часто люди переедают по привычке. Кто-то с детства приучен, что на тарелке не должно оставаться ни кусочка. Кто-то привык к тому, что везде должны стоять вазы с печеньями и конфетами, демонстрируя достаток семьи. Многие не садятся перед телевизором и компьютером без любимого лакомства (чипсов, орешков). Наш мозг очень быстро устанавливает такие взаимосвязи как телевизор–чипсы, компьютер–шоколадка. Как же с этим бороться? Начать с маленьких хитростей — например, взять тарелку поменьше, наполнить вазочки фруктами вместо конфет и т.д.

6. **Неудача и разочарование в любовных делах.** И, как следствие, мысли о том, что вы — неудачница, все делаете неправильно; вы не достойны уважения и вас никто никогда не полюбит. И если мужчины в такие моменты могут позволить себе пропустить стаканчик с друзьями, а то и найти молоденькую любовницу для самоутверждения, то для женщин самыми доступными и любимыми антидепрессантами становятся шоколад и другие сладости. В подобной ситуации лучше не тянуться за плиткой шоколада, а отправиться в фитнес-клуб.

Во время занятий спортом в организме человека повышается уровень химических веществ, способствующих повышению настроения. При этом важна не столько интенсивность тренировок, сколько психологическая атмосфера, общение с людьми на занятиях.

!

7. **Восприятие запрещенной еды как награды**: за удачно оконченную работу, защиту диссертации и т. д. У этого варианта корни уходят в самое детство. Родители приучали нас делать уроки или помогать по дому за лакомство. А потом мы сами переносим такой способ вознаграждения в свою взрослую жизнь. Совет тут может быть только один: составьте список удовольствий, помимо еды, которыми вы можете наградить себя за проделанную работу. Это может быть покупка новой модной вещи, внеочередной поход к парикмахеру или к косметологу или что-то другое, не менее вами любимое.

8. **Спешка.** «Потому что некогда!» Это постоянная проблема жителей больших городов и «поколения пепси». Столько надо успеть! День пролетает мгновенно, позавтракать или нормально пообедать не успеваем! Ведь так просто пропустить завтрак и перебиться фастфудом в течение дня. Зато вечером можно расслабиться и как следует поесть. Но стоит на мгновение остановиться, задуматься, изменить приоритеты и решить, что правильное питание и здоровье важнее других дел, как время на завтрак или обед моментально находится!

9. **Ожидание мнимого психологического расслабления, которое временно наступает после употребления запрещенных продуктов питания**: «Запретный плод сладок!», «В последний раз!». Такое переедание обычно свойственно женщинам, перманентно сидящим на диетах. «Все, завтра сажусь на диету!» Но сразу же после такого решения вы начинаете представлять себе все жестокие ограничения и страдания, которые

придется переносить: «Ну вот, теперь никогда в жизни я не съем своей любимой шоколадки… И салатика, и колбаски… Побалую себя сегодня… в последний раз!». И начинается… И не важно даже, что диета завтра может и не начаться — «последний раз» уже наступил! А если диета и начнется рано или поздно — рано или поздно и закончится! И вот тогда оторвемся по полной! А потом наступит время следующей диеты и очередного «последнего раза»… Это про вас? В таком случае, быть может, «уходить в отрыв» перед началом каждой диеты — не самая лучшая идея?! Гораздо эффективнее и правильнее переходить к ограничениям постепенно, исключая из рациона вредные продукты один за другим. А лучше всего вовсе отказаться от диет, а заодно и от диетологов!

10. **Неожиданная стрессовая ситуация** (например, публичное выступление, неожиданное свидание или сдача экзаменов, собеседование). Ем, чтобы успокоиться.

11. **Постоянный безграничный доступ к запрещенной еде** (работа на шоколадной фабрике) и т.д.

Если вы определите, какие именно ситуации чаще всего лежат в основе срывов, то сможете изложить эти причины на бумаге и в дальнейшем будете знать «врага в лицо». Найдите способ не использовать пищу для погашения негативных эмоциональных всплесков. Тяга к еде может оказаться иллюзорной заменой истинной потребности в любви, признании, уважении, понимании.

В процессе срывов происходит не только сильная психологическая травма, но и нарушение работы внутренних органов: печени, поджелудочной железы, желудка.

Когда вы резко и жадно наедаетесь, желудок и кишечник сильно растягиваются, что может привести не только к болям и спазмам, но и стать причиной кишечной непроходимости, а это уже риск для жизни.

Я знаю, что рано или поздно человек просто устает от постоянных ограничений и начинает позволять себе маленькие «шалости». Все бы ничего, если бы эти отступления со временем не перерастали в систему. Тут идут в ход отговорки: «Вот сегодня оторвусь, а завтра начну все заново!», «Сегодня поем всласть, а завтра все сожгу на утренней ходьбе», «У меня традиция: вечерами я всегда пью чай с печеньем». Подобный импульсивный режим питания — сегодня наелся, как в последний раз в жизни, а завтра целый день голодный — ни к чему хорошему не приведет. Нарушается обмен веществ, и впоследствии вы еще больше набираете вес.

Как же избежать срывов или хотя бы свести их количество к минимуму? На каждой консультации я спрашиваю пациентов, насколько силен еще их потенциал, не приближается ли он к черте равнодушия и апатии? Я не хочу загонять человека в «клетку ограничений», иначе он просто возненавидит и методику, и врача. Чувство ущемления и постоянное ощущение ущербности рано или поздно неизбежно приводит к мысли: «Если нельзя, но очень хочется, то можно. От одного кусочка ничего не будет». А где кусочек, там и другой, и понеслось…

Выявите основную причину срывов. Врага надо знать в лицо! Проследите, что является для них пусковым механизмом, определите закономерности в позывах к нарушениям. Придумайте способы их избегать. Научитесь распознавать истинный и эмоциональный голод. Если вы поели совсем недавно и у вас не урчит в желудке от голода, то, вероятнее всего, вы не голодны. Стоит успокоиться, и от мнимого голода не останется и следа. Не занимайтесь самоосуждением и тем более самонаказанием.

Полноценно и красиво отдыхайте. Ваше настроение станет более стабильным, а организм быстрее справится со стрессом, если вы хорошо отдохнули. Эмоциональная жизнь и хороший полноценный сон! Если человек экономит на сне и ложится за полночь, в его организме увеличивается выработка гормона *грелина* с одновременным снижением выработки другого гормона — *лептина*. Лептин известен своим свойством снижать аппетит, а грелин — повышать.

Полноценный сон регулирует уровень этих гормонов так, что аппетит заметно снижается. Если у вас есть возможность спать более девяти часов в сутки — вам повезло! Такое количество сна еще лучше укрощает аппетит.

Уровень пищевого самоконтроля обычно достаточно высок по утрам после полноценного сна,

---

Если я вижу, что человек явно «устал худеть», и огонек его мотивации еле-еле тлеет, я предлагаю ему «отпуск». Это не значит все бросить! Просто на какое-то время я освобождаю его практически от всех ограничений за исключением нескольких принципиальных позиций. В этот период его задача сводится лишь к тому, чтобы сохранить достигнутый результат. Очень хорошо, если такой «отпуск» совпадет по времени с реальными отпускными днями, и пациент проведет их, отвлекаясь на море, солнце и местные достопримечательности. И, что самое главное, не будет заниматься самобичеванием по поводу нарушений и прерванной методики. Ведь с «работы» его никто не увольнял, это всего лишь «отпуск», выйдя из которого он с новыми силами и воскресшей мотивацией вновь вернется на «путь истинный»! Этот «отпуск» мы в клинике называем «периодом консервации веса».

но в течение дня он постепенно снижается. После 22:00 «стоп-сигнал», который говорит организму, что он сыт, начинает ослабевать, а после полуночи вообще замолкает. Ночью можно втихаря уплести с десяток бутербродов и пяток булочек, и после этого еще будет казаться, что вы голодны. Около 3–4 часов ночи происходит физиологическое повышение уровня инсулина в организме, что приводит к быстрому снижению уровня сахара в крови. Если человек в это время бодрствует, у него проявляются все симптомы гипогликемии, главным из которых является повышенный аппетит. Чтобы в это время не тянуло к холодильнику, вы должны крепко и спокойно спать.

! Чем чаще вы будете наедаться перед сном, тем труднее будет услышать слабый голос разума, умоляющий остановиться. Именно поэтому кушать перед телевизором в полумраке крайне опасно не только для вашей талии, но и для психики.

Организм человека так устроен, что его психический статус зависит от определенного времени суток. Физиологически обусловленное состояние беспокойства, наступающее у людей обычно между 13:00 и 01:00, вынуждает некоторых искать успокоение в еде. Это наиболее уязвимый для «подъедания» период времени. Но самый пик «пищевой напряженности» приходится на вечер. Как правило, после 18:00 у всех людей уровень глюкозы в крови постепенно снижается, и появляется непреодолимое желание съесть что-нибудь сладенькое. Тем более что углеводная пища, способствуя выбросу эндорфинов, помогает снять стресс, накопившийся за день. Если удается перехватить что-то (булочку или конфетку), мы повышаем уровень сахара в крови. Этот подъем сахара на некоторое время активизирует жизненные процессы и не дает заснуть.

Для многих еда давно уже выступает в качестве успокоительного, своеобразной компенсации за неприятности, переживания. Придя домой, мы стараемся сбросить с плеч заботы и позволяем себе маленькие слабости: принять ванну, полистать любимую книгу или посмотреть телевизор... Ну и конечно, полакомиться чем-нибудь вкусненьким. И так до той поры, пока глаза не начнут слипаться. В периоды психологического напряжения, неприятностей или, наоборот, эмоционального возбуждения мы подсознательно стремимся расслабиться при помощи вкусной еды. Что же делать? Строго ограничивать себя в перекусах во имя фигуры? Это может привести к еще большему стрессу и даже к психосоматическим заболеваниям.

«Как я люблю спать! И как не хватает времени на сон! То ребенка надо вести в детский сад, то лететь на работу, то за рецептом к врачу, который принимает исклю-

Как бы вам вечером ни было грустно и тоскливо, едой эту проблему не решить! Если просмотр телевизора вызывает у вас жевательный рефлекс, откажитесь от вечерних бдений у «ящика» или придумайте себе отвлекающее занятие на время просмотра любимого сериала. Вяжите, гладьте белье, крутите педали велотренажера. Попробуйте, по возможности, вообще исключить из своей жизни телевизор, а вместе с ним и ночные посиделки. Возьмите в руки умную книгу. Благо они теперь не дефицит. Чтение перед сном — прекрасный финал трудового дня.

чительно с восьми до десяти. А вечером, переделав все дела, хочется расслабиться. У меня в 23:00 только жизнь начинается: могу спокойно поболтать по телефону с подружкой, а потом посмотреть кино». Знакомая картина?

С другой стороны, все знают о том, что полноценный сон полезен для здоровья, положительно влияет на иммунную систему, является эликсиром долголетия.

Обоснование. Недосыпание влечет ожирение, утверждает Мир Крайгер, специалист по проблемам сна из Университета Манитобы в г. Виннипег, Канада. Сколько часов сна достаточно? По мнению Крайгера, являющегося также пресс-секретарем Национальной ассоциации сна, большинству людей необходимо от семи до девяти часов сна в сутки. Эти данные были получены в ходе исследования 39 тысяч участников в возрасте 32–49 лет. Что же выяснили ученые? Тот, кто на начальном этапе исследования спал ночью меньше семи часов, через 20 лет намного чаще страдал лишним весом или, что еще хуже, ожирением!
Ситуация настолько накалилась, что о недосыпании как причине чрезмерного веса говорили даже на ежегодном собрании Северо-Американской ассоциации по ожирению в Ванкувере, Канада: «Большинство людей спят 7–8 часов в день и чувствуют снижение умственных и физических способностей, если их такого сна лишают, однако некоторые могут с легкостью обойтись всего 3–4 часами. Ученые предполагают, что в основе варьирования количества сна, необходимого разным людям, лежат генетические механизмы».

При этом выяснилось весьма печальное обстоятельство: продолжительность сна по сравнению с XIX веком сократилась на 20% — на полтора часа за ночь. Оказывается, технический прогресс выбил наш организм из естественного ритма, нарушив отрегулированные на 24 часа биологические часы. Маргарет Тэтчер, которая могла спать всего лишь два часа в сутки, полнотой не отличалась. Так она и не ела практически ничего!

Помните присказку: «Больше спишь — меньше ешь!»? Ложитесь спать как можно раньше!

Кто-то скажет: «Детское время». И будет абсолютно прав! Ведь мы не зря следим за тем, чтобы наши дети вовремя ложились в кровать! У выспавшегося человека и утренние часы всегда более плодотворны, он успевает сделать гораздо больше, чем обычно.

Мне, например, очень нравится гулять по утрам! Идешь по парку среди деревьев, по берегу речки, через мост... На улицах еще никого нет, а воздух такой свежий, вкусный, еще без примеси бензиновых паров. Город сонный, кутающийся в утреннюю прохладу. Люблю идти по пустынным улицам, таким оживленным днем. Идти и смотреть, как на небе медленно разгорается рассвет. Утренняя прогулка — прекрасное начало нового дня.

Если вы заметили, что стресс, связанный с определенными событиями, наталкивает вас на мысль о холодильнике, составьте для себя список возможных отвлекающих мероприятий. Если не хотите «скатиться в пропасть срыва», надо находить нестандартные решения, делать что-то необычное. Например, попробуйте воспитать в себе привычку каждый вечер после ужина тщательно чистить зубы. Так вы дадите своему подсознанию понять, что подведен некий итог всех трапез — и рот закрыт для еды до утра.

Вечерами нам хочется не просто есть, а всегда чего-нибудь особенного! Это душевный голод, а отнюдь не физиологический. Многие диетологи в этом случае советуют выпить стакан прохладной воды. Если одного стакана недостаточно, можно выпить второй. Не думаю, однако, что после этого желание перекусить исчезнет без следа… но хоть жажду утолите.

Если вечером надо идти за продуктами, а вы голодны или вам отчего-то грустно, отложите поход в магазин до утра, чтобы эти чувства не повлияли на количество покупок. Ведь выбросить часть продуктов будет очень жалко, а значит, придется все это съесть, мучительно ругая себя!

! Я придумал такой выход: в момент желания махнуть на все рукой и оторваться на кухне, необходимо любым путем отложить поход за вкуснятиной. Даже если вы уже на полпути к холодильнику, осознав, что происходит, остановитесь и займитесь на несколько минут чем-то другим.

Можно сесть за компьютер. Кто-то предпочтет вязать, другой гуляет с собакой, третий идет в спортзал. В этот момент можно позвонить другу, примерить свое любимое платье, выйти из дома и совершить шопинг по вещевым магазинам, просто прогуляться или принять душ. Стараться избавиться от навязчивых пищевых желаний, просто сидя в кресле и борясь с собой, — пытка с сомнительным результатом. У каждого должен быть свой отвлекающий маневр. Он даст наилучший результат, если вы заранее продумаете его.

Вернувшись на «поле боя», подумайте еще раз: так ли уж хотите вы эту еду или сможете от нее отказаться? Если удалось преодолеть желание, не стесняйтесь себя похвалить. Подумайте, как это здорово, что вы смогли проявить характер и не поддаться соблазнам, и как вам было бы горько, обидно и стыдно, если бы в этом сражении победила еда! Даже если желание не удалось подавить полностью, вы все равно молодец, так как начали хоть что-то делать, придумали отвлекающий маневр перед лицом соблазна! Воспринимайте это как великолепную тренировку, которая в дальнейшем поможет одержать более серьезные победы.

По себе знаю: если сильно чего-то хочешь — всегда добьешься! А может, стоит как следует разозлиться на себя? Хватит с завистью смотреть на стройных! Вы и сами можете стать такой! Надо только очень постараться.

Главное при срывах — не начинать все заново, а продолжать начатое. Начинали вы уже, я думаю, не раз. И помните, что «дорогу осилит идущий». Надо только правильно выбрать эту дорогу.

> «То, что нас не убивает, делает нас сильнее!» Всегда помните о каждом килограмме, от которого уже удалось избавиться. Неважно, сколько времени это заняло. Ведь с каждой крупицей ушедшего жира вы становитесь другой, продвигаетесь все ближе и ближе к намеченной цели. Если даже за эту неделю вы не потеряли ни грамма, подумайте о других позитивных изменениях в вашем организме. Например, вы стали намного лучше себя чувствовать, нормализовалось давление, снизился уровень холестерина и т.д. Поверьте в себя!

Худеем за компанию?

Многие ошибочно считают, что если не хватает силы воли, то лучше всего будет уговорить подружку и вместе начать худеть. При этом ваша мера ответственности однозначно станет чуть выше. Вам же не хочется подводить других?! Давно замечено, что девушки чаще, чем мужчины, выбирают именно групповые занятия. Это касается как занятий спортом, так и диет. И если у вас все идет гладко, можно только порадоваться. **Главное — не забывайте, что ваша основная цель — сжигание жиров, а не сплетни с подружками.**

Однако из своей профессиональной практики знаю, что у «коллективного похудения» есть много шансов потерпеть провал. Многие диетологи, да и психологи пишут, что без поддержки друзей, знакомых и близких похудеть практически невозможно. С одной стороны, это так: любой искренне сказанный комплимент любимого человека или удивленный взгляд подруги: «О! Как ты похудела!» — могут стать хорошим стимулом к дальнейшим действиям. С другой стороны, процесс похудения в каждом случае уникален, очень индивидуален и, на мой взгляд, требует защиты от чужих глаз и оценок.

> «Когда плюют в душу, то редко промахиваются».

Опираясь на свой опыт, осмелюсь дать вам еще один совет: по крайней мере в начале вашего пути не обсуждать эту методику со всеми членами вашей семьи и с друзьями. Все перемены, которые вы почувствуете в себе уже очень скоро, должны оставаться только внутри вас — как личный и хорошо защищенный от чужого любопытства или поверхностной оценки процесс.

После того как человек твердо решил избавиться от лишнего веса, он оказывается на грани между миром соблазнительной и вкусной еды и созданной им самим непривычной средой — с ограничениями и дополнительными обязанностями. Одному балансировать на грани этих миров непросто, поэтому первая мысль: «Хорошо бы найти того, кто сможет меня поддержать».

За годы работы диетологом я не раз сталкивался с тем, что пытающиеся похудеть люди «сходили с дистанции» из-за непонимания, а иногда и нескрываемого сопротивления со стороны знакомых и членов семьи. Ведь для них ваша работа над собой, самосовершенствование, обретение стройности — это бунт, который надо давить в зародыше.

Все начинается со скромных советов типа: «Брось! Да зачем тебе это надо?!», «Не уродуй фигуру!», «Не порть здоровье», «Хорошего человека должно быть много». Затем, если это не помогает, в ход идут подначки и ежедневные уточнения: «Ну, как? Сколько килограммов сбросил? И тебе еще не надоело?» Частенько за подобной заботой скрывается лишь подсознательное желание управлять. Муж подкармливает жену сладким не потому, что хочет сделать ей приятное, а потому, что с толстой женой ему спокойнее. Мама предлагает дочке всякие вкусности, как бы говоря ей: «Вот так вкусно тебе никогда не приготовить, ты маленькая и беспомощная, поэтому забудь о самостоятельности».

Их желание властвовать над вами вступает в конфликт с вашим желанием жить своей жизнью, настаивать на своем, иметь возможность принятия самостоятельных решений. Естественно, подобная атмосфера не только вызывает напряжение в семье, но и провоцирует как эмоциональный, так и пищевой срыв.

К тому же именно в этот период у многих теряются драгоценные моменты комфортного общения с близкими людьми. Ведь чаще всего мы общаемся за едой, и, хотим того или нет, наша пища становится фактором, оформляющим это общение. И если человек ест не как все, для него утрачивается эта важная составляющая домашнего быта, что неизбежно отражается на качестве семейной жизни.

! Объясните самым доверенным и близким членам семьи всю важность и значимость для вас предстоящего периода. Убедите их в том, что вы полны решимости, что ваше решение обосновано, что это — не очередная вздорная диета. Сделайте из них своих помощников, а не вредителей и насмешников. И вот еще что: чтобы избежать ненужных соблазнов, питаться и, по возможности, готовить следует отдельно от других членов семьи.

Если они мудры и искренне любят вас, это их не обидит. Ведь люди, которые вас окружают, даже если они сидят вместе с вами за одним столом, не имеют права диктовать, что надо есть, а что нет. В конечном счете, это всегда только ваш выбор.

Супруг или супруга по-прежнему готовит у вас на глазах всякую вкуснятину, дети трескают булки и мороженое, а любимая мама приносит много-много вкусненького и постоянно «капает на мозги», что вам совсем не надо худеть? Найдите в себе силы не только отказаться от вредной еды, но и объяснить свою позицию самым близким, родным людям.

И здесь на помощь приходит психология семейных отношений, которая говорит, что у человека, среди прочих достоинств, имеется прирожденное свойство отстаивать свою позицию, настаивать на своем. Это свойство называется *ассертивностью*. У одних людей оно выражено в большей степени, а у других — в меньшей. Но в любом случае его можно и нужно в себе развивать!

А поможет нам в этом так называемый **кодекс ассертивности**:

1. Я свободный человек, и это моя жизнь!

2. Я вправе никак не объяснять и не оправдывать свое поведение!

3. Я вправе сам решать, насколько я ответственен за проблемы других людей!

4. Я вправе менять свои взгляды!

5. Я вправе совершать ошибки, в полной мере осознавая свою ответственность за последствия этих ошибок!

6. Я имею право сказать: «Я не знаю»!

7. Я имею право принимать нелогичные решения!

8. Я вправе сказать: «Я тебя не понимаю» или: «Меня это не волнует»!

9. Я вправе не зависеть от воли других людей!

Подумайте: если окружающие при всем желании не могут подарить вам новую жизнь, вправе ли они требовать, чтобы в этой жизни вы каким-то образом угождали им, ели или не ели по их распоряжению?

В конце концов, постарайтесь объяснить, что это не навсегда! Это ненадолго! Что при желании они в любое время могут присоединиться к вам с целью оздоровления собственных организмов.

Рано или поздно у вас может появиться желание поделиться тем, чему вы научились из этой книги, с другими людьми, искренне предложить им помощь и совет. Я категорически не рекомендую вам этого делать! Вероятнее всего, вы столкнетесь только с непониманием и сопротивлением, и это может повредить вашему собственному прогрессу. Если, окрыленная первыми успехами, вы попытаетесь поделиться энтузиазмом с мужем или отцом и тем более привлечь их к этому процессу: «Посмотри на свое пузо, тебе же тоже надо худеть!» — то, скорее всего, вы окажетесь перед стеной непонимания и неприятия.

С психологической точки зрения наше подсознание воспринимает запрет на какие-то привычные продукты прежде всего как некое наказание. Поэтому, вероятнее всего, вы получите в ответ только реакцию раздражения и отторжения. Вы можете ненавязчиво предложить родным и знакомым прочитать эту книгу, но не давите людям на психику! Пусть сами решают. Это должен быть исключительно их осознанный выбор.

Подводные камни «группового похудения»

Одна пациентка жаловалась мне на мужа: «Он почти ничего не делает, жрет все подряд и при этом худеет, а я только посмотрю в сторону еды, и килограммы прибавляются сами собой!»

Жизнь порой весьма несправедлива! Но чем же объясняется подобная несправедливость? Некоторые ошибочно полагают, что у мужчин просто сильнее воля, но это далеко не так! Вспомните, как трудно бывает уговорить мужчину посетить врача или сделать укол? Адам Древновски, директор программы питания человека в Мичиганском университете, в своем докладе утверждает: «Оба пола любят жирную пищу, но женщины предпочитают потреблять жиры в сладком виде (пироги, торты и шоколад), в то время как мужчины едят больше соленой жирной пищи (жареный картофель, копченая колбаса и сосиски)».

Поэтому, если вы вместе с супругом решили вернуть стройность — поддерживайте друг друга, идите на компромиссы, учитывайте биологические различия между вами. Помните, что на каждый килограмм массы тела у мужчин приходится намного больше мышечной массы, чем у женщин, а ведь именно в мышцах сгорают жиры.

Если мужчина и женщина одинакового роста и веса получают одно и то же питание и одни и те же физические нагрузки, мужчина всегда намного быстрее сбрасывает вес. Примите это как должное. Это просто один из законов природы!

Ну и, конечно, мужчины лишены такого ежемесячного «удовольствия» как «критические дни». А ведь именно в этот момент женский организм на гормональном уровне активно сопротивляется потере веса. Важно понять следующее: чтобы достичь хотя бы половины того, чего добиваются мужчины, большинству женщин приходится прилагать гораздо больше усилий. И этот закон, как я давно заметил, работает не только по отношению к похудению. Мужчине вообще жить проще. Он, как известно, должен сделать три вещи: посадить дерево, построить дом и вырастить сына. И потом ему уже совершенно не важно, кто воспитывает этого сына, поливает дерево и убирает дом…

Еще не стоит постоянно насиловать окружающих расспросами о своем внешнем виде. Они и так уже, наверное, ненавидят ваш вопрос: «Скажи, я все еще толстая?» А если кто-нибудь назло возьмет да и ответит: «Да! Толстая ты! Толстая!»? Вы тут же расстроитесь и организуете себе мрачный пир из жирных пирожных и сладкой газировки. А вот этого как раз и не надо. Если уж вам так необходимо пообщаться на эту тему, спросите у зеркала. Оно точно не обманет.

Особенно я не рекомендую в период прохождения методики похудения задавать подобные вопросы людям, страдающим той же проблемой. Ведь в ваших ежедневных преобразованиях они, как в кривом зеркале, будут видеть только подчеркнутую собственную неполноценность. Начнут исключать вас из «своего лагеря» и обязательно скажут, что вы стали выглядеть гораздо хуже! Что это похудение не пойдет вам на пользу, что вам пора остановиться и вообще не стоит больше худеть.

Не слушайте их! Пройдет совсем немного времени, кожа подтянется, морщинки разгладятся — и вы предстанете перед всеми молодой, стройной и ослепительно прекрасной, а они так и останутся тухнуть в своем жирном болоте ничегонеделанья и самооправдания. Пусть ослепнут от вашей красоты!

Поверьте в себя! Если очень сильно чего-то хочешь — обязательно добьешься! Не надо себя жалеть! Иногда нужно и разозлиться на себя!

Если в гостях кто-то обратит внимание на то, что вы чересчур скромничаете в еде, не стоит тратить время на то, чтобы объяснять ему основы правильного питания. Чаще всего вас не поймут, и эффект будет только негативным. Вы будете выглядеть в глазах многих как «белая ворона» и одним своим присутствием портить всем настроение и аппетит. Проще говоря, жрать при вас (такой правильной, «белой и пушистой») не получится — кусок будет застревать в горле. Поэтому весь коллектив вас дружно осудит и приложит массу усилий, чтобы соблазнить на то или иное вредное блюдо.

Но даже из такой ситуации есть выход! Следует предварительно ненароком дать знать всем присутствующим за столом, что у вас появились некоторые проблемы с желудком и если вы съедите хоть что-то лишнее, вас... может увезти «Скорая». После этого все за столом будут тщательно следить за тем, чтобы вы не положили себе в тарелку того, чего не надо.

Кстати! **Не пытайтесь похудеть за компанию с верной подругой.** Подумайте: если одна из вас не выдержит, вторая тоже, возможно, сочтет, что вправе позволить себе некоторые послабления и невинные нарушения. Если никто не дышит тебе в спину, то можно и расслабиться. В моей практике был не один такой случай.

Две подруги решили вместе худеть. Одна взялась за это со всей ответственностью и быстро добилась результатов, а другая ленилась и вскоре начала позволять себе некоторые отступления. В результате одна из них быстро похудела, а другая осталась толстой. И вот та, что осталась при своем лишнем весе, стала тайком подсыпать первой подруге во все блюда сахарный песок. Когда та застукала ее за этим занятием, в оправдание было сказано следующее: «Мы с тобой росли вместе с самого детства и были одинаково полными. Сейчас ты все больше и больше отдаляешься от меня, и я чувствую, что я тебя теряю. Поэтому я хочу, чтобы все стало как прежде!»

Вообще в этих вопросах лучше всегда идти от обратного. К примеру, заключите с подругой пари на конкретное количество сброшенных килограммов. Определите временные рамки и договоритесь, что через три недели вы встретитесь и подведете итог. Весь этот период нельзя спрашивать друг друга и говорить о весе. Дух соперничества будет для вас дополнительным стимулирующим фактором. Или придумайте какое-нибудь условное наказание для того, кто проиграет гонку за стройность.

«ЧУЖИЕ» ВНУТРИ НАС

Нет! Речь в этой главе пойдет не о паразитах! О них и без меня сейчас повествуют все кому не лень. Оставим эту тему врачам-паразитологам и поговорим о бактериях, живущих в нашем кишечнике. Вы, наверное, уже слышали, что у каждого из нас в кишечнике сформировалась своя индивидуальная микрофлора, от которой зависит, сколько питательных веществ отложится про запас и сколько подвергнется дальнейшей переработке. Американские ученые выяснили, что у полных людей в кишечнике много так называемых «ленивых» бактерий, которые работают в сторону накопления жировых отложений — ведь это самый простой способ утилизации избыточно потребляемой пищи.

Обоснование. Еще в 2004 году ученые предположили, что микробный состав кишечника человека может определенным образом влиять на колебания его веса. Например, очередные исследования, опубликованные в журнале "Nature" (*«Приро-*

да»), предложили научное обоснование данной гипотезы. Ученым давно было известно, что большинство бактерий, обитающих в кишечнике, делится на две большие группы: *Firmicutes* и **Bacteroidetes**. Но, как оказалось, у людей страдающих ожирением, по сравнению со стройной половиной человечества, на 20% больше бактерий Firmicutes и почти на 90% меньше Bacteroidetes. После того как больные ожирением провели всего один год под наблюдением ученых на диете с низким содержанием жиров и углеводов и потеряли до 25% своего веса, соотношение этой микрофлоры кардинально изменилась. Количество бактерий Firmicutes в их кишечнике сократилось, а популяция бактерий Bacteroidetes возросла. Но общее соотношение этих бактерий так и не сравнялось с тем, которое наблюдалось у стройных людей. Этот факт позволил сделать вывод, что ожирение само по себе может нарушать нормальный баланс микрофлоры. Причем дальнейшие исследования на мышах показали, что возможно и обратное действие: смена микрофлоры может повлиять на развитие ожирения.

Другие исследователи — из Медицинской школы Сент-Луиса Вашингтонского университета — обнаружили, что кишечник тучных людей содержит микроорганизмы несколько иного типа, нежели стройных. У них сразу же возникло предположение, что эта микрофлора способствует набору веса. Провели очередной эксперимент над мышами. При этом микроорганизмы были извлечены из кишечника толстой мыши и пересажены в кишечник нормального животного. И результат не заставил себя ждать: вторая мышь стала накапливать больше жира, чем обычно. На основании этого исследования также можно предположить, что преобладание в кишечнике той или иной разновидности бактерий может быть одной из причин развития ожирения.

Надо признать, что значение этого открытия для многих людей, желающих сбросить лишний вес, и даже для практикующих врачей на данном этапе еще не до конца ясно. Но одно уже можно считать доказанным: состояние и работа кишечника, его способность трансформировать и усваивать пищу являются ключевым звеном в нормализации обмена веществ и, соответственно, лечения ожирения.

Микрофлора желудочно-кишечного тракта выполняет в организме множество еще до конца не изученных жизненно важных функций. О значении бактериальной флоры кишечника в полноценной работе всех органов и систем человека ученые знали очень давно. Еще в 1908 году российский ученый Илья Мечников доказал важность кишечных бактерий человека для его здоровья и долголетия. В желудочно-кишечном тракте каждого из нас обитает порядка 400 видов различных микроорганизмов. Часть из них является полезными бактериями, о них следует заботиться. Это бифидо- и лактобактерии. Другие бактерии, если дать им возможность развития, могут нанести организму серьезный вред.

Здоровое соотношение бактерий кишечника способствует нормальному перевариванию и усвоению белков, поддержанию водно-электролитного баланса и других жизненно важных систем организма. Обмен билирубина и холестерина был бы невозможен без некоторых жирных кислот, которые вырабатываются кишечной микрофлорой. Даже в норме у каждого из нас происходит постоянное изменение соотношения полезной и условно патогенной (болезнетворной) микрофлоры пищеварительного тракта. Эти изменения могут быть как кратковременными — дисбактериальные реакции, так и стойкими — дисбактериоз.

Представители так называемой нормальной микрофлоры, обитающие в кишечнике, естественным образом защищают свою среду обитания от проникновения и быстрого размножения патогенных и условно-патогенных микроорганизмов. Одной из наиболее частых причин развития дисбактериоза является неправильное, несбалансированное питание (преобладание в рационе углеводов, животных жиров, отсутствие фруктов, зелени, овощей), длительное лечение антибиотиками и гормональными препаратами. Все это приводит к гибели значительной части представителей нормальной микрофлоры и, как следствие, к размножению патогенной флоры кишечника.

На поддержку жизнедеятельности микрофлоры кишечника каждый человек в среднем расходует до 10% поступившей энергии и 20% объема принятой пищи.

Помните! Переход с нежирного растительного питания на диету, богатую жирами и сахаром, меньше чем за один день приводит к изменению состава микробов, живущих в кишечнике. Причем те из них, которые связаны с ожирением, начинают внезапно быстро размножаться.

Обоснование. Это подтверждает исследование, проведенное в Школе медицины Университета Вашингтона. В ходе эксперимента мышам переселили микробы из кишечника человека. Спустя некоторое время эти мыши на диете из «мусорной» пищи начали быстро толстеть. Ученые обнаружили, что у них появилось много микробов, которые извлекают калории из различной еды, входящей в так называемую «западную» диету. Это исследование позволяет утверждать, что питательная и энергетическая ценность еды не являются абсолютными величинами, а зависят от того, какие бактерии обитают в кишечнике. Опять вспоминаем, как нас всех долгие годы без толку заставляли считать калории!

Препараты-пробиотики на основе этих микроорганизмов широко используются во всем мире в качестве питательных добавок, но особенно эффективны они в сочетании с кисломолочными продуктами. Микроорганизмы, входящие в состав таких смесей, не патогенны и не токсичны.

В настоящее время для улучшения функционирования пищеварительного тракта и регуляции состава кишечной микрофлоры применяются такие биологически активные вещества, как пробиотики. Это комплексы живых микроорганизмов — молочнокислые бактерии, чаще бифидо- или лактобактерии, иногда дрожжи, которые относятся к нормальным постоянным обитателям кишечника здорового человека.

По заверениям производителей, все они сохраняют жизнеспособность при прохождении через желудочно-кишечный тракт и не погибают при правильном хранении. Это может быть бифидокефир, бифидок, бифидолайф или подобные напитки.

Так, один из широко рекламируемых подобных препаратов создан на основе бифидобактерий, лактобацилл и энтерококков и предназначен для улучшения флоры кишечника, пострадавшей от приема антигистаминных препаратов и антибиотиков. По заверениям производителей, в одной капсуле содержится $1,2 \times 10$» живых, но лиофилизированных (то есть высушенных вакуумным способом) молочнокислых бактерий. Число не столь уж велико. Аналогичное количество бактерий можно получить, употребляя ежедневную норму кисломолочных продуктов. С другой стороны, при блистировании, то есть вакуумной упаковке препарата в капсулы, в которых он поступает в продажу, порядка 99% бактерий, вероятно, гибнет. Сопоставительный анализ сухих и жидких пробиотиков показывает, что в первых бактерии чрезвычайно пассивны, поэтому даже те из них, которым удалось пережить блистирование, практически никогда не успевают оказать положительное воздействие.

Препараты безвредных бактерий (пробиотиков) для заселения кишечника, благодаря исследованиям Ильи Мечникова, применяются в европейской медицине около ста лет. Но лишь недавно в результате ряда проведенных медицинских исследований для отдельных препаратов был обнаружен полезный эффект. Именно незначительность размера эффекта не позволяла его убедительно обнаружить ранее. В России популярность пробиотиков беспрецедентна, поскольку производители умело поддерживают причудливую идею «дисбактериоза» — состояния якобы нарушенной микрофлоры кишечника, которое якобы лечится пробиотиками. Пробиотические продукты содержат различные штаммы бактерий, и дозы их различны. Неясно, какие бактерии на самом деле являются полезными и какие их дозы необходимы.

Я не сторонник медицинских препаратов и предпочитаю натуральные продукты, обогащенные бифидофлорой.

Какой из них выбрать? Здесь каждый решает сам — все зависит от вкусовых пристрастий и финансовых возможностей. Но перед покупкой я бы непременно обратил внимание на дату изготовления и срок годности. Разумеется, лучше выбирать самый свежий продукт — ведь живые бактерии гибнут достаточно быстро.

Обоснование. Американские ученые выяснили, что молочнокислые бактерии не только улучшают пищеварение, но и помогают бороться с хроническим стрессом. В ходе исследования 35 пациентов, страдающих синдромом хронической усталости, получали йогурт, содержащий бактерии *Lactobacillus casei*. Через несколько недель ученые сравнили показатели участников эксперимента и людей из контрольной группы, которые пили йогурт, не содержащий таких бактерий. Оказалось, что биойогурт помог не только значительно увеличить популяцию пищеварительных бактерий в кишечнике, но и снять симптомы тревоги и усталости.

Пробиотики не считаются лекарственными препаратами, их можно использовать продолжительное время для восстановления и поддержания нормальной микрофлоры кишечника. Ничего, кроме пользы, они принести не могут. Но если по каким-то причинам ваш организм не воспринимает ту или иную добавку, можете выбрать любой другой кисломолочный продукт, содержащий живые бифидобактерии.

! Для нормализации состава флоры кишечника я обычно рекомендую пациентам ввести в ежедневный рацион любой кисломолочный продукт, содержащий живые бифидобактерии, благодаря которым регулируется работа кишечника.

Среди всей бактериальной микрофлоры кишечника человека бифидобактерии занимают самое важное для нас (худеющих) место. В норме они составляют до 98% флоры кишечника и препятствуют развитию сальмонелл, шигелл и многих других патогенных микробов. Бифидобактерии синтезируют витамины группы В и, что самое важное, принимают участие в трансформации белков в аминокислоты.

Степень активности микрофлоры кишечника существенным образом влияет на полноценность усвоения необходимых компонентов пищи.

Кроме усвоения белков, кишечные палочки синтезируют до девяти различных витаминов, которые играют роль «технического надзора», предупреждая бесконтрольный рост тканей, поддерживая иммунитет, т. е. осуществляя противораковую защиту.

Обоснование. Еще в 1982 году в газете «Правда» было опубликовано краткое сообщение о том, что в Латвийской академии наук раскрыта схема нарушения противораковой защиты. Оказывается, при гниении белка в толстом кишечнике образуется метан, который разрушает витамины группы В.

В условиях нормально функционирующего кишечника собственная флора способна подавлять и уничтожать различные патогенные и гнилостные микробы. А для нормальной жизнедеятельности этих полезных микроорганизмов необходима определенная обстановка — слабокислая среда и пищевые волокна. Все мы питаемся, сами знаете, чем и как. В результате у большинства из нас условия в толстой кишке далеки от идеальных. Гниющие каловые массы создают щелочную среду, способствующую росту патогенной микрофлоры.

Обследования до похудения

Со времен Гиппократа врачи знали, что состояние внутренних органов и организма в целом находит зеркальное отражение во внешности человека. Присмотревшись к себе, вы сможете выявить предрасположенность к тому или иному заболеванию.

1. Наличие кожной складки в виде вертикальной линии между бровями может свидетельствовать о проблемах с печенью.

2. У людей, у которых участки щек у носа постоянно краснеют или белеют, в организме плохо усваивается железо и может быть нарушен пищеварительный обмен.

3. Радужная оболочка вокруг глаз отвечает за состояние суставов.

4. Воспаленные, покрасневшие глаза — признак усталости и перенапряжения.

5. Припухлые нижние веки означают нарушения работы почек.

6. Резкое обезвоживание организма проявляется в виде сухой и грубой кожи.

7. При обилии на губах светло-коричневых точек нужно проконсультироваться с гастроэнтерологом. А при появлении синюшного оттенка губ — с кардиологом.

Прежде чем начать работу над своей фигурой, я рекомендую посетить врача: диетолога, терапевта, эндокринолога. Для тех, кто не имеет такой возможности, попробуем провести самодиагностику состояния желудочно-кишечного тракта.

«Зеркалом» пищеварительной системы является язык. О чем же он может нам рассказать?

Осматривать язык лучше всего утром при дневном свете. Перед этим не нужно чистить зубы, пить и есть. При осмотре следует различать цвет самого языка и цвет налета на нем.

Чистый язык с тонким налетом — признак здоровья пищеварительной системы. Нормальный язык выглядит мягким, движения его не скованны, а налет едва заметный, белесый, влажный. Не пугайтесь, если вдруг обнаружите на языке плотный серый или желтоватый налет. Он часто свидетельствует о вредной привычке пить крепкий чай и кофе или о том, что вы заядлый курильщик. Изменить цвет налета могут и разные продукты. Молоко оставляет белый налет, кофе — коричневый, черника и свекла — фиолетовый.

Налет считается тонким, когда сквозь него видна структура фолликулов (сосочков) языка. Он означает, что организм нормально работает. Налет покрывает весь язык при дисбактериозе, стоматите, грибковом поражении.

!

Желтый цвет налета указывает на проблемы с поджелудочной железой, возможность холецистита, **коричневый** оттенок — на проблемы всего желудочно-кишечного тракта.

Толстый белый налет свидетельствует о задержке пищи в кишечнике, то есть о запорах. Чем интенсивней окраска и толще налет, тем серьезнее патология. Плотный налет говорит о возможном застое пищи в желудке и кишечнике. При хронических алкогольных интоксикациях язык глубоко у корня покрывается **коричневым** налетом.

Сероватый налет говорит о хронических, незаметно протекающих заболеваниях желудка и кишечника, чаще всего вызванных обезвоживанием организма и нарушением кислотно-щелочного баланса в органах и тканях, например, при повышенной кислотности.

Форма и цвет самого языка также имеют диагностическое значение. Любые трещины указывают на проблемы с желудком (гастрит). Сухость может возникать не только при лихорадке, но и при диабете, анемии. При инфекционных болезнях (грипп, корь) цвет языка становится **бордовым**. Слишком **бледный** язык указывает на анемию, сердечную недостаточность. **Красный** и **блестящий** свидетельствует об атрофии слизистой желудочно-кишечного тракта или о циррозе. **Фиолетовый** цвет сигнализирует о заболеваниях крови и системы дыхания. **Голубоватый** цвет языка бывает при тифе или некоторых формах дизентерии.

О состоянии здоровья можно судить не только по цвету налета, но и по другим признакам. Например, так называемый **«географический»** язык свидетельствует о недостаточно питательном рационе или об ослаблении иммунной системы. Такой язык мы часто наблюдаем у девочек, больных анорексией. Сухой или складчатый, грубый, покрытый большим количеством разной глубины бороздок — такой язык чаще всего говорит о том, что организм обезвожен. Это характерно для инфекционных заболеваний и бывает при повышенной температуре.

Утолщение языка почти всегда свидетельствует о дисбактериозе, поздних стадиях болезни щитовидной железы, психических расстройствах. **Дрожащий** язык указывает на тиреотоксикоз и неврастению. **Белые бляшки** — молочница (кандидоз). **Отпечатки зубов** на языке характерны для энтероколита или синдрома «хронической усталости».

О ХЛЕБЕ НАСУЩНОМ

— Сынок, кушай хлеб!
— Мама, но я не люблю хлеб!
— Сына, надо хлеб кушать!
— А почему?
— Чтобы вырасти большим и сильным, чтобы смог зарабатывать себе на хлеб!
— Мама! Но я не люблю хлеб!

Часто пациенты говорят: «Доктор, но ведь хлеб содержит массу полезных веществ, витаминов и микроэлементов. Люди столетиями употребляли этот замечательный продукт, и никому даже в голову не приходило от него отказываться!»

Действительно, с давних времен хлеб — один из основных продуктов питания. Его называли кормильцем, отцом, его одухотворяли, уважали. Детям с малых лет говорили, что к хлебу надо относиться бережно. По замечательной русской традиции хлебом с солью встречают дорогих гостей.

Все это так! Но давайте подумаем, тот ли хлеб мы покупаем и едим сейчас, какой вкушали прошлые поколения? Раньше для приготовления хлеба использовали муку из цельного зерна с высоким содержанием отрубей, а сейчас — рафинированную. Она плохо выводится из организма, накапливая слизь и создавая благоприятную среду для развития патогенных микробов. Углеводы, которые содержит белый хлеб, способны быстро расщепляться и мгновенно усваиваться, насыщая кровь глюкозой. Для организма это колоссальный стресс.

Экономя на всем, производители часто закупают самую дешевую муку. Она может быть испорченной, излишне влажной, содержать в себе инородные примеси, быть зараженной бактериями и грибами.

Чтобы придать такой муке нормальный вид, ее просушивают, тщательно просеивают, отбеливают с помощью пищевых отбеливателей — и вот перед нами мука высшего сорта.

Однако настоящее волшебство начинается в пекарне: из, казалось бы, непригодной муки в кратчайшие сроки выпекаются ароматные и хрустящие булки. Использование вторично переработанного сырья позволяет еще больше сэкономить на производстве хлеба. Вы никогда не задумывались о том, куда идет хлеб, который испортился? Оказывается, его снова пускают в дело. По технологической инструкции, если на хлебе нет признаков порчи, его перемалывают и добавляют в свежее тесто. Но соблюдают ли производители эту инструкцию? Не известно.

> Мука высшего сорта в процессе производства лишается белковых оболочек, в которых содержится до 70% витаминов, минеральных веществ и органических солей. В ней почти не остается так нужных организму витаминов B_1, B_2, фолиевой кислоты, витамина Е, а количество магния снижено в 6 раз.

Обоснование. Промышленная технология культивирования термофильных дрожжей (дрожжей-сахаромицетов) была разработана во времена Первой мировой войны, а первый завод по их изготовлению в СССР был построен в 1935 году. Производство таких дрожжей было чудовищным, но очень дешевым: для их культивирования использовали отходы целлюлозной и деревообрабатывающей промышленности, хлопковую шелуху, корзинки подсолнечника, стержни кукурузных початков и т.д. У термофильных дрожжей был еще один огромный плюс: хлеб на их основе созревал гораздо быстрее, чем на солодовой или хмелевой закваске, которая стоила значительно дороже. С 1947 года такие дрожжи стали повсеместно использоваться в хлебопекарной промышленности. Руководству страны удалось снизить стоимость хлеба, но о здоровье граждан никто в те годы, естественно, не думал. Хотя об опасных свойствах промышленных дрожжей знали уже во времена Первой мировой войны, в те годы этому факту не придали должного значения. Работая над проектом Der kleine Morder — «Маленький убийца», — немецкие ученые хотели создать биологическое оружие. Его основным действующим компонентом были дрожжевые грибки, которые после попадания в организм человека должны были отравлять его продуктами своей жизнедеятельности — паралитическими ядами.

Попадая в организм, термофильные дрожжи размножаются в геометрической прогрессии и поддерживают жизнедеятельность патогенной микрофлоры, угнетая полезные бактерии. Из-за этого грубейшим образом нарушается работа органов пищеварения: желудка, поджелудочной железы, желчного пузыря, печени, кишечника.

! Лучшим считается зерновой хлеб, приготовленный из цельной зерновой муки с использованием специальной классической закваски. Для его выпечки используется мука из неочищенного зерна. А все витамины и микроэлементы содержатся как раз в оболочке зерна, иными словами, в отрубях.

Сегодня ясно прослеживается взаимосвязь между недостаточным употреблением клетчатки и развитием заболеваний. Так, доктор Макс Герзон, один из основоположников современной диетологии, высказал предположение, что рак — это месть природы за неправильно съеденную пищу. В своей книге «Лечение рака» он утверждает, что из 10 000 случаев рака 9 999 являются результатом отравления собственными каловыми массами, и только один случай — результат действительно необратимых изменений организма дегенеративного характера.

Обоснование. Глютен — это сухая пшеничная клейковина. Ее начали активно пропагандировать и применять с 1979 года в Америке, для чего в штате Канзас создали Ассоциацию производителей пшеничной клейковины. Главным достоинством глютена было то, что при его добавлении в муку хлеб получался более пышным, упругим, долго хранился и не портился месяцами. Производители быстро смекнули, что на этом можно неплохо заработать и стали повсеместно использовать сухую пшеничную клейковину. Добавляя глютен в дешевую, низкосортную муку они получали великолепный на вид хлеб, и необходимость в покупке высокосортной муки отпала сама собой. Но со временем выяснилось, что глютен не так уж безобиден.

Дело в том, что он не выводится из организма, его переизбыток вызывает повреждение ворсинок тонкого кишечника и, как следствие, дистрофию кишки. Это заболевание называется *целиакия*. Ее основные симптомы: метеоризм, мышечные судороги, вздутие живота, анемия, анорексия, болезненность суставов, запоры, депрессия, диарея, дерматиты, бесплодие у мужчин и женщин, общее недомогание, мышечная слабость, остеопороз, рвота, рахитичный живот. Но ведь эти симптомы могут быть и при других заболеваниях, и вряд ли кто-то будет связывать нарушение здоровья с качеством хлеба!

Итак, пышный красивый хлеб из муки неизвестного происхождения, непонятно кем и как упакованный, покидает пекарню и отправляется по магазинам. Дешевый хлеб пользуется популярностью среди всех слоев населения. Покупать более дорогую продукцию многие отказываются, думая рекламным слоганом: «Если нет разницы, то зачем платить дороже?» Но разница, оказывается, есть! В последние годы диетологи всего мира стали рекомендовать обогащать свой ежедневный рацион клетчаткой. Что же такое клетчатка?

ВЕЛИКИЙ ЧИСТИЛЬЩИК

Клетчатка (или пищевое волокно) — общее название целой группы веществ растительного происхождения, которые придают привычный упругий вид овощам, фруктам, злакам. По своему химическому составу пищевая клетчатка — это **не усваиваемая организмом человека целлюлоза**. Больше всего ее в пищевых отрубях и овощах.

!

Клетчатка — уникальное пищевое волокно, которое помогает предотвратить или облегчить течение многих болезней. Она способствует росту благоприятной микрофлоры в кишечнике, так как является питательной средой для бактерий и незаменима в комплексном лечении дисбактериозов кишечника. А, как вы уже знаете, некоторые виды бактерий имеют большое значение для нормализации обмена веществ.

Всю клетчатку условно подразделяют на два вида — растворимую и нерастворимую.

- **Растворимая** — способная растворяться бактериями и ферментами организма. Ее можно найти в мякоти яблока или кожуре огурца.

- **Нерастворимая** — та, что «транзитом» проходит через желудочно-кишечный тракт, не усваивается и практически не подвергается изменениям. Это отруби (оболочка зерна).

Отруби — натуральный продукт мукомольного производства, который состоит из оболочек зерна и небольшого количества неотсортированной муки. Пищевая клетчатка, содержащаяся в отрубях, является одной из форм сложных («хороших») углеводов. Отруби содержат комплекс необходимых человеку витаминов группы В, которые непосредственно участвуют в жировом обмене. В состав отрубей, кроме того, входят витамины РР, Е, а также провитамин А (каротин). Отруби богаты различными минеральными веществами: калием, магнием, хромом, медью, селеном и т.д. Благодаря своему составу, они являются незаменимым диетическим продуктом, особенно важным дополнением к рациону больных ожирением.

> Главное достоинство отрубей — высокое содержание пищевых волокон. Они регулируют работу кишечника, улучшают микрофлору толстой кишки, способствуют выведению холестерина, снижению уровня сахара в крови. Отруби по своим свойствам несколько напоминают активированный уголь. **!**

Сами по себе они имеют низкую пищевую ценность и почти не усваиваются. Но, проходя по пищеварительному тракту, способны накапливать в себе жидкость (100 г отрубей способны впитать в себя до 400 г воды) и разбухают, создавая чувство насыщения. Тем самым они способствуют подавлению голода и уменьшению количества потребляемой пищи.

При этом обязательным условием их применения является увеличенное потребление жидкости — до 1,5–2 литров в сутки. Без этого условия клетчатка перестает выполнять адсорбирующую функцию.

Имея пористую структуру, отруби способны адсорбировать желчные кислоты, токсины, связывать и выводить нитраты, попадающие в организм с овощами и фруктами. Регулярное употребление отрубей может избавить от запоров.

Обоснование. У некоторых групп африканских аборигенов, почти не употребляющих в пищу мясо и молоко, стул обычно полужидкий. Но при этом частота образования полипов и рака толстой кишки у них на порядок меньше, чем у жителей развитых стран, которые употребляют рафинированные продукты. Отсюда можно сделать вывод о связи между хроническими запорами и развитием рака толстой кишки.

В виде пищевой добавки отруби эффективны при нарушениях функции печени, желчного пузыря, поджелудочной железы, хронических заболеваниях желудка и кишечника. Желчегонный эффект отрубей обеспечивается их стимулирующим влиянием на общую двигательную способность пищеварительного тракта (механическая стимуляция).

! Систематическое употребление в пищу отрубей гарантированно снижает до нормы общий холестерин крови!

Каким же образом отруби могут снизить холестерин в крови, если они не усваиваются организмом, проходя по кишечнику транзитом? Давайте разбираться. Ключевую роль в биосинтезе холестерина играет печень, но часть холестерина поступает в организм из содержащих его продуктов питания. Можно сказать, что в норме почти весь холестерин вырабатывается печенью, а не поступает с пищей. Однако чем человек полнее, тем больше организм производит холестерина и тем больше поступает его извне с продуктами питания с повышенным содержанием насыщенных жиров. Нидерландские ученые доказали, что самым важным фактором увеличения холестерина в крови является избыток веса.

> **Если человек поправляется всего лишь на полкилограмма, уровень холестерина в его крови повышается ровно в два раза!**

Связь повышенного уровня холестерина и атеросклероза неоднозначна: с одной стороны, увеличение содержания холестерина в плазме крови считается бесспорным фактором риска атеросклероза, с другой — атеросклероз иногда развивается у людей с нормальным уровнем холестерина. Ученые обратили внимание, что у некоторых людей уровень холестерина в крови всегда повышен, а атеросклеротические бляшки при этом не образуются. Вероятно, их организм генетически адаптировался к национальным особенностям питания и научился предотвращать развитие атеросклероза, используя полезные фракции холестерина.

При недостатке холестерина в пище организму приходится вырабатывать повышенное количество инсулина. Эти два фактора очень тесно взаимосвязаны: при повышенном уровне инсулина обязательно повышается уровень холестерина и наоборот. Поэтому атеросклероз нередко наблюдается у людей с нормальным уровнем холестерина.

> Проведите маленькое домашнее исследование. Не кала! А состава вашей пищи! И понаблюдайте за свойствами своего «поплавка» в унитазе. Если кал тонет в воде, значит, в вашем рационе присутствует слишком много жиров и мало клетчатки. Ну, а если он плавает, как поплавок, значит структура его легкая, пористая, и вы употребляете вполне достаточное количество овощей и фруктов.

Особое значение имеют отруби при лечении ожирения и сахарного диабета. Положительное их действие об-

Согласно данным Американской ассоциации диетического питания, рекомендуемая норма потребления клетчатки для мужчин составляет не менее 38 г в день, для женщин — 25 г в день. Однако, согласно исследованиям, проводимым этой же организацией, в настоящее время среднее количество потребления клетчатки в мире за сутки составляет не более 15 г на человека. 40 г отрубей содержат всего 8,5 г клетчатки. Значит, для полноценной жизнедеятельности ежедневно необходимо не менее 100 г отрубей. А при лечении ожирения это норма может быть даже постепенно увеличена. Если вы раньше никогда не использовали отруби в своем питании, начинать нужно с малых доз — по 1–2 столовые ложки в день. В течение недели можно довести объем до максимальной суточной дозировки — 100 г.

условлено замедлением расщепления крахмала. Отруби не только сами обладают низким гликемическим индексом, но, что особенно важно, способны понижать гликемический индекс других продуктов. Люди издавна знали об этом и применяли целебные свойства отрубей для лечения болезней желудочно-кишечного тракта. Но совсем недавно обнаружена способность влиять на обмен веществ в целом. А ведь именно нарушение обмена веществ ведет к повышению веса.

Отруби следует принимать равномерно в течение всего дня, обязательно запивая водой или водосодержащим продуктом (кефиром, йогуртами или другими кисломолочными продуктами).

Отруби не отличаются изысканным вкусом, но ничего противного в них тоже нет. Выпускаются они в форме «кукурузных палочек», и их вполне можно использовать в качестве легкого перекуса — как сухарики и вместо привычного куска хлеба к обеду. Всегда можно позволить себе чашку чая с пригоршней таких «сухариков». Но и здесь есть ограничения!

У каждого из нас в желудочно-кишечном тракте есть газы. В желудок они попадают при заглатывании воздуха, а в кишечнике они образуются в результате жизнедеятельности населяющих его микроорганизмов. Большинство людей уверено, что у них образуется слишком много газов. Но обычно никаких отклонений не обнаруживается. У здорового человека за сутки в кишечнике образуется до 10 см^3 газа, а частота его выделения может доходить до 14 раз в день. Кишечные газы в основном состоят из углекислого газа, кислорода, азота, водорода и небольшого количества метана. Эти газы не имеют запаха. Неприятный запах им придают серосодержащие вещества, которые в небольшом количестве образуются бактериями, населяющими толстый кишечник. Проходя транзитом по желудочно-кишечному тракту, все пищевые волокна, попадая в толстый кишечник, подвергаются атаке микроорганизмов, для которых представляют хороший питательный субстрат. Клетчатка достигает толстого кишечника в неизмененном виде, и только здесь при ее частичном расщеплении образуется газ. Водонерастворимые волокна проходят через желудочно-кишечный тракт практически без изменений и не приводят к значительному усилению газообразования.

Отруби не рекомендуется применять в период обострения гастрита, язвенной болезни, при колитах и энтеритах инфекционной этиологии, а также при спаечной болезни. Однако после затихания воспалительного процесса прием отрубей можно возобновить, начиная с малых объемов.

Так как многие постоянно недополучают клетчатку в ежедневном рационе, резкое ее увеличение может нарушить способность организма усваивать некоторые минеральные вещества: цинк, кальций, железо, магний, а также витамин B$_{12}$.

Учитывая возможность связывания клетчаткой кальция, железа и цинка и возникновения нарушений минерального баланса, следует индивидуально и тщательно подбирать дозировку отрубей, дополнительно обогащая свой рацион этими микроэлементами. Профессиональные диетологи, зная об этом, обязательно рекомендуют продукты богатые цинком и железом, например миндальные и грецкие орехи.

ЛИЧНЫЙ ФИЛЬТРОВАЛЬНЫЙ ЗАВОДИК

Мало кто из нас задумывается о своей печени. Тем не менее у половины россиян в ходе осмотров выявляются те или иные заболевания печени. Но многие даже представить не могут, что развитие многих недугов связано с патологией этого органа. Частая смена настроения, депрессия, рассеянное внимание, утомляемость могут быть тревожными сигналами, посылаемыми перегруженной печенью. Избыток желчи вызывает изжогу, расстройства стула, кожный зуд, раздражительность, способствует депрессивным состояниям, возникают головные боли, нарушения памяти.

Раньше, до революции, когда опытный врач был вынужден по клиническим показаниям назначать больному лекарства, он обязательно выписывал среди них препарат для поддержания функции печени — *гепато-протектор*. Это правило полностью применимо и в нашем случае.

Печень является самым крупным и одним из самых сложных органов. Каждую минуту она фильтрует, пропуская через себя, примерно литр крови! В силу своей особой, жизненно важной роли в метаболизме, печень чрезвычайно подвержена вредному воздействию различных токсических веществ. Это, по сути, своеобразный природный фильтр вредоносных веществ и ядов, которые мы упорно пытаемся внедрить в себя с продуктами общепита и фастфуда.

Любые ограничения будут переноситься намного легче, да и сама методика будет проходить эффективнее, если вы поможете своей печени в нейтрализации и выведении токсических соединений, образующихся при распаде жировой ткани. Крайне желательно помогать в работе печени на всем протяжении периода похудения, так как при быстром снижении жировой массы в кровь поступает огромное количество токсичных метаболитов — остатков жиров — и для их выведения требуется усиленная работа этого органа.

Для начала давайте проверим печень. В этом поможет ультразвуковое обследование. Если нет камней в желчном пузыре и серьезной патологии тканей печени, вы сможете помочь себе сами. Я рекомендую всем еще до проведения методики начать курс приема препаратов — гепатопротекторов (на основе травы расторопши), защищающих клетки печени.

Обоснование. Расторопша испокон веков широко использовалась как лекарственное средство при многих заболеваниях. А в прошлом веке в Мюнхенском институте фармацевтики был наконец определен биохимический состав расторопши пятнистой. Оказалось, что она содержит редкое биологически активное вещество — **силимарин**, которое не только защищает клетки печени от ядов, но и предотвращает разрушение глютатиона (антиоксиданта, обеспечивающего выведение токсинов из печени). Кроме того, в расторопше присутствуют более 200 других ценных лекарственных составляющих.

Еще наши прадеды весьма успешно лечили расторопшей различные тяжелейшие недуги. Она помогает при всех заболеваниях печени: циррозе, желтухе, поражениях алкоголем, лекарствами, токсинами, радиацией. Ее используют при лечении холецистита, желчекаменной болезни, патологии щитовидной железы, варикозном расширении вен, радикулите и суставных болях, геморрое, ожирении.

УЧИМСЯ ПИТЬ ПРАВИЛЬНО

С водой мы выпиваем 90% наших болезней.

Луи Пастер

Единственное решение для снижения расходов на здоровье — вода.

Пол Харви

Как большинство млекопитающих, все мы когда-то вышли из моря. Частичку этого «моря» мы до сих пор носим в себе. Ведь все внутренние жидкости нашего организма (кровь, лимфа) имеют много общего по составу с океанской водой. Тело человека более чем на 60% состоит из воды. По мере старения организма уменьшается и количество воды в его клетках.

Плохо увлажненная, недостаточно размягченная пища, например еда всухомятку, не может полноценно пройти все необходимые стадии пищеварения. Сухой пищевой комок травмирует стенки желудка, повышается концентрация солей и кислот, что приводит к развитию гастритов и язв. Недостаток воды является причиной повышенной концентрации солей в межклеточном и внутриклеточном пространстве. При этом нарушается кислотно-щелочной баланс не только клеток, но и целых органов. А откладывающиеся соли становятся причиной развития таких заболеваний, как остеохондроз, полиартрит, почечнокаменная болезнь, холецистит.

По данным ВОЗ, одной из причин развития почти всех заболеваний является или систематическое обезвоживание организма, или употребление некачественной питьевой воды! В организме нет ни одного процесса, связанного с обменом веществ, который проходил бы без участия воды.

Когда мы пытаемся сжигать жиры, выполняя аэробные нагрузки, жирные кислоты из жировых клеток (адипоцитов) попадают в кровь, а оттуда — в митохондрии мышечных клеток. Там они успешно сгорают, а их метаболиты выводятся с той же кровью и в конце концов попадают в печень. Мы уже выяснили, что все метаболиты, образующиеся при распаде жиров, покидают организм через печень с желчью. Соответственно, и продукция желчи значительно возрастает. Необходимое количество воды является профилактикой сгущения желчи и образования камней.

! Пейте себе на здоровье достаточное количество качественной и очищенной воды. Не чая, кофе, молока или компота, а именно воды: чистой, желательно структурированной. Но не для похудения, а с целью профилактики возможных осложнений в этот трудный для организма период.

С моей точки зрения, употребление достаточного количества воды может оказать стимулирующее воздействие на процесс похудения. Клетки получают питание через систему кровообращения, то есть через жидкость. В ней растворяются витамины, ферменты, микроэлементы, аминокислоты. А клетка через внутриклеточную и межклеточную жидкость выбрасывает продукты обмена и жирные кислоты. Воду выводят почки. Избыток воды — это, конечно, определенный стресс для организма. Когда вы много пьете, почки начинают активно работать, одновременно активизируя надпочечники — гормональные железы, расположенные на верхушках почек. Они секретируют больше гормона адреналина, который способствует ускорению обмена веществ.

! Чем больше в организме жидкости, тем легче ему вывести с ней токсины, соли, продукты обмена — и лишь затем «дать отмашку» на продолжение уничтожения жиров.

Кроме того, вода уносит с собой часть побочных продуктов переработки жиров. Чем меньше этого «мусора» будет в организме, тем меньшая нагрузка ложится на печень. «Сжигание жиров» всегда сопровождается образованием токсинов. Ведь, по сути, идет массивный распад тканей, хоть и жировых. Когда токсинов набирается слишком много, организм может даже остановить жировой распад.

Как пить воду?

Но однажды с ней приключилась беда. Как впоследствии рассказал ее муж Брайан, она вернулась с очередной встречи с консультантами «Lighter-Life». В течение 2 часов, во время просмотра телевизора, женщина выпила рекомендованные 4 литра жидкости, поскольку не успела сделать этого в течение дня. Через некоторое время у нее началась рвота и головная боль, затем она потеряла сознание. В Королевской больнице Хаддерсфилда, куда была доставлена пациентка, у Хенсон диагностировали отек мозга, вызванный нарушением баланса электролитов вследствие водной интоксикации. Несмотря на усилия врачей, женщина сначала впала в кому, а затем умерла. Брайан Хенсон обратился в суд, обвинив в смерти жены компанию, консультировавшую ее по поводу диеты «Lighter-Life». Но следователь вынес вердикт о смерти в результате несчастного случая. Он пояснил, что в диетических рекомендациях компании четко указа-

Не так давно, в 2008 году, произошел трагический случай. Жительница Великобритании, 40-летняя Жаклин Хенсон, весившая 89 кг, придерживалась диеты «Lighter-Life». Эта диета предписывала пациентам уменьшить потребление калорий до 500 ккал в день и ежедневно выпивать не менее 4 литров воды. Соблюдая указанные требования, Хенсон смогла за 3 недели сбросить около 6,5 кг.

но, что воду следует употреблять равномерно! Это самое главное правило!

Своим пациентам я обычно рекомендую поставить на рабочий стол (в машину, у компьютера и т.д.) бутылку с водой, предварительно обмотав ее ярким скотчем. Это должен быть предмет, который все время будет притягивать взгляд. Правило простое: взглянули на бутылку — отпили воды. Сколько пить, решайте сами, прислушиваясь к своим потребностям. Это может быть стакан или всего лишь глоток воды. Главное — не количество выпитой воды за сутки. Главное — равномерность ее поступления в организм согласно вашим потребностям.

Есть еще одна маленькая хитрость. Наливая воду в стакан, мы всегда невольно недоливаем. Подсознательно предполагаем, что можем не выпить все — и куда деть остаток? Поэтому своим пациентам я рекомендую пить воду, не наливая ее в стакан. Прямо из бутылки, воспользовавшись возможностями крышки «спорт-лок». При этом вы всегда выпьете ровно столько, сколько захотите. Не больше, но и не меньше!

! Пейте равномерно, в течение всего дня. Пить воду желательно за 5–10 минут до еды. В таком случае жидкость не уносит из желудка только что выделенные пищеварительные соки.

Употребление жидкости непосредственно во время или сразу после еды приводит к смыванию части пищеварительных соков в нижележащие отделы кишечника. В результате пища какое-то время будет находиться в желудке, ожидая выделения новой порции соков. Это приводит к систематическому перенапряжению секреторного аппарата желудка и двенадцатиперстной кишки и, как следствие, к развитию реактивного воспаления этих органов. Логично предположить, что употребление воды или других жидкостей во время еды должно замедлить пищеварение за счет разбавления желудочного сока, но недавние наблюдения, проведенные у здоровых людей, не подтвердили этого. Оказалось, что все зависит от исходного характера желудочной секреции (концентрации соляной кислоты и пепсина в желудке) и состава пищи. У молодых и здоровых людей употребление воды даже непосредственно перед приемом пищи на пищеварительный процесс существенно не повлияет, так как секреторная активность не нарушена и новая порция желудочного сока выделится очень быстро.

Пожилым людям и пациентам, имеющим проблемы с желудком, надо беречь собственные пищеварительные ферменты и не пить воду непосредственно перед едой.

Различные целители и так называемые «пропагандисты здорового образа жизни» часто ссылаются на некие народные традиции в употреблении воды. Я специально потратил несколько дней на изучение особенностей и традиции питания в древней Руси (я планирую посвятить этому отдельную главу в будущей книге). В большинстве своем они гласят, что воду нужно пить **не позже чем за 20–30 минут до еды или не раньше чем через 1,5–2 часа после.** И главное, что объединяет пищевые традиции народов разных стран, — везде практикуется питье жидкостей непосредственно во время еды. Я считаю, что правильнее всего вопрос об употреблении воды или иных жидкостей во время еды решать индивидуально с каждым пациентом. Особенно это касается лечебных и лечебно-столовых минеральных вод, пить которые следует только по специальным показаниям и по назначению врача.

Если во время ограничения питания вы вдруг ненароком бросили взгляд на еду и почувствовали голод (а время приема пищи еще не пришло), выпейте стакан щелочной воды малой или средней минерализации. Нейтрализуя уже выделенный желудочный сок и смывая его в кишечник, эти воды на какое-то время снижают аппетит. Они снимают первый, самый острый приступ голода, что в дальнейшем помогает ограничивать количество пищи и насыщаться меньшим количеством еды.

Я не рекомендую пить воду сразу после употребления жирной еды, свежих ягод и фруктов.

Температура воды

Пить воду можно любой температуры, кроме очень холодной (ледяной). Воду комнатной температуры, то есть не холодную и не горячую, значительно легче употреблять в больших объемах.

Обоснование. В 1969 году известный советский рентгенолог проф. В. Д. Линденбратен случайно открыл удивительную закономерность. Надо сказать, что в то время рентгенологическое оборудование было не столь совершенно и для качественного снимка необходимо было добиться удержания бариевой каши в желудке определенное время. Оказалось, что если эту «кашу» давать без предварительного подогрева (сразу из холодильника), то она покидает желудок быстрее, чем рентгенологи успеют настроить аппаратуру. Врачи заинтересовались этим фактом и провели ряд экспериментов. Как выяснилось, если запивать пищу холодными напитками (например, водой или чаем со льдом), то время пребывания пищи в желудке сокращается с 4–5 часов до 20 минут. Оказалось, что при сочетании пищи с ледяной водой нарушаются все этапы пищеварения.

В свое время на этом свойстве холодных напитков многие предприятия быстрого питания создали свои первые капиталы. Вы никогда не задумывались, почему даже зимой в любом фастфуде в напитки кладут кубики льда? При этом на горячие напитки (чай, кофе) там устанавливается достаточно высокая цена, и они не включаются в комплексные обеды. Зато ледяная кола стоит дешево. Ведь запивая эту, с позволения сказать, еду ледяными напитками, человек никогда не сможет наесться, а значит, будет покупать и есть больше. Намного больше!

> Вывод простой: употребление с едой холодной (ледяной) воды — прямой путь к развитию ожирения, так как в подобной ситуации пищей невозможно насытиться и чувство голода вновь очень быстро заявит о себе.

Пить воду надо! Но не сладкую и не газированную! Со сладкой водой, я думаю, вопросов не возникает: любая «газированная сладость» не пополняет наш организм водой, а выкачивает ее. Что касается несладкой газированной воды, давайте рассуждать логически. Попробуем представить, что происходит после того, как вы выпьете стакан обычной воды с газом. Выделение газов из газированных напитков стремительно раздувает желудок и провоцируют заброс его кислого содержимого в пищевод, то есть возникает так называемый желудочно-пищеводный рефлюкс. Особенно это проявляется при физической нагрузке (в спортзале) или при наклоне тела. Такой систематический химический ожог нижних отделов пищевода кислотой желудка здоровья вам не прибавит. Доказано, что в кислой среде чаще возникают злокачественные новообразования слизистой оболочки пищевода. Замечено, что во многих странах увеличение потребления газированных прохладительных напитков сопровождалось резким увеличением распространенности рака пищевода.

! Запомните, нет ничего лучше простой чистой воды! Наилучшая формула состава воды такова: магния — 90 мг/л, соотношение кальций/магний — 2:1, натрия — до 10 мг/л. Хорошая питьевая вода обычно содержит фтор.

Сколько надо пить воды

Каждому человеку необходимо соблюдать определенный водно-солевой баланс, он определяется соотношением поступившей и выделившейся жидкости. Согласно рекомендациям Американской академии наук, **средняя физиологическая потребность в жидкости оставляет 3,7 л в сутки для мужчин и 2,7 л для женщин. Минимум 8 стаканов в день!** Для более точного определения необходимого количества жидкости разделите ваш вес пополам — получите необходимое ежедневное количество жидкости в унциях (1 унция — приблизительно 30 г).

Согласно британскому диетологическому руководству образца 1945 года, взрослому человеку необходимо употреблять 64 унции, или 1811 г, воды в день. В десятках более поздних научно-популярных изданий эти данные приводятся в предельно упрощенном виде: «**Пейте по 8 стаканов воды в день, и проблемы со здоровьем вам не грозят**».

Но я позволю себе не согласиться с этими цифрами! Закрадывается сомнение: не написаны ли подобные цифры под диктовку корпораций, производящих питьевую бутилированную воду? Мне кажется, однозначного подхода к этому вопросу быть не может. Нам говорят, что нужно выпивать в течение дня 2 л воды, не уточняя, в какой местности мы проживаем. На мой взгляд, для россиян это много.

Ведь все люди разные. Один постоянно потеет, другой ходит «сухой, как лист». Один живет в условиях тропического зноя, другой на Крайнем севере. Кстати, если вы считаете, что обезвоживание организма может произойти только жарким летом по причине усиленного потоотделения, вы глубоко заблуждаетесь. Зимой организм тоже активно выделяет воду.

До 60% необходимой жидкости мы получаем с пищей. И многие думают, что если мы питаемся преимущественно фруктами и овощами, то воды можно потреблять гораздо меньше. Не буду углубляться, но на самом деле все происходит с точностью до наоборот.

Словом, я считаю, 4–5 стаканов воды в день вам будет вполне достаточно. Исключение, пожалуй, составляет первый этап методики, когда из организма потоком выходят продукты распада жирных кислот и другие побочные метаболиты. В этот период необходимо не менее полутора литров воды в сутки. Разумеется, это правило действует только в отношении людей с ненарушенной мочевыделительной системой.

Причем чай, кофе и вода — не одно и то же! Эти ароматные напитки лишь усиливают потребность организма в воде! Ведь они содержат кофеин, а он сам по себе является мочегонным. Это не значит, что эти напитки вам противопоказаны. Пейте их столько, сколько хотите, но контролируйте общий баланс воды и помните про равномерность ее употребления.

Мы уже поняли, что все по-разному теряют влагу, поэтому подход нужен индивидуальный! Чрезмерное употребление воды тоже может привести к нежелательным последствиям, связанным с нарушением баланса минеральных веществ. Самый надежный индикатор потребности организма в жидкости — жажда. Но полностью полагаться только на чувство жажды все же не стоит.

> «Чай и кофе, в отличие от водки, дают возможность провести беседу на равных, правда, со значительно меньшим моральным удовлетворением».
>
> *Г. Ратнер*

В этом случае говорить о естественном самоочищении не приходится: все нечистоты из кишечника начинают интенсивно всасываться вместе с остатками воды. Симптомы более тяжелого обезвоживания могут проявляться в виде тошноты или обморока. Любое недомогание может сигнализировать об обезвоживании.

В моей практике был такой случай: ко мне обратилась молодая девушка, пытавшаяся всеми возможными способами привести свою фигуру в порядок. Пройдя множество диет, она решила обратиться к врачу-эндокринологу. Врач (которая была намного упитаннее пациентки), не выявив у нее эндокринной патологии, не придумала ничего лучшего, чем ограничить ей употребление воды. Она рекомендовала девушке пить не более одного стакана воды в день! А лето было жаркое! Когда мы встретились, пациентка была крайне обезвожена, и первое, что я сделал, — заставил ее сразу же выпить стакан воды. Видели бы вы, как она дрожащими руками взяла этот стакан — как самое дорогое сокровище. Затем была госпитализация, капельницы и т.д. Закончилось все, к счастью, благополучно; она в итоге даже похудела, но уже без подобных рискованных экспериментов.

Резкое ограничение воды способствует увеличению веса! Поэтому столь модные сейчас методики «сухого голодания» и обезвоживания организма с помощью мочегонных и слабительных чаев заканчиваются безудержным ростом жировой ткани. Если организм недополучает жидкости, он начинает накапливать ее, как наиболее дефицитный, но жизненно необходимый элемент. А вода в организме запасается в жировых клетках.

!

Более точный и объективный показатель обезвоживания, чем жажда, — цвет мочи. Если она светло-желтая — все в порядке: вы получаете достаточное количество жидкости. Если темно-желтая — «не дайте себе засохнуть». Запор — тоже сигнал обезвоживания организма.

В нашем продолговатом мозге центры голода и жажды расположены рядом. Поэтому, когда центр жажды активизируется, начинает слегка «беспокоиться» центр голода. Организм не может сразу понять, чего ему больше хочется: есть или пить, поэтому требует всего и сразу. Резкий недостаток жидкости сравним со стрессом от голода. Испытывая даже незначительное обезвоживание, человек начинает потреблять большее количество пищи. Результат очевиден. И не надо забывать, что вода является также участником метаболизма жиров, усвоения белка и работы важнейших органов.

Ночью мы не пьем, и к утру организм частично обезвожен. Поэтому начните свое утро со стакана воды. Выпейте его не спеша. Пусть это будет вода комнатной температуры. Что касается остальных суток, то примерно 80–90% дневного рациона воды желательно выпить в промежутках между приемами пищи.

Сейчас очень модно стало «возвращение к народной медицине». Многие увлекаются чаями с различными растительными добавками, пьют отвары из трав. К этим народным рецептам надо относиться осторожно. Свежие ягоды смородины, к примеру, содержат массу витаминов, которые легко усваиваются организмом и весьма полезны. Листья же смородины хороши только тем, что имеют приятный запах.

В течение дня желательно выпивать 2–3 чашки

зеленого чая без сахара (можно с заменителем, кроме фруктозы), если вы любите этот напиток. Давиться и пить — это не наш метод!

Обоснование. Американские ученые установили, что содержащееся в зеленом чае вещество *катехин* стимулирует тонус организма, заставляя его поддерживать заданный уровень обмена веществ. Как пишет издание Daily Mail, если человек выпивает в день от 3 до 6 чашек зеленого чая, скорость выработки организмом энергии увеличивается на 40%. Это биоактивное вещество препятствует развитию атеросклероза и предохраняет от заболевания раком простаты.

В зеленом чае абсолютно нет калорий, зато много витаминов и минералов. Он богат кальцием, цинком, йодом, селеном и витаминами. Чай совершает биохимическую очистку не только желудочно-кишечного тракта, но и почек, печени, выводит токсины, а главное — нормализует обмен веществ. При регулярном употреблении зеленый чай нормализует и даже частично восстанавливает угасающие функции щитовидной железы. **Чай помогает нам стать стройнее.**

Обоснование. Около пяти лет китайские ученые занимались проблемой ожирения и выяснили, что полифенолы, содержащиеся в чае, способствуют снижению веса. Больше всего этих веществ в чае сорта «улун». Длительное

Своим пациентам я обычно рекомендую добавлять в чистую негазированную воду немного сока лайма — это слегка изменит вкус напитка. К тому же сок лайма способствует выработке серотонина, улучшая настроение. Исследования, проведенные в Голландии, показали, что слегка ароматизированные напитки (без сахара!) помогают увеличить количество выпиваемой жидкости на 45–50% .

его употребление приводит к усилению метаболизма жировой ткани и нормализации веса. Этот красный чай наиболее популярен на юго-востоке Китая. Производят его в трех местах: на юге и севере провинции Фуцзянь, в провинции Гуандун и на острове Тайвань. Лучшие сорта — высокогорные, собранные традиционным способом в провинции Фуцзянь и Фениксовых горах провинции Гуандун.

> **!** Для того чтобы зеленый чай полностью проявлял свои свойства, необходимо выпивать ежедневно не менее 4 чашек этого напитка.

Для фанатов **кофе** также нет особых запретов. Многие из вас, возможно, обращали внимание на то, что, если выпить чашку кофе (без сахара) натощак, голод на некоторое время бесследно исчезает? Как выяснилось, кофеин способствует распаду гликогена (энергетической субстанции печени), что приводит к **выделению сахара в кровь** и незначительному повышению его концентрации в крови. А чувство голода как раз и определяется пониженным содержанием сахара крови.

Глюкоза, получаемая из различных углеводов, является идеальным топливом для организма. Однако часть глюкозы, поступающей с пищей, запасается впрок. Это и есть гликоген — «консервы» из глюкозы, которые организм будет «расконсервировать» и использовать по мере необходимости. Чувство сытости возникает при повышении уровня сахара в крови. Когда запасы этой энергии (гликогена) истощаются, очередь доходит до жиров. Увеличение в крови сахара и жирных кислот — одна из причин появления ощущения бодрости, прилива энергии и внутреннего тепла.

Кофе, а точнее, кофеин, содержащийся в нем, способен опосредованно повышать уровень сахара в крови, но частично угнетать выработку гормонов щитовидной железы. Поэтому людям со склонностью к диабету и нарушениями со стороны щитовидной железы стоит воздержаться от систематического употребления крепкого кофе.

> «День прошел, как сон; я был так поглощен его упоительной музыкой, что с самого утра буквально не вспоминал ни о еде, ни о питье, получив в том трактирчике, где нарисовал пряху, только ломоть деревенского хлеба да чашку кофе».
>
> *Ван Гог*

И еще пару слов о воде. Бытует мнение, что во время спортивной тренировки и сразу после нее нельзя пить. Это в корне неверно! Ведь усиленное потоотделение — непременная составляющая любых занятий спортом. Даже во время обычной ходьбы мы теряем слишком много жидкости, чтобы позволить себе ею пренебрегать. Результаты проведенных исследований показывают, что «сухие» занятия спортом на 10% менее эффективны.

Однако злоупотреблять водой тоже не стоит, даже в жару. Во избежание развития осложнений я рекомендую на тренировках пить воду часто, но понемногу. При активных занятиях спортом целесообразно использовать минеральные воды, предварительно выпустив из них газ.

Выпивайте 2 стакана воды за час до физических упражнений и от 4 до 6 глотков каждые 15–20 минут во время упражнений.

КАК СЖИГАТЬ ЖИРЫ

Я не призываю сразу же бросаться в спортзал. Но давайте начнем с элементарного — с ходьбы. С прогулок в быстром темпе на свежем воздухе.

Гиподинамия лишает человека естественного механизма управления аппетитом; он попадает в зону так называемых безответных реакций, и риск переедания при этом очень высок. Регулярные спортивные нагрузки в определенной степени изменяют наш гормональный статус. У активных женщин несколько снижается уровень женских половых гормонов, возбуждающих аппетит, особенно во второй фазе месячного цикла. Иногда это становится профилактикой болезней женской половой сферы. То есть снижение веса — не единственная польза от ходьбы.

Постепенно вы сможете существенно улучшить свое общее самочувствие. Ходьба нормализует работу всех систем и органов: нормализуется артериальное давление, снижается уровень холестерина, улучшается выработка инсулина. Активное движение помогает наладить работу сердца, нервной, дыхательной и пищеварительной систем.

Теперь я научу вас ходить, сжигая жиры. Ваша ходьба не должна быть обременительной и изматывающей. Любые нагрузки лучше начинать с малого. Не надо никакого насилия над собой. **Вы просто гуляете!**

Среди нас много творческих личностей, пытающихся в любую систему внести элемент разнообразия. Частенько пациенты спрашивают: «А можно вместо ходьбы я буду заниматься чем-нибудь другим? Плаваньем, например»?

Плавание в быстром темпе (если вы не профессионал) всегда сопровождается одышкой и поэтому не принесет пользы. Многие после занятий в бассейне отмечают внезапное усиление аппетита. А холодная и прохладная вода стимулирует накопление подкожного жира.

Вы можете предпочесть плаванье, аква-аэробику, йогу или танец живота. Можно заниматься катанием на коньках, художественной гимнастикой, верховой ездой. Хороши занятия китайской гимнастикой тай-чи и цигун, а также разнообразными боевыми искусствами.

Но это лишь прекрасное дополнение к основной аэробной нагрузке — ежедневной ходьбе! **Рассматривайте дополнительные физические нагрузки как хобби, а ежедневную ходьбу — как работу на фабрике по сжиганию вашего жира.**

Важно понимать, что аэробные нагрузки являются одной из самых важных и необходимых составляющих методики. При неправильном их применении снижения веса обычно не происходит или оно бывает незначительным. Так же и с питанием: если даже пациент худеет под действием тренировок, то толстеть он начинает практически на следующий день после их прекращения. Вообще рассматривать нагрузки в качестве самостоятельного метода лечения избыточного веса — давняя и распространенная ошибка. Тут необходим комплексный подход!

— Моя девушка стабильно набирает килограммы...
— Заставь ее больше двигаться. Если она будет ходить по 3 км утром и вечером, то через неделю эта толстуха будет в 42 км от тебя...

Выходим на прогулку

Аэробную нагрузку желательно проводить по утрам, выпив предварительно натощак стакан воды. Если вы проводите аэробную нагрузку по вечерам, вы не должны ничего есть в течение часа перед ходьбой.

Обоснование. Диетологи спортивной клиники г. Риверсайд (Калифорния, США) пришли к заключению, что достаточно не употреблять пищу за 45–60 минут до тренировки. Это связано с тем, что углеводам нужно до 1 часа, чтобы усвоиться, жирам — до 4 часов. Причем на сам процесс переваривания пищи организм также затрачивает определенную энергию.

После нескольких лет атлетического перекладывания бумаг в офисе вы можете с изумлением обнаружить, что не задействованные суставы и мышцы находятся на том же уровне развития, что у младенца, — на нулевом. Колено, тазобедренный сустав и локоть могут доставить уйму неприятностей. Вы наверняка и сами знаете свои уязвимые места? Если забыли, то со стонами вспомните об их существовании после первой же добросовестной тренировки.

Пройдите без обуви по деревянному полу. Если вы и ваши близкие слышат, как ваши пятки со стуком опускаются на пол, если соседи жалуются, что над головой кто-то все время ходит на каблуках, значит, пришла пора подойти... к зеркалу. Посмотрите, как вы ходите? Выпрямлена ли нога в области колена в момент касания пяткой пола? Если да, то вы недостаточно сгибаете ногу, чтобы смягчить удар. Женщина должна ходить плавно, мягко и бесшумно, как кошка. Защитить себя от нечаянного нанесения вреда (растяжения или более серьезной травмы) можно с помощью специальных **ортопедических фиксаторов**.

Перед тем как выйти за дверь, нанесите на «проблемные зоны» любой согревающий крем (антицеллюлитный) и сделайте легкий самомассаж, чтобы улучшить кровоснабжение в этих зонах. Для спины и бедер можно воспользоваться деревянным роликовым массажером, а вот живот массируется только руками: захватываете кожную складку и прогоняете ее несколько раз, как волну, сверху вниз и снизу вверх.

Затем примите препарат *L-карнитин*. Если он в жидкой форме, то за 5 минут до выхода на прогулку, если в таблетках — за полчаса. Разовая дозировка 1500 мг. Кроме аллергических реакций, противопоказаний у этого препарата нет!

Одежда для спортивных нагрузок должна быть легкой и позволять телу дышать. Если на улице нежарко, под футболку можно надеть вторую из термоткани. Такая одежда хорошо поглощает пот и не дает уходить теплу. И никаких резиновых штанов и поясов!

Выбор обуви

Обувь выбирается спортивная, например кроссовки для бега. Они должны пропускать воздух и соответствовать предстоящим походам. Если вы неправильно выберете обувь, то рискуете оказаться на больничной койке с воспалением голени или ноющими пятками. Обувь для ходьбы должна быть чуть жестче. Для бега — более гибкая, с дополнительными вставками, чтобы смягчать сильные удары.

Изучите свои ноги. Посмотрите, где больше всего износились повседневные туфли. Если подошва стерта по всему внутреннему краю — значит, у вас низкий подъем ноги или плоскостопие, и вы несколько склонны к косолапости. В этом случае необходима обувь с возможностью контроля движения и максимальной поддержкой стопы. Если обувь сносилась по внешнему краю — у вас высокий подъем, и носок ступни выворачивается наружу (походка Чаплина). Ищите обувь, смягчающую удары, с мягкой прокладкой подошвы. Или остановитесь на кроссовках для бега.

Замеряйте свою ногу дважды в год. Размеры обуви различаются у разных торговых марок, поэтому при примерке смотрите не столько на размер, сколько на то, как сидит обувь на ноге. Лучше заходить в обувной магазин к концу дня. В это время ноги максимально отекают, и ваш размер будет несколько больше. Обувь для спортивной ходьбы необходимо выбирать по максимальным параметрам. Захватите с собой пару носков. Желательно именно тех, в которых планируете ходить. При примерке используйте «правило большого пальца» — между передним краем большого пальца ноги и краем обуви должно быть 1,1–1,2 см. Пятка должна входить относительно плотно: во время ходьбы не должна проскальзывать. Верхняя часть обуви должна быть удобной, плотно прилегающей и не должна жать. Американская академия хирургов-ортопедов считает, что в спортивной обуви, когда вы ее наденете, должно остаться достаточно места (по высоте), чтобы поджать все пальцы.

! Если вы носите ортопедические стельки, возьмите их с собой в магазин. Обувь должна быть «по ноге» вместе с ортопедической стелькой.

При покупке спортивной обуви выбирайте ее по сезону. Не переплачивайте, но и не старайтесь особенно сэкономить. Обувь для ходьбы хорошего качества обычно стоит не дороже 2–3 тысяч рублей.

Итак, обувь и одежда подобрана — можно выходить на прогулку. Вначале разогрейтесь. Пару минут походите в медленном темпе. Если нет проблем с коленными суставами, несколько раз медленно присядьте на корточки.

В каком темпе следует ходить

Кажется удивительным, но медленные и выполняемые без особого напряжения упражнения могут принести больше пользы. Особенно когда вы находитесь не в лучшей спортивной форме.

Обоснование. В Куперовском институте аэробных исследований в Далласе женщин с избыточным весом разделили на три группы: быстрых ходоков, умеренных ходоков и «черепах». Как вы думаете, кто сбросил больше жира?

«Черепахи»!

«Пока это только теория, но суть в том, что наш организм сжигает два вида горючего: гликоген, который можно сравнить с высокооктановым бензином, и жир, который скорее подобен низкооктановому бензину. По всей вероятности, если вы заставляете организм работать в режиме гоночного автомобиля, вам нужно высококачественное топливо, а при неторопливой прогулке он может использовать больше низкокачественного топлива, то есть жир», — утверждал Джон Лункам, возглавлявший исследование.

Чтобы не соскучиться и не завыть от тоски, можно мысленно разделить путь на три равных отрезка и на каждом менять темп ходьбы. В самом начале одну треть пути проходите в умеренном темпе, затем — чуть быстрее, а после этого опять сбавляйте темп. Спортсмены называют такой тип ходьбы интервальным.

Если вы в хорошей физической форме, измените тактику — начните с того, что 50 шагов проходите в обычном темпе, а 50 — в ускоренном. Постепенно, день ото дня, увеличивайте количество шагов с ускорением. Чтобы ходьба не казалась монотонной, отдавайте предпочтение местности, где имеются небольшие подъемы или спуски. Помните о дыхании и контролируйте нагрузку.

! Лучше всего проходить один километр приблизительно за 10–12 минут, но если эта нагрузка для вас тяжеловата, можете присесть на лавочку и несколько минут отдохнуть.

Пейте воду! Во время ходьбы организм теряет довольно много жидкости, даже зимой. Поэтому, независимо от погодных условий, неплохо выпить стакан воды перед началом ходьбы. Желательно также периодически пить во время длительной прогулки (более получаса), чтобы избежать обезвоживания. После ходьбы тоже желательно выпить хотя бы стакан воды.

Важно идти так, чтобы не возникала одышка, чтобы вы могли свободно разговаривать. Это не значит, что надо болтать с подружкой, сбивая дыхание. Это значит, что вы должны иметь возможность это сделать! При таком темпе частота пульса все время находится в пределах 120–135 ударов в минуту. Считать его вовсе не обязательно. Сосредоточьтесь на самой технике ходьбы.

Двигаться надо прямо, расправив плечи и грудную клетку. Мышцы живота слегка напрягите. Ставьте ступню на пятку, затем перекатывайте ее на пальцы, с силой отталкиваясь передней частью стопы для следующего шага. Чтобы увеличить темп, делайте более короткие, но быстрые шаги, а не удлиняйте шаг. Постарайтесь работать руками, согнув их в локтях и двигая ими от талии до грудной клетки и обратно. Двигайте руками назад и вперед, а не вверх и вниз.

Многие пациенты жалуются, что при ходьбе у них начинают отекать кисти рук. В этом случае поднимите на короткое время руки над головой, а затем несколько раз сожмите кулаки.

Глубоко и свободно вдыхайте воздух через нос, не напрягая при этом мышцы пресса, и выдыхайте через рот. Во время ходьбы сохраняйте естественный изгиб позвоночника.

> Полезный совет: держите на работе пару удобных кроссовок: вдруг в обед захочется прогуляться — включить на часик вашу персональную фабрику по переработке жира. **!**

После 10–15 минут ходьбы вы вдруг чувствуете легкий жар во всем теле. Все нормально! Это начали сгорать ваши жиры! Именно жирные кислоты, попав в кровь, вызывают усиление теплоотдачи и повышение температуры тела. Это очень приятно — представлять, что твои жиры утилизируются.

В конце ходьбы дайте себе время, чтобы остыть. Постепенно снижая темп, пройдите минут 5 медленно. Выполните любое несложное упражнение на растяжку. Встаньте прямо, поднимите руки вверх — вдох — и плавно наклонитесь вниз, пытаясь дотянуться руками до земли. Не сгибайте колени и не сутультесь — выдох. Постарайтесь удерживать растяжку в течение 3–5 дыхательных циклов (вдох–выдох). Не огорчайтесь, если вам не удалось сразу дотянуться до земли, все постепенно получится. Затем плавно выпрямитесь. Повторите 2–3 раза. Это упражнение очень полезно при болях в поясничном отделе позвоночника.

> Прислушайтесь к своим ощущениям. Если после тренировки или зарядки ощущаете приятное тепло, повышение тонуса мышц, а аппетит снижается, или, во всяком случае, не усиливается, — значит, эта нагрузка вам идеально подходит. Если после тренировки вы утомлены, мышечный тонус низкий, а аппетит повышается, значит, эта нагрузка для вас чрезмерна, вы должны уменьшить ее интенсивность.

Если вы занимаетесь на беговой дорожке в зале, после аэробной нагрузки неплохим дополнением будет упражнение для женщин, заключающееся в отведении ноги в сторону, лежа на боку, как с отягощением, так и без него. Оно позволяет частично усилить распад жиров именно в мышечной ткани бедер.

Придя домой, примите душ и выпейте вторую порцию *L-карнитина*. Напоминаю, что разовая дозировка составляет 1500 мг. Эта порция препарата будет действовать в течение ближайших полутора часов.

После нагрузки час-полтора ничего есть нельзя! Воду пьем сколько угодно — до, во время и после ходьбы.

Вы любите ходить? Дополнительная ходьба не помешает!

Обоснование. Ежедневно каждый из нас проходит в среднем около 4000 шагов, что составляет всего лишь 2 км. Это совсем немного! Во всяком случае, совершенно недостаточно для того, чтобы избавиться от жиров. А вот те, кто проходит 9000 шагов за день (около 7 км), выглядят значительно стройнее и здоровее сверстников. Так утверждают ученые Калифорнийского университета после обследования более 300 человек.

Достоинство ходьбы в том, что нагрузки возрастают плавно, безо всякого стресса. Вы живете обычной полноценной жизнью, однако уже совсем скоро обнаруживаете, что начали терять лишний вес. Старайтесь выкраивать дополнительное время для прогулки. Скажем, перед сном, но уже в более спокойном темпе. Просто гуляйте, дышите свежим воздухом! Думаю, что уже через пару недель вы заметите результат. По крайней мере, спится после таких прогулок гораздо лучше.

Во время прогулок на свежем воздухе вы сможете полностью отключиться от домашних дел и забот, остаться наедине с огромным миром. Жизнь в суете пролетает очень быстро. Поэтому не упускайте прекрасных минут, расслабляйтесь, наслаждайтесь общением с природой и свежим воздухом… худейте!

Программа ходьбы для похудения

Первая неделя. Начать всегда трудно!

Доброе утро! Выходите из дома всего на 5 минут раньше привычного времени. Лифт не работает? Да он нам и не нужен! Спокойно и плавно спуститесь по лестнице на улицу — вот вы уже сделали лишние 100 шагов. Пройдитесь по району, вдохните глоток свежего воздуха, не спеша дойдите до метро. В вашей копилке звякнуло еще 400 шагов! Если работа не требует безотлучно находиться на рабочем месте, отправляйтесь обдумывать новые идеи на улицу. Погуляйте вокруг офиса и возвращайтесь в кабинет не только с готовым решением, но и с 500 шагами в активе.

! Если покидать офис у вас не принято, обдумывайте проблемы, прохаживаясь по кабинету или коридору.

Введите в свое расписание прогулку в обеденный перерыв. Минуты 3–4 идите в спокойном, прогулочном темпе, за это время вы сделаете около 500 шагов. Затем ускорьтесь и шагайте в режиме «Я опаздываю!» — до появления легкой одышки. Сбавьте темп и отдышитесь. Помните, что задыхаться нельзя! Еще 5–7 минут — и на вашем счету уже первая «несгораемая сумма» в 1400 шагов. С чувством собственного достоинства и выполненного долга возвращайтесь на работу, уже никуда не спеша и даже немного небрежно, в темпе штатного выезда английской королевы.

Куда бы вы ни направлялись после работы, выбирайте самый длинный маршрут. Успокоите нервы после рабочего дня и прибавите лишних 500–700 шагов.

Прогулка после ужина не помешает ни вам, ни вашей семье. 15 минут в хорошем темпе или около часа спокойной размеренной ходьбы принесут в ваш актив еще 1500 шагов.

Итог дня посчитайте сами.

Вторая неделя. Работа на свежем воздухе

Снова выходим на 5 минут раньше обычного, берем с собой плеер и компас. Делаем несколько бодрых кругов по двору под удивленными взглядами любопытных соседей. Сначала 100 шагов идем медленно, опуская и поднимая подбородок (это упражнение стимулирует щитовидную железу), затем чуть ускоряем темп ходьбы. Можете минутку отдохнуть на ближайшей скамейке. А в завершение гордо поднимитесь на лифте, осознавая всю прелесть даров цивилизации. Затем спуститесь по лестнице, распугивая местных кошек. Не отвлекайтесь. Следите за дыханием и не допускайте головокружения! (200 шагов).

Спланируйте все нужные звонки и совершите их один за другим, прогуливаясь в бодром темпе по дороге на работу. Если на все звонки вам ответят, на работу вы придете только к обеду. Если нет — 15 минут — это еще 1000 шагов.

Как у вас с финансами? В обеденный перерыв, пожалуй, займитесь покупками. До ближайшего торгового центра идите сначала спокойным шагом минут 5, затем несколько минут с посильным ускорением, так, как будто дефицитные товары вот-вот разберут. Гордо пройдитесь по магазинам с видом арабского шейха на аукционе породистых скакунов и, ничего не купив, но все перемерив, неспешно возвращайтесь в офис. В вашей копилке звенят уже около 3500 шагов.

После работы выберите спокойное место, где вас никто не потревожит. Встаньте прямо, ноги вместе. Закройте глаза и… три раза медленно глубоко вдохните. Откройте глаза — с достоинством идите по своим делам, не забывая при этом глубоко дышать.

Через 4 минуты остановитесь и сделайте еще три глубоких вдоха. Повторите весь цикл — и вот вы незаметно прошли еще 400 шагов. Семейная прогулка после ужина, ставшая доброй традицией для **всех** членов семьи, вполне может заменить просмотр очередного сериала. Если у вас есть маленькие дети, возьмите их с собой. Для вас это станет отличным поводом увеличить темп (2000 шагов за 20 минут).

Перед сном используйте каждую рекламную паузу с пользой для дела и тела — маршируем по комнате из угла в угол под испуганными взглядами родных и близких.

Уже лежа в кровати, подсчитываем шаги, как прибыль в банке. Итог дня — в вашу «копилку» с характерным звоном упало еще 12 000 шагов.

Третья неделя. 14 000 полезных шагов

Встаем уже на 15 минут раньше. Теперь это не так сложно. Итак, весело вскакиваем с кровати, пугая соседей снизу, и посвящаем утро — чему? Правильно — прогулке!

Я полагаю, вы не последний человек у себя на работе. Вы любите неожиданности? А ваши подчиненные их любят? Пора их удивить! Не каждое совещание надо проводить в своем кабинете или в комнате переговоров. Если вам нужно что-то обсудить с коллегами в рабочем порядке, предложите им пройтись с вами. Если догонят! (1000 шагов за 15 минут).

В полдень — как всегда: включайте плеер и отправляйтесь на прогулку вместо обеда. Можете зайти в ближайшее кафе и насладиться чашечкой ароматного кофе с корицей. 5 минут на разогрев, затем несколько минут с посильным ускорением, чуть-чуть замедляемся — и гуляем еще 5 минут.

После работы нужно забрать ребенка из сада или пройтись по магазинам? Прежде чем нырнуть в супермаркет, обойдите вокруг него быстрым шагом. По возможности, поднимитесь с этажа на этаж пешком.

Что ж вечер нам готовит, кроме проверки домашних заданий?

Перед сном окиньте взором квартиру. Все ли вещи лежат на своих местах? Если нет, нужно это срочно исправить. Не затевайте генеральную уборку, но обойдите комнаты и наведите порядок.

Итог дня: 14 000 шагов.

Четвертая неделя.
Опаздываем на последнюю электричку

Раннее утро. Очень раннее! Ну, хорошо, не очень раннее и даже не воскресное.

Снова встаем на … минут раньше. Начнем день со знакомого прохода по лестнице (100 ступенек). Немного отдохнем, поднимаясь на лифте, и опять — на ступеньки. Перед работой прогуляемся минут 5 по улице. Продолжаем обсуждать трудовые подвиги коллектива на ходу, вместе с коллективом.

За эти дни вы наверняка уже привыкли проводить обеденный перерыв на ногах. Попробуйте поиграть с собой. Как всегда, для начала 5 минут спокойной ходьбы. Затем несколько минут посильного ускорения. Представьте, что опаздываете на последнюю электричку! А еще быстрее можете? Только не бежать! Успели? Отлично!

5 минут шагаете с максимальной скоростью, не переходя на бег, это очень важно! Теперь снизьте скорость, но не сильно (5 минут — 675 шагов), и снова доведите ее до максимума (5 минут — 750 шагов). После этого 10 минут в спокойном темпе станут приятным финалом. Не забудьте себя похвалить! Ведь вы прошли около 5000 шагов.

Перед тем как покинуть офис после трудового дня, походите 2–3 минуты по лестницам, а затем еще хотя бы минут 10 по улице.

Вечер! «Как упоительны в России вечера»! Прогулка в хорошем темпе обеспечит крепкий и полноценный сон! 30 минут — и 4000 шагов в вашей копилке.

Итог дня: 16 000 шагов!

Поздравляю! Вы сделали это!

Подготовительный этап пройден. Вы еще не похудели, но ноги уже окрепли. Можно переходить к первому этапу.

НАЧИНАЕМ С СЕБЯ, ИЛИ ЭТАП ПЕРВЫЙ
И вновь о мотивации

Возможно, за время чтения этой книги мотивация опять упала ниже плинтуса. Убедитесь, что вы выявили и полностью осознали все пусковые механизмы зависимости от еды. Проведите еще раз полный анализ прошлых ошибок. Не стоит в сотый раз наступать на одни и те же грабли. Какие ситуации повторяются регулярно и что лежит в их основе? Ваш разум может и не знать всех пусковых механизмов, но подсознание об этом осведомлено. Дайте ему возможность высказаться. Разберитесь, почему вы не смогли похудеть до этого, почему диеты, которые пробовали раньше, не помогали.

Главное — не обманывайте себя!

Убедитесь, что понимаете, какую реальную опасность представляет собой ожирение:

• увеличивается риск инфарктов и инсультов;

• возрастает риск развития онкологии;

• повышается угроза появления диабета;

• разрушаются суставы и позвоночник;

• растет вероятность не вынашивания и осложнений беременности;

• процессы старения идут намного быстрее.

Давайте вспомним о том, что в период, предшествующий «критическим дням», в женском организме происходит целая цепь гормональных событий. Одним из видимых проявлений этих процессов является задержка воды, а вместе с ней и веса. Это явление усиливается по мере приближения «критических дней» и уменьшается сразу после их прихода.

> Помните, больше всего вес зависит от содержащейся в организме жидкости. Но вода — это не жир! Она легко приходит и легко уходит.

Иногда пациентки жалуются: «Доктор, я целую неделю почти ничего не ела и сбросила всего 1 кг!» или «Я за 2 дня набрала целых 4 кило!» Если вы строго соблюдаете все условия, то лишнему жиру взяться просто неоткуда. Жировая ткань не в состоянии восстанавливаться в таких объемах за такой короткий срок.

Так почему же? Да потому, что, возможно, вы поспешили и приступили к методике, не дождавшись окончания цикла. На самом деле вы продолжали худеть, как в первую, так и во вторую фазу цикла, но простая задержка воды скрыла ваши героические достижения.

Во вторую фазу цикла, сразу после овуляции, женщина становится более напряженной. Подчас все вокруг раздражает. То же самое происходит и с организмом: он ведет себя настороженно — и ни за что не расстанется со своими «стратегическими запасами». Пытаться похудеть в это время намного сложнее.

Именно поэтому я всегда рекомендую своим пациенткам начинать применение методики сразу после окончания «критических дней». Это будет идеальный момент, так как в этот и в следующий за ним период овуляции влияние гормона эстрогена наиболее велико, а гормона прогестерона — ослаблено. Женщина максимально уверена в себе, в своих силах, что тоже немаловажно!

! После окончания менструации женщина становится умиротворенной, спокойной, тело ее расслабленно и податливо. Именно этот период цикла нужно использовать для начала проведения методики.

Если хотите начать пораньше, это время можно использовать для изучения теории, повышения мотивации, а также для того, чтобы пройти общий медицинский осмотр.

Следует обратить особое внимание на работу щитовидной и поджелудочной железы, надпочечников, яичников, а также на уровень сахара в крови. Желательно сделать УЗИ-обследование почек и желчного пузыря. Обязательно сдайте анализы, чтобы знать содержание сахара в крови, «плохого» и «хорошего» холестерина, триглицеридов, гормонов.

Часто нарушения обмена веществ, приводящие к ожирению, тесно связаны с той или иной патологией эндокринной системы. Возможно, у вас выявятся противопоказания не только для прохождения методики, но и для дальнейшего бесконтрольного похудения. Профилактика всегда лучше, чем борьба с последствиями.

Своим пациентам я обычно рекомендую перед началом методики позволить себе «оторваться» на всем запретном, самом вкусном и соблазнительном. И не волнуйтесь! Это всего один день! За это время много в весе вы не прибавите, зато ваш организм придет в себя после «шоковой терапии» и будет готов адекватно воспринимать программу сбалансированного питания.

Две цели

- Сжигание жиров, происходящее при ежедневной аэробной нагрузке — ходьбе. Не будете ходить, жир сгорать не будет.

- Нормализация обмена веществ — не ускорение, заметьте, и не улучшение, а приведение к тому базовому уровню, который был у вас в молодости.

Полезный белок

Нехватка в рационе белка приводит к атрофии мышечной массы и, как следствие, к остановке процесса похудения. И если по вопросам оптимальной пропорции употребления в пищу жиров и углеводов мы, диетологи, еще иногда спорим между собой, то важность наличия в рационе достаточного количества полноценного белка признается всеми безоговорочно.

Что такое белок? Это строительный материал для стенок клеток, мышц и волокон. Он является основой структурных элементов и тканей, компонентом всех ферментов и части гормонов, участвует в иммунных реакциях, обеспечивает возможность двигаться и наслаждаться жизнью. Белки составляют от 15% до 20% массы тканей тела нормального человека. Понятно, что у страдающего полнотой, за счет избытка жиров, это цифра несколько другая.

А индекс биологической ценности любого белка рассчитывается, как отношение количества азота, оставшегося в организме, к количеству азота, полученному из данного белка.

Обоснование. Доктор Питер Лемон, авторитетный специалист в области спортивного питания, после длительного изучения пришел к выводу, что при проведении аэробных нагрузок потребность в белке может составлять 1,2–1,4 г на 1 кг веса. Но при увеличении количества потребленного белка показатель его биологической ценности, то есть степень усвояемости, резко снижается! И наоборот, резкий кратковременный дефицит белка повышает его усвояемость вдвое!

То есть, чем точнее мы подбираем норму белковых продуктов, тем выше степень усвояемости этого белка! Например, индекс биологической ценности молочного белка при приеме в количестве 0,2 г/кг веса будет около 100%. При увеличении его потребления в 2 раза показатель биологической ценности падает приблизительно до 70%. То есть едите вы белка больше, а усваивается он меньше! Отсюда вывод: **протеин наиболее эффективно усваивается и используется организмом при более низком уровне его потребления**.

Главной задачей первого этапа методики является резкое сокращение потребления животного белка до минимально допустимой нормы, что в дальнейшем приводит к его более полноценному усвоению организмом.

В результате на втором этапе мы можем вводить в рацион строго дозированное минимальное количество белковых продуктов, при этом добиваясь полноценного аминокислотного баланса в организме. А при сочетании в рационе животных (30%) и растительных (70%) белков значения коэффициента усвоения становятся вдвое выше, чем при употреблении только животных или только растительных белков.

На первом этапе резко ограничиваем поступление животных белков, используя в основном растительные жиры. А чтобы заставить организм более полноценно использовать растительный белок, необходимы строго дозированные физические нагрузки. Во избежание атрофии мышечной массы в условиях ограничения белка необходимо нагружать мышцы в определенном аэробном режиме. Не больше, но и не меньше. Какая физическая нагрузка является наиболее физиологичной и привычной для человека? **Ходьба!**

Ведь мы ходим каждый день, даже не придавая этому особого значения. Однако некоторые мои пациенты не хотят выполнять даже это, казалось бы, простое и необременительное требование, находя себе любые оправдания, от нехватки времени до болезней ног. Как говорится: «Кто хочет, ищет способ, кто не хочет — причину»! И результат в этом случае только один — стремительная атрофия активной мышечной ткани. Радуясь потерянным килограммам, на самом деле вы теряете не жиры, а мышечную массу. Через какое-то время ее становится настолько мало, что жирам просто уже негде будет сгорать. Конечно, это образное выражение, но по сути все именно так и есть. В результате вес встает «намертво»! Возникает пресловутое плато!

Причем, чем моложе человек и чем меньше у него степень ожирения, тем больше ему необходима физическая нагрузка и, — что важно! — не более интенсивная, а более продолжительная.

! Так как все жиры сгорают только при правильно организованной аэробной нагрузке, для эффективного похудения обязательно нужно двигаться! Это главное звено всей методики, особенно актуальное для молодежи! Это главное правило активного долголетия и здорового образа жизни!

Зачастую, пытаясь увильнуть от аэробных нагрузок, некоторые люди проходят первый этап только со второй или даже третьей попытки. Они кое-как переваливают на второй этап, и тут вес у них неизменно «встает». Но даже это их ничему не учит, они начинают в отчаянии самостоятельно еще больше ограничивать свой рацион, продолжая пренебрегать ежедневной аэробной нагрузкой. Промучившись несколько дней и не видя результата, они все бросают, думая, что эта методика им не подходит. К сожалению, это довольно типичная ошибка. **Методика работает всегда, но только в комплексе.**

А если я вам скажу, что ежедневная часовая прогулка энергичным шагом позволит израсходовать такое количество энергии, которое за год превратилось бы в 30 кг жира, висящего на ваших боках? Только представьте себе — садовая тележка, полная жира!

Придерживайтесь наиболее естественного для вас ритма и времени прогулок. Для достижения оптимального результата вам необходимо ежедневно, не зависимо от погоды, в течение часа энергично гулять на свежем воздухе или в зале на беговой дорожке.

Все дело в суставной жидкости. Когда в организме не хватает кальция, кремния, неорганической серы (а такой дефицит есть практически у всех взрослых людей), зато имеется избыток мочевой кислоты (у любителей мяса), из суставной жидкости выпадают кристаллы солей, прикрепляясь на поверхности суставов. Образуется подобие наждачной бумаги, со всеми вытекающими последствиями:

Однажды ко мне обратилась женщина, которая почти не могла ходить. Ей был поставлен неутешительный диагноз: разрушение суставного хряща, и она готовилась к операции по трансплантации сустава. Но для того, чтобы перенести наркоз, ей необходимо было похудеть. Мы начали с того, что в одном углу ее квартиры положили колоду карт, и она должна была по одной переносить эти карты в самую дальнюю комнату. Постепенно она стала двигаться все резвее и вскоре уже вышла на улицу. В итоге она и похудела, и операция ей не понадобилась.

поверхность суставов теряет былую гладкость, а движения в этих суставах затрудняются и вызывают боль. Больные подагрой хорошо знают эти симптомы. Суставные поверхности истираются, и суставы быстро стареют. Так развивается деформирующий артроз суставов. Чем меньше двигается человек, тем раньше это заболевание приходит в его жизнь.

! Старайтесь не пропускать прогулки. Даже пара пропущенных дней резко отбросит вас назад.

Кроме того, достоинством утренних прогулок является солнечный свет. Недостаток его ведет к понижению содержания в мозге таких важных веществ, как серотонин и допамин, что является основной причиной депрессий и «углеводного голода». Аэробную прогулку проводите не в зале на беговой дорожке, а прямо на улице. Побудьте на свежем воздухе хотя бы 20–30 минут с полудня до двух часов, когда интенсивность солнечных лучей максимальна.

Солнечные ванны особенно полезны в первые три дня методики. Ведь в это время пациент обычно становится раздражительным, болезненно реагирует на вид и запах еды, может плохо спать. Надо отметить, что эти три дня некоторыми переносятся достаточно тяжело. Это, пожалуй, самый сложный в плане адаптации период, во время которого концентрация жиров и продуктов их распада в крови максимальна. И тут организму придется немного помочь. С этой целью мы используем абсолютно безобидный препарат L-карнитин. Среди тех, кто в погоне за красивой фигурой надеется на чудо-таблетку, L-карнитин является одной из самых популярных добавок. Отечественный рынок просто завален различными формами карнитина, который предлагается как «супер действенный жиросжигатель» и незаменимое средство при занятиях бодибилдингом и аэробикой. На множестве сайтов можно найти подробное описание механизма действия, обоснование применения и, конечно же, массу восторженных отзывов потребителей. Так ли это на самом деле? Давайте разберемся.

Во время аэробной физической нагрузки сначала сжигается глюкоза, растворенная в крови. Сигнал о нехватке топлива поступает в мозг, который в ответ посылает организму команду: «Начать потребление запасенного в печени гликогена!» Но надолго энергии гликогена не хватает: при больших энергозатратах необходимы более серьезные источники. Неприкосновенным запасом топлива для продукции АТФ являются липиды, отложенные в жировой ткани.

Когда необходимость в больших энергозатратах прекратится, а уровень глюкозы в крови придет в норму, он вместе с сахарами будет использован для восстановления запасов гликогена. А молекулы жирных кислот доставляются в клетки мышц, где они сгорают, принося колоссальную энергию клеткам и колоссальное облегчение вам.

Обратите внимание: карнитин не мобилизует жиры в жировой ткани, а работает в мышцах, куда жирные кислоты поступили уже после мобилизации. Поэтому сам по себе дополнительный прием карнитина бесполезен. Карнитин необходим лишь в моменты резкого повышения энергопотребления организма при аэробных нагрузках.

Во время ограничения питания (особенно на первом этапе) мы до минимума ограничиваем употребление полноценного белка, что влечет за собой нарушение синтеза эндогенного карнитина. В условиях активного поступления жирных кислот в кровь это может стать лимитирующим фактором, нарушающим механизм транспорта жирных кислот через мембрану митохондрий мышечных клеток. Нарушается транспорт — нарушается утилизация, сгорание жирных кислот.

При применении L-карнитина повышается эффективность окисления жиров во время аэробных нагрузок, что, несомненно, улучшит общее состояние и приведет к оптимальным результатам. Карнитин назначается в дозировке 1500 мг до и 1500 мг после аэробной нагрузки. Всего 3000 мг в сутки. Не пугайтесь этих цифр.

! Для некоторых хорошим стимулом к дальнейшим «подвигам» будет то, что на первом этапе вес может снижаться стремительно, чуть ли не по килограмму в день. Но не стоит тешить себя ложными иллюзиями — в основном это выходит не столько жир, сколько слизь из кишечника и лишняя вода.

Происходящее на первом этапе снижение веса не имеет почти никакого значения! Ограничения первого этапа необходимы, чтобы подготовить организм ко второму, основному этапу. Главная задача первого этапа — нормализовать работу кишечника и увеличить коэффициент усвоения белка как самой необходимой субстанции для сохранения мышечной массы. Для этого необходимо на время разгрузить кишечник, ограничивая поступление белков и жиров до минимальной физиологической нормы. Затем стимулировать его работу клетчаткой, одновременно нормализуя количество бифидобактерий, участвующих в усвоении белка.

> На первом этапе полностью исключаются мясные и рыбные продукты. Но совсем отказываться от белков и жиров категорически нельзя! Общее суточное Употребление белка не должно быть менее 50 г в сутки!

Дефицит мясных продуктов на этом этапе мы с успехом компенсируем белками яиц, орехов и кисломолочными продуктами. Можно допускать разные погрешности в еде, но общее количество потребляемых жиров вы должны контролировать в точности!

Для того чтобы похудеть, **общее количество жиров во всех съеденных продуктах не должно превышать 30 г в сутки**. Считать надо не калории, а количество потребляемых жиров, белков и углеводов!

Старайтесь хотя бы в этот период отдавать предпочтение только натуральным продуктам, не прошедшим заводскую обработку.

В идеале ваш завтрак должен состоять из разумного количества кисломолочных продуктов, содержащих живые бифидо- и лактобактерии, небольшого количества отрубей и кедровых орехов.

Орехи

В 30 г орехов в среднем содержится 15 г жира, а это уже половина суточной нормы жиров! Однако помните, что не все жиры одинаковы!

Жиры бывают двух видов — насыщенные и ненасыщенные. Такое разделение принципиально, потому что это определяет разницу в их свойствах и влиянии на организм. Да, орехи содержат много жиров, но основную долю составляют полиненасыщенные и мононенасыщенные жиры. При умеренном потреблении эти жирные кислоты способны усиливать окисление и утилизацию других вредных жирных кислот. Ненасыщенные жирные кислоты также усиливают термогенез в тканях, стимулируя процессы сгорания жиров на клеточном уровне.

Обоснование. Влияние незаменимых жирных кислот на обмен веществ представляет собой сравнительно новую область исследований. В одном успешном эксперименте половина участников, страдавших от избыточного веса, худела без каких бы то ни было ограничений питания, просто принимая ежедневно 400 мг гамма-линоленовой кислоты, входящей в состав кедровых орехов.

! Ваш организм продолжает нуждаться в «правильных» жирах — так называемых полиненасыщенных жирных кислотах — во всем их многообразии. Это необходимо для снижения уровня «плохого» холестерина, улучшения эластичности кожи, выработки полноценных половых гормонов и для поддержания хорошего настроения.

Кроме ненасыщенных жирных кислот, кедровые орехи богаты L-аргинином. Как выяснилось, L-аргинин участвует в синтезе загадочного и до сих пор не до конца изученного вещества — монооксида азота (оксид азота).

Оксид азота — это одновременно и газ, и свободный радикал, который в организме живет очень недолго, но выполняет миллиарды жизненно важных функций. А образуется он из нитритов (соль азотной кислоты). Вы, наверное, уже не раз слышали, что нитриты появляются в растениях из азотистых удобрений. На самом деле это не совсем так.

Шведские медики открыли, что когда мы съедаем овощи или фрукты, содержащие нитраты, они взаимодействуют с кислотным желудочным соком и становятся закисью азота. Это главное вещество в нашем организме, которое расширяет кровеносные сосуды, увеличивая кровоток и снижая давление. А теперь — главное! **Добавка нитратов и нитритов увеличивает выживаемость животных при инфаркте на 48%, а размеры инфаркта уменьшает на 59%.** Вспоминаем знакомый всем «нитроглицерин». Закись азота ощутимо влияет и на интимные процессы: «Виагра» и подобные ей препараты оказывают свое воздействие во многом благодаря закиси азота, препятствуя ее разрушению.

Врачи-диетологи уже давно заметили, что кедровые орехи способствуют быстрому насыщению и снижению аппетита. Тогда они предположили, что оксид азота может быть связан с метаболизмом жиров. И оказалось, что оксид азота действительно способен активизировать митохондрии клеток, способствуя усиленному окислению жиров.

Издавна люди рассматривали орехи как полезное лакомство. В некоторых странах их даже называли «пищей богатырей». Почему же в последнее время ими пренебрегают? Многие полагают, что высокое содержание жиров в орехах может стать причиной атеросклероза или привести к ожирению. И действительно, несмотря на несомненную пользу, все же не следует употреблять орехи в больших количествах.

! Обычно я рекомендую своим пациентам всего лишь горсточку ядрышек кедровых орешков, которые помещаются у них в сжатом кулаке.

Отруби

Необходимым элементом рациона, непосредственно участвующим в очистке желудочно-кишечного тракта от слизи, является клетчатка. Она содержится не только в отрубях, но также в разнообразных овощах и фруктах.

! Ежедневное употребление овощей, зелени и фруктов на этом этапе является обязательным условием.

Отруби следует употреблять равномерно в течение суток. Их всегда надо чем-то запивать.

Начинать следует с нескольких столовых ложек отрубей и постепенно (в течение недели) довести общее количество **до 100 г в сутки**. Мне больше всего нравятся отруби ржаные со вкусом бородинского хлеба. Они очень похожи на сухарики, которые в детстве сушила для меня моя мама.

Яблоки

Фрукты — один из самых древних и удивительных даров природы, к усвоению которого человеческий организм приспособлен идеально. Большинство из них являются великолепными источниками углеводов, которые, в отличие от сахара-рафинада, полностью сбалансированы макро- и микроэлементами, биологически активными веществами и т.п. Они не вызывают резкий выброс инсулина, а следовательно, не провоцируют отложение жиров.

Обоснование. Чаще всего люди придерживаются диет, которые требуют полного исключения из рациона лишь одной какой-то группы продуктов (к примеру, жирного или сладкого). Ученые решили разобраться и в этом вопросе. Они разделили испытуемых на две группы. Первая группа применяла «позитивную диету», которая делала акцент на увеличении потребления фруктов, в то время как вторая группа использовала на практике «негативную диету», в которой акцент делался на сокращение потребления вредной пищи. В результате за год люди, питающиеся по фруктовой диете, потеряли в 3 раза больше лишнего веса, чем люди из второй группы.

На первом этапе я рекомендую своим пациентам в течение дня, до 18:00, равномерно, с интервалом от часа до полутора часов съедать 4 крупных яблока. Причем сорт и цвет яблок особого значения не имеют.

Но если у вас имеются заболевания желудка (гастрит, язвенная болезнь), выбирайте менее кислые сорта. Яблоки можно потушить или запечь, добавив по вкусу корицу или гвоздику. Первое яблоко надо съесть примерно

> Результаты клинических испытаний, проведенных японскими учеными, показали, что даже 3 яблока, съеденных в течение дня, снижают содержание жиров в крови на 20%.

через час после кисломолочного напитка с отрубями и кедровыми орехами.

Некоторые пациенты недоуменно спрашивают: «Как! Две недели есть одни только яблоки? И почему именно яблоки?» Вы уже знаете, что некоторые продукты позволяют естественным образом снизить аппетит. И среди этих продуктов нет равных яблокам. В процессе переваривания этих фруктов в организме образуется гормон GLP-1, который посылает в мозг сигналы о том, что мы сыты. Американские ученые доказали, что если перед едой перекусить одним яблоком, во время следующего приема пищи человек съест на 15% меньше!

Да, для желающих похудеть яблоки — самые полезные фрукты! Ведь ко всем своим достоинствам они содержат и тартроновую кислоту (Витамин U) (в небольших количествах она встречается еще в свежей и квашеной капусте, огурцах, айве) — вещество, тормозящее превращение избытка углеводов, поступающих с пищей, в собственный подкожный жир организма. Поэтому передозировка углеводов из яблок невозможна.

Но даже на этом польза яблок для людей с избыточным весом не заканчивается. Этот удивительный фрукт является рекордсменом по содержанию солей пировиноградной кислоты (пируватов).

Обоснование. Начнем с того, что пируваты — это стопроцентно натуральный продукт, являющийся ключевым элементом так называемого цикла Кребса — цепочки сложных биохимических реакций, обеспечивающих наш организм энергией. Я еще помню старое правило диетологов: «Жиры сгорают в пламени углеводов». Так вот, пируваты — это безвредная замена углеводов. Поэтому вполне логично, что добавление пируватов равносильно подливанию «керосина в костер» энергии нашего организма, да к тому же без применения углеводов. Ведь избыток углеводов способствует отложению жиров. Во время одного из исследований пациенты, принимавшие пируваты, по сравнению с контрольной группой теряли на 30–50% больше жира.

> Яблоки способны активизировать обмен веществ. Они богаты фосфором, натрием, железом, растворяют мочевую кислоту и благотворно влияют на секрецию слюнных желез. Вещества, содержащиеся в яблоках (кверцетин), способны тормозить развитие раковых клеток, обладают противовоспалительным и антиоксидантным действием.

Мало того! Пируваты не только активирует расщепление и утилизацию жиров, но и способны превращаться в другую ценную для нас (толстяков) аминокислоту — аланин. Он является важным источником энергии для центральной нервной системы, активно участвует в метаболизме сахаров и органических кислот, но главное — в критических ситуациях гипогликемии (резкого падения уровня сахара в крови) он может служить дополнительным сырьем для синтеза глюкозы в организме. Так что едим яблоки и не голодаем!

В яблоках много клетчатки, которая прекрасно стимулирует работу желудочно-кишечного тракта и готовит благоприятную почву для продуцирования собственных полезных бактерий в кишечнике. А содержащиеся в яблоках кислоты препятствуют развитию гнилостных бакте-

Употребление только двух яблок в день постепенно снижает уровень холестерина на 16%.

рий. Даже одно яблоко в день может существенно активизировать пищеварение и поможет очистить кишечник. Таким очищающим действием яблоки обязаны пектину — мягкому, не раздражающему стимулятору перистальтики кишечника, способствующему естественному выведению продуктов жизнедеятельности из организма. Пектин яблок, всасываясь в кровь, связывает и выводит излишек холестерина, образующегося в печени, и такие вредные вещества, как свинец и мышьяк.

Яблоки содержат много кальция. Кроме того, они способствуют лучшему усвоению кальция из других продуктов. Витамина А, который помогает уберечься от простуды и других инфекций, а также поддерживает на хорошем уровне зрение, в яблоках на 50% больше, чем в апельсинах. Довольно редкого витамина B_2 (рибофлавина) в яблоках больше, чем в любом другом фрукте. Он называется «витамином аппетита» и нормализует усвоение белков и жиров.

К сожалению, чем дольше яблоки хранятся, тем меньше в них остается полезных веществ. А потому красивые глянцевые фрукты, которые можно купить весной в любом супермаркете, к сожалению, приносят мало пользы. Особенно это касается импортных яблок. Для безболезненной транспортировки их обычно покрывают слоем вредного для нашего здоровья воска, который полностью не исчезает даже после активного мытья щеткой и горячей водой. Храните яблоки в холодильнике, так они дольше сохраняют свои полезные свойства. Они должны быть твердыми, поэтому не покупайте плоды, на которых после надавливания остается след от пальца.

Итак, в течение первого этапа целесообразно употреблять яблоки. Однако в порядке исключения иногда они могут заменяться двумя грейпфрутами. Это зависит от переносимости, сезонности и личных предпочтений. Не стоит смешивать разные фрукты в один день. Остановите свой выбор на чем-то одном.

Грейпфруты

Плод для нас уже давно не экзотический, однако до сих пор полный тайн. Апельсин — один из предков грейпфрута. А второй ближайший его родственник — это помело, цитрус, который не так давно появился на прилавках наших магазинов. Далеко не все способны с упоением наслаждаться горьковатым вкусом грейпфрута. Однако полезные свойства этого «райского цитруса» не оставят равнодушными людей, которые серьезно относятся к своему здоровью.

Исследования показали, что в грейпфруте содержится вещество, которое также способствует нормализации жирового обмена — флавоноид нарингин. Оно активизирует работу печени и обладает умеренным желчегонным эффектом. К сожалению, источник нарингина — самая горькая часть грейпфрута, полупрозрачные перепонки между дольками плода. Поэтому если уж есть грейпфрут, то надо съедать его целиком (без кожуры, разумеется), принимая всю его горечь как «сладкое лекарство», помогающее сделать нас стройными и красивыми.

! Всего две-три дольки грейпфрута способны регулировать уровень инсулина. А это ослабит голод и усилит метаболизм жиров. Поэтому регулярное употребление в пищу грейпфрутов благотворно отражается на фигуре.

Даже один грейпфрут в день поможет людям, страдающим сердечно-сосудистыми заболеваниями, нормализовать уровень холестерина. Этим свойством особенно могут гордиться плоды с красной мякотью.

Как победить голод

Не волнуйтесь! Несмотря на столь резкое ограничение рациона, вы не будете мучиться голодом! По себе знаю, что голод может менять психику человека, настроение и поведение. Люди под влиянием голода становятся агрессивными или, наоборот, впадают в депрессию. При этом могут появляться головокружения, головные боли и обмороки.

Наш организм, по крайней мере «подсознательная» его часть, все еще живет по законам выживания. Поэтому период ограничений в питании он воспринимает не иначе как начало тяжелых дней. Он еще очень долго будет помнить об этих голодных днях и постарается отложить часть жира в виде запаса на «черный день».

Законы природы, законы физиологии пищеварения не подстраиваются под влияния моды. Какой бы системы питания вы ни придерживались, биохимические процессы неизменны. Пациенты переедают не потому, что им не хватает силы воли. Проблема в другом — зачастую они упорно борются с «химией» собственного организма!

Вывод прост — похудеть, голодая, невозможно! Точнее, **невозможно удержать результат; следовательно, голодать нельзя!** Теоретически все очень правильно и просто, но как на практике решить эту задачу? Давайте попробуем в этом разобраться.

Начнем, пожалуй, с головы. В одном из отделов головного мозга (гипоталамусе) находится «центр голода». Он служит командным пунктом мозга, контролирующим аппетит. А рядом с ним расположен «центр насыщения». Результатом взаимодействия этих центров и является контроль над аппетитом. Центр голода всегда активизируется при падении уровня сахара в крови. Когда этот уровень падает ниже определенного предела, это служит сигналом для гипоталамуса на посылку через блуждающий нерв импульсов-команд желудку, итогом которых является вопль: «Накорми меня немедленно!» За проведение этих импульсов отвечает серотонин — «гормон счастья».

Видите, как все тесно переплетается? Когда серотонина вырабатывается недостаточно, это может повлечь за собой неудержимую тягу к еде, прежде всего к сладостям. **Если во время проведения методики вы все-таки испытываете голод, то, скорее всего, вашему организму не хватает триптофана.** Когда желудок пуст, он отвечает на этот сигнал голодными сокращениями и увеличивает чувствительность вкусовых сосочков на языке. Сокращения пустого желудка вызывают у человека появление неприятных ощущений, которые он расценивает как состояние голода.

> ! Постоянство уровня сахара в крови является важнейшим условием профилактики голода. Для этого в организме есть большое «хранилище» глюкозы — печень. Там глюкоза хранится в виде длинных цепочек гликогена и знакомого вам уже аланина.

В норме состояние голода рано или поздно вынуждает человека принять пищу. И как только она попадает в рот, а затем в желудок, из печени рефлекторно выделяются остатки гликогена, уровень глюкозы в крови опять повышается — и наступает фаза «первичного насыщения». В результате все сыты и довольны, хотя питательные вещества в этот момент еще даже не попали в кровь.

Полное возбуждение «центра насыщения» (то есть ощущение полноценной сытости) наступит только при одновременном выполнении двух условий:

1. В печени восстановлены запасы углеводов.

2. Желудок наполнен пищей.

Как этого добиться?

Да очень просто! Желудок будет наполнен разбухшими от воды отрубями, а запасы углеводов будут постоянно регулироваться за счет поступающего с яблоками пирувата — аланина. Как только почувствуете признаки голода, сразу съедаете яблоко с горсточкой отрубей. Это поднимет уровень сахара в крови и даст ощущение сытости в желудке.

Романтический ужин — с вином и при свечах

Итак, мы постепенно дожили до вечера. Если помните, в самом начале книги мы выяснили, что если утром большинство людей есть не хочет и завтракает скорее по привычке, то вечером все происходит наоборот: хочется чего-нибудь вкусненького или сладенького. Именно в это время в жизненном цикле организма происходят сразу два интересных события:

1. Циклически повышается выработка инсулина и, как следствие, снижается уровень сахара в крови.

2. Сознание постепенно отступает на второй план, и человеком начинает управлять подсознание с его яркими эмоциями и доминантными очагами. Активизируется парасимпатический отдел нервной системы, который отвечает за качественную переработку пищи, расслабление и отдых.

Все это находит свое выражение в одном — в чувстве голода, который в это время уже слабо поддается сознательному контролю. Это состояние вполне естественно для большинства людей, и бороться с ним бесполезно. А следовательно, организм надо просто... накормить!

Все, кто хоть раз безуспешно пытался похудеть, наверняка в душе мечтали о таком волшебном способе, чтобы можно было кушать сколько угодно и одновременно сбрасывать ненавистные килограммы: «Что бы такое съесть, чтобы похудеть?»

Что ж, это вполне возможно! Все дело лишь в правильном подборе продуктов, которые бы помогали человеку ощущать себя сытым и одновременно не мешали расставаться с лишним весом. Я говорю об **овощах**.

Вы уже представили себе измученную барышню с одиноким салатным листком на тарелке? Не расстраивайтесь: если к овощным салатам подходить творчески, они могут превратиться во вкуснейшие блюда!

Следует принять как факт, что за последние годы в ежедневном рационе современного жителя мегаполиса заметно уменьшилась доля свежих овощей, фруктов, зелени. А ведь именно они способны существенно влиять на показатели кислотно-щелочного равновесия организма.

Обычно я не ограничиваю количество овощей в рационе своих пациентов, если только они не начинают жаловаться на излишнее газообразование и вздутие кишечника. Нежелательные процессы обостряются, если человек злоупотребляет вовсе не перевариваемой растительной клетчаткой, например свежей капустой.

> Овощи богаты витаминами, микроэлементами, предотвращают мощный выброс инсулина и, следовательно, не приводят к накоплению лишних сантиметров на талии. Растительная клетчатка способствует медленному высвобождению энергии углеводов из фруктов, помогает росту нормальной кишечной микрофлоры.

Овощи, богатые витаминами и микроэлементами, безусловно, необходимы для нормализации обменных процессов. Но чрезмерное увлечение растительной пищей тоже несет в себе определенную опасность. Пациентам, страдающим гастритами и другими нарушениями слизистой желудка, я рекомендую мельче нарезать овощи или готовить из них фарш-икру с помощью мясорубки. В этом случае допустимо также тушение овощей или приготовление их на пару.

Такая обработка частично разрушает структуру клетчатки овощей и снижает нежелательные последствия.

Овощи лучше употреблять в виде салатов, заправленных одной столовой ложкой качественного нерафинированного оливкового масла (extra virgin). Оно способствует лучшему усвоению жирорастворимых витаминов и является хорошим источником полиненасыщенных жирных кислот.

И если для мужчин употребление оливкового масла носит сугубо рекомендательный характер, то для прекрасной половины человечества в «критические» дни оно просто необходимо. Ведь в этот период у женщин происходит физиологический отек и набухание всех слизистых оболочек. В том числе набухает слизистая оболочка желчных выводных протоков и нарушается отток желчи. Это может способствовать застою желчи и образованию камней в желчном пузыре. Но даже одна чайная ложка оливкового масла приводит к полному сокращению и опорожнению желчного пузыря и препятствует застою желчи.

В ваш вечерний, сказочно красивый и аппетитный салат необходимо добавить также некоторое количество животного белка — обезжиренный творог или брынзу. Специи и чеснок можете класть без ограничений. Ведь особый компонент, входящий в состав чеснока, — аллицин — способен подавлять чувство голода. Он также стимулирует выработку гормона адреналина, который ускоряет обмен веществ.

Соли и специи

Некоторые диетологи рекомендуют своим пациентам готовить все блюда с минимальным количеством специй и даже соли! Исключить перец, уксус, горчицу, питаться более однообразно. Но оправданно ли такое жесткое безвкусное меню?

Соль для людей никогда не была просто продуктом — всегда чем-то большим. Ей посвящали пословицы, связывали с ней различные суеверия и ритуалы. Соль, пожалуй, самый противоречивый продукт на нашем столе. Хозяйки считают ее специей №1 и обожают за способность сохранять продукты; некоторые диетологи называют ее «белая смерть» и «медленный яд» и рекомендуют полностью отказаться от нее. В то же время ученые-биохимики приводят массу доказательств того, что в ежедневном рационе соль крайне необходима. Ведь колебания содержания соли в плазме крови приводят к нарушению обмена веществ, аритмии сердца и другим тяжелым последствиям. Так чем же на самом деле является соль?

С химический точки зрения соль представляет собой сложное соединение, в котором присутствует не только хлорид натрия, но и магний, кальций, фосфор и калий. Натрий необходим нашему организму для поддержания кислотно-щелочного баланса, так как без него поджелудочная железа не может вырабатывать пищеварительные соки. Он является основным компонентом всех жидкостей организма и участвует в процессе мышечного сокращения, спасает нас от обезвоживания, удерживая в организме влагу. Запасы натрия нужно пополнять постоянно, так как они теряются с потом, мочой и другими выделениями организма. К сожа-

Соль присутствовала в рационе человека на протяжении многих веков. Сейчас это вполне доступный продукт, но в былые времена из-за соли вспыхивали настоящие войны, ею платили налоги, раздачей соли гасили крестьянские бунты.

лению, натрий у нас в организме не вырабатывается, да и в растительной пище его практически нет, поэтому наиболее удобным и доступным его источником остается обычная соль.

Сегодня существует два основных вида соли — **каменная и выварочная.** Поваренную соль, состоящую из натрия и хлора, употребляют чаще, чем любую другую. Натрий участвует в регулировании количества воды в организме, а хлор, соединяясь с водородом, образует соляную кислоту желудочного сока, которая очень важна в пищеварении. **Недостаточное потребление поваренной соли** приводит к усиленному выделению воды из организма и недостаточному образованию соляной кислоты желудочного сока. **Излишек же поваренной соли** ведет к задержке воды в организме, что способствует появлению отеков. Вместе с калием натрий оказывает влияние на функции головного мозга и нервов. **Избыток натрия** всегда сопровождается недостатком калия, дефицит которого отрицательно сказывается на готовности мозга к работе. **Недостаток калия** может возникнуть в результате рвоты или поноса, а также из-за сокращения количества овощей и молочных продуктов в рационе. Правильное соотношение калия и кальция важно и для нормальной деятельности сердечной мышцы. Соли кальция необходимы для стабилизации клеточных мембран

> Так как соль — это продукт, который мы едим каждый день и примерно в одинаковых количествах, ее все чаще используют как носитель микроэлементов. Обогащают соль в основном йодом и фтором. Йодированная соль в организме быстро распадается и освобождает йод, который необходим щитовидной железе. Соль, обогащенная фтором, служит для профилактики зубных заболеваний.

клеток головного мозга и нервных клеток, а также для нормального развития костной ткани.

Что касается отрицательных качеств соли, то о них впервые заговорили в конце 70-х годов XX века. На одном из международных симпозиумов, проходившем в Германии, диетологи неожиданно отнесли соль к продуктам, крайне вредным для организма. Окрестив соль «белой смертью», врачи рекомендовали сократить ее употребление до минимума, а в идеале вообще придерживаться «бессолевой диеты». Однако со временем выяснилось, что подобные диеты приносят больше вреда, чем пользы.

Обоснование. Доктор Элдерман более двух десятков лет изучал влияние бессолевых диет на состояние пациентов и пришел к выводу: их применение дает негативные результаты, вплоть до летальных исходов. Ученый выяснил, что недостаток соли способствует сужению и спазмам сосудов, а также сгущению крови: все это приводит к увеличению риска возникновения инфарктов и возможности образования тромбов.

При всей полезности соли, ею ни в коем случае не стоит злоупотреблять, поэтому лучше всего немного недосаливайте пищу. Старайтесь составлять рацион питания таким образом, чтобы в нем было как можно больше овощей и фруктов, богатых калием и магнием, благодаря которым выводятся излишки соли. Квашеная капуста, соленые огурчики, грибы, помидоры, селедка — все это должно стать «праздничной едой» и присутствовать на вашем столе в редких случаях.

Скажите твердое «нет» чипсам, фастфуду, полуфабрикатам и различным соусам — в них слишком много соли! Сделать пищу вкусной и обогатить ее аромат помогут сочетания различных специй. Так, например, чеснок хорошо маскирует недостаток соли в мясных и рыбных блюдах. Базилик и розмарин аналогично действуют в овощных супах, корица и ваниль — в выпечке, паприка и лук — в салатах. Кинза, мускат, имбирь, гвоздика также помогут восполнить недостаток соли в горячих блюдах.

Помните, что для поддержания нормальной работы организма нам требуется около 1–2 г соли в день (примерно столько содержится в 100 г черного хлеба и кусочке маринованной селедки). **!**

Не верьте тому, кто продолжает вас убеждать, что это белый яд! Соль жизненно необходима организму! Хлорид натрия позволяет поддерживать баланс жидкости и в частности объема крови, от которого зависит артериальное давление. Без соли нарушается проведение нервных импульсов и сокращение мышечных волокон. Но наше порой безудержное влечение к соли часто не соответствует реальным потребностям организма.

Если употреблять много соли, то не заставит себя ждать и избыточный вес — из-за повышенного выброса инсулина. Хочу напомнить, что именно инсулин отвечает за поступление глюкозы в клетки. А избытка сахара — в подкожный жир. Поэтому избыточное количество соли посредством стимулирования выделения инсулина день ото дня пополняет наши жировые запасы. В финале — диабет, ожирение и высокое артериальное давление, которые взаимно усиливают неблагоприятные эффекты, вызывая повреждения сосудов почек, мозга и других органов.

Обоснование. Недавние научные исследования существенно расширили список патологий, вызываемых чрезмерным употреблением соли. Теперь он не ограничивается только проблемами с сердцем и высоким артериальным давлением. Согласно данным японских исследователей, избыток соли может раздражать слизистую желудка, усиливая патологическую активность бактерий Helicobacter pylori, что приводит к язвенной болезни и повышает риск развития рака желудка.

И все же, на мой взгляд, те, кто назвал соль «белой смертью», несколько погорячились! **В разумных количествах она безвредна и необходима** организму, однако люди стали употреблять ее сверх всякой меры.

Обоснование. По последним данным американских физиологов, прежняя норма суточного потребления соли — 2300 мг — уже не удовлетворяет критериям здорового питания. Новая установка — это 1500 мг, то есть приблизительно две трети чайной ложки.

Мне кажется правильным сократить количество потребляемой соли до одной чайной ложки в сутки. Только не забудьте включить в это количество и «скрытую» соль — ту, что содержится, например, в квашеной капусте, соленой рыбке или хрустящих огурчиках.

Хорошей заменой соли может стать **сухая морская капуста**, имеющая солоноватый вкус. Только добавлять ее следует в готовые блюда, иначе их внешний вид вас... не порадует. Я также рекомендую некоторым пациентам использовать соль с пониженным содержанием натрия, так называемую *гипонатриевую* соль. Многие не знают, что около трети людей являются натрий-резистентными (не чувствительными к соли), и уменьшение количества соли для них не имеет ни профилактического, ни лечебного эффекта. И хотя большинство врачей до сих пор верят в то, что именно поваренная соль повышает артериальное давление, на самом деле это не совсем так.

Обоснование. Группа ученых, которая в свое время выдвинула этот тезис, сейчас сама все менее в нем уверена. Как выяснилось в более поздних исследованиях, радикальное исключение соли из рациона человека способствует развитию сердечных аритмий и резко повышает уровень «плохого» холестерина.

Для придания салатам пикантности неплохо добавить туда немного уксуса, лимонного сока, специй и пряностей. Приправы и специи придают полезной пище цветовое разнообразие и вкусовое великолепие, не добавляя при этом ни одной калории.

Другое вещество — *пайперин*, придающее черному перцу пикантную жгучесть, увеличивает активность определенных энзимов и ускоряет кровоток, способствуя тем самым улучшению пищеварения и лучшему усвоению питательных веществ.

Теперь — о специях.

Знаете ли вы, что в традиционной китайской медицине **корица** считается одним из пятидесяти основных лечебных растений? Ее польза была подтверждена в результате недавно проведенных научных исследований.

Если во время еды съесть кусочек перца чили, то чувство голода заметно уменьшится. Исследователи установили, что причиной этого является вещество капсаицин, содержащееся в перце и делающее его таким острым. Оно способно подавлять рост клеток жировой ткани. Сейчас даже в некоторые сорта шоколада стали добавлять перец! Но это скорее рекламный ход, чем забота о сохранении фигуры.

Обоснование. Ученые сумели доказать, что ежедневное употребление всего одной чайной ложки корицы помогает более эффективно перерабатывать глюкозу в гликоген, что снижает уровень сахара в крови и не допускает трансформации избыточных углеводов в жиры. Экстракт корицы гарантированно снижает содержание сахара в крови после еды как у грызунов (лабораторных крыс), так и у людей. Разумеется, важно это для людей, страдающих сахарным диабетом второго типа. К тому же корица способна снижать у таких пациентов уровень триглицеридов, «вредного» холестерина и — попутно — артериальное давление.

Любые пряности и специи в той или иной мере способны защищать от поражения сосуды и ткани при сахарном диабете. Ведь если уровень сахара в крови высок, в организме запускается процесс присоединения сахара к молекулам белка. Образующиеся в результате вещества активизируют иммунные реакции, что приводит к воспалениям и поражению сосудов и органов. Специи препятствуют образованию веществ, повреждающих сосудистую стенку!

Обоснование. Исследователи обнаружили прямую связь между содержанием фенола в специях и их способностью предотвращать воспаления. В составе таких специй, как гвоздика и корица, содержится фенола 30% и 18% от их сухого веса соответственно. Один из авторов исследования Диана Хэртл отмечает, что разные специи содержат разные типы фенолов, которые по-разному воздействуют на организм, так что разнообразие специй в пище может быть максимально полезно для здоровья. «Поскольку пряности и специи содержат мало калорий и относительно недороги, это хорошая возможность добавить антиоксидантов и противовоспалительных средств в ваш рацион», — говорит соавтор исследования доктор Джеймс Харгрув.

Имбирь, паприка, корица, розмарин вернут палитру разнообразия в вашу жизнь. Ешьте вкусную пищу — это прибавит вам здоровья и хорошего настроения!

Несколько слов об алкоголе

«Запрет вина — закон, считающийся с тем,
Кем пьется и когда, и много ли, и с кем.
Когда соблюдены все эти оговорки,
Пить — признак мудрости, а не порок совсем».

Омар Хайям

Существует целый ряд продуктов, о которых мы постоянно слышим противоречивые отзывы: то они безумно полезны, то их ни в коем случае нельзя употреблять! Одним из таких продуктов является сухое красное и белое вино.

Процесс приготовления виноградного вина — это целая серьезная наука (а в чем-то и искусство), его корни следует искать в глубокой древности. В хорошем вине содержатся *таниды*, минеральные соли (железа, марганца, калия, кальция, фосфора и микроэлементов) и масса других полезных веществ.

Прошедшее длительный классический процесс брожения, созревания и старения вино несет в себе целительную силу солнечной энергии, аккумулированной в виноградной грозди, выращенной на залитых солнцем виноградных плантациях. Недаром хорошее вино называют «солнцем в бокале». Еще Гиппократ указывал на то, что виноградное вино удивительным образом отвечает природе человека — как здорового, так и больного. Он придавал особое значение вину при восстановлении сил, особенно у стариков. Во Франции и сейчас вино называют «молоком стариков».

! Мы с вами еще не так стары, но все равно давайте позволять себе с вечерним салатом выпить немного сухого красного или белого вина. Молодое вино задерживает поступление углеводов в кровь, помогает перевариванию белков и заметно снижает вечерний аппетит. По этой же причине белое сухое вино можно включать в рацион больных сахарным диабетом.

Для мужчин полезно будет узнать, что вино может предотвратить выпадение волос! Это, конечно, шутка! Но если говорить серьезно, винный алкоголь способствует тому, что мужские гормоны, виновные в выпадении волос, удерживаются подальше от их корней. Конечно, и здесь нужно соблюдать меру.

Большинство диетологов, особенно старой формации, запрещают принимать алкоголь даже в мизерных количествах по одной простой причине — вино ослабляет самоконтроль и способствует усилению аппетита. Я опять позволю себе не согласиться с их мнением и рекомендую своим пациентам ежедневно выпивать за ужином до 250 г качественного сухого вина. Ведь сухие вина производятся без добавления спирта — путем естественного брожения сахара, содержащегося в винограде.

Однако вино надо пить правильно! Всего один бокал — не до салата и не после, а во время еды. Но совершенно непьющим людям я бы все-таки не рекомендовал перенимать эту привычку, поскольку со временем это может вызвать у них определенную зависимость и проблемы со здоровьем.

Два яичных белка на ночь

А сейчас давайте от напитков вернемся к любимой еде. Трудно найти продукт питательнее, чем **куриные яйца**. Яйца созданы природой для полноценного обеспечения зародыша цыпленка всеми необходимыми белками, витаминами и минеральными веществами. Несмотря на широко известную озабоченность по поводу повышенного содержания холестерина и возможность заражения сальмонеллезом, яйца остаются популярным и недорогим продуктом питания, доступным всем слоям населения.

Многие врачи-диетологи избегают их назначать, так как в яйцах якобы слишком много жира и «страшного» холестерина. Но эти «страшилки» содержатся только в яичном желтке. Как ни странно, хотя яйцо является весьма питательным продуктом, от него не толстеют. Лецитин, который содержится в желтках, богат холином и способствует распаду жиров. Он также входит в состав клеточных мембран и нервных волокон. Хотя организм способен вырабатывать необходимое количество холина, доказано, что холин, получаемый дополнительно из продуктов питания, может быть полезен для вывода накопленных в печени жиров, а также для лечения некоторых видов нервных заболеваний.

! Я рекомендую своим пациентам, перед тем как ложиться спать, съесть пару вареных яичных белков. Не путайте: не пару яиц, а пару вареных яичных белков!

Меня часто спрашивают: «Почему яичный белок должен быть вареным?» Цепочки аминокислот яичного белка находятся в нем в виде отдельных молекул, свернутых в клубки, которые очень быстро и хорошо усваиваются. Когда варят яйца, часть связей в белках рвется. Белковые молекулы набухают, распрямляются, спутываются, и организму тяжелее их усвоить. В результате яичный белок всю ночь находится в желудке, постепенно усваиваясь и поддерживая вас аминокислотами. Всю ночь, пока вы ничего не едите!

Обоснование. Специалисты Кембриджского университета исследовали, как различные питательные вещества влияют на клетки головного мозга. В ходе экспериментов было установлено, что питательная смесь, идентичная по своим свойствам яичному белку, активизирует выработку натурального стимулятора *орексина*, который заставляет организм быстрее сжигать калории.

Диетологи давно признают яичный белок «золотым стандартом» качества протеина. Он содержит в себе все 8 незаменимых аминокислот. Других необходимых аминокислот там также немало. Из них организм будет ночью, пока вы спите, создавать гормоны и обновлять клетки. Яйца не содержат углеводов, но мы исключаем яичный желток, так как в нем действительно слишком много жиров.

Если честно, не я придумал это правило: съедать на ночь два яичных белка. Эта рекомендация содержалась в одной довоенной книге по диетологии, которую мне удалось найти в научной библиотеке Оксфордского университета.

Кстати, мало кто знает, что у яичного белка есть еще одно положительное свойство. Недавно проведенные исследования показали, что протеин яичного белка снижает уровень холестерина в целом и увеличивает уровень «хорошего» холестерина (липопротеиды высокой плотности).

Обоснование. Японские и тайваньские ученые провели эксперимент, в котором приняли участие три группы женщин-добровольцев. Все они были практически здоровы — за исключением повышенного уровня холестерина в крови. Испытуемые ели диетически приготовленную пищу с ежедневным потреблением 70 г протеина. 30% протеина первая группа получала из яичного белка, вторая группа — из коровьего сыра, третья — из соевого сыра. Вес тела и ежедневные физические упражнения оставались неизменными в продолжение всего исследования, но, как выяснилось в результате эксперимента, у группы, получавшей протеин из яичного белка и соевого сыра, общий уровень холестерина понизился. Причем у первой группы, кроме того, увеличился уровень «хорошего» холестерина. У группы, получавшей коровий сыр, уровень холестерина в крови несколько вырос.

Поскольку яичный белок не содержит лактозы, его вполне могут употреблять люди, имеющие проблемы с другим источником белка — молоком.

Сладость жизни

На первом этапе пациенты иногда жалуются на нарушение сна. Это явление особенно ярко проявляется у тех, кто по собственной инициативе пытается ограничить необходимое количество фруктов (углеводов).

В режиме нехватки углеводов организм может просуществовать всего лишь от 12 до 48 часов. Именно настолько хватает запасов резервного гликогена в мышцах и печени. Потом в поисках энергии он вынужден активно разрушать не столько жировую, сколько белковую ткань собственного тела. Прежде всего разрушаются клетки кишечника, которые отвечают за полноценное усвоение всех питательных веществ и витаминов. Ограничение углеводов — типичная ошибка людей, которые пытаются самостоятельно избавиться от лишнего веса.

К тому же резкое ограничение углеводов, содержащихся во фруктах, может привести не только к гипогликемии и голоду, но и к понижению уровня триптофана в крови. Ведь триптофан не может усвоиться без углеводов, а именно он необходим для образования серотонина (гормона удовольствия). Без этих гормонов не может быть полноценного сна.

! Не будете есть фрукты — будете разрушать белки собственного тела и при этом сильно грустить! Главное, чтобы при расчете общего дневного рациона количество углеводов не опускалось ниже 180 г в день (что составляет примерно три крупных яблока). Этого будет вполне достаточно, чтобы нормально подпитывать клетки мозга глюкозой и не провоцировать развитие гипогликемии.

Поэтому давайте договоримся, что с самого начала все будем делать правильно и не станем полностью лишать организм углеводов. Вместо этого мы будем приучать его к «хорошим углеводам». Вначале он, скорее всего, будет сопротивляться, но мы проявим упорство и заставим организм считаться с нашим решением!

Рафинированная еда всегда усваивается слишком быстро — уровень сахара сначала резко возрастает (гипергликемия), а потом резко падает (гипогликемия); тогда вы чувствуете сонливость и усталость, а вскоре — очередной приступ голода. Из продуктов, содержащих быстро усваиваемые углеводы, организм получает их всегда с избытком. Куда же он складывает все лишнее? Естественно, накапливает в виде жира!

Так, к примеру, даже употребляя в пищу чрезмерное количество совершенно безобидной свеклы, бананов или моркови, считая их низкокалорийными, мы не задумываемся, что все они имеют очень высокий «гликемический индекс» и вызывают бурное выделение инсулина. А вот из медленно усваиваемых углеводов (каши, фрукты) организм возьмет ровно столько энергии, сколько ему нужно для жизнедеятельности. И энергия эта будет поступать не бурным, бесконтрольным потоком, а медленно, плавно текущей рекой.

Давайте повторим еще раз, так как очень важно, чтобы вы до конца поняли этот механизм.

1. Чем больше вы употребляете «быстрых» углеводов, тем больше сахара поступает в кровь.

2. Уровень сахара в крови регулирует поджелудочная железа посредством выделения гормона инсулина. Регу-

лируя уровень сахара в крови, этот гормон отправляет излишки сахара в печень, где он трансформируется в жир. Избытки сахара преобразуются в жир!

3. При резком избыточном поступлении сахара в кровь (резкое повышение уровня сахара в крови) выделяется огромное количество инсулина, как правило, несколько больше, чем нужно для понижения его до физиологической нормы. В результате уровень сахара в крови падает ниже нормы, что сопровождается чувством неконтролируемого голода. Вы снова едите быстрые углеводы, и этот цикл повторяется вновь и вновь.

4. Подобные огромные выбросы инсулина рано или поздно приводят к тому, что чувствительность клеток-рецепторов к нему снижается (появляется толерантность к инсулину или глюкозе). В результате инсулин уже не может выполнять свою главную функцию — передачи сахара из крови в энергетические депо организма (энергия АТФ). Развивается сахарный диабет второго типа.

5. Отсюда следует вывод: питание должно быть таким, чтобы не возникало резкого увеличения, а затем падения сахара в крови.

При формировании своего рациона необходимо выбирать продукты с низким гликемическим индексом (гликемический индекс характеризует, как тот или иной продукт повышает содержание сахара в крови). Не будет излишка сахара в крови, не будет откладываться жир, и не будет приступов неконтролируемого голода — «углеводной жажды».

На весь период прохождения методики следует категорически отказаться от «быстрых углеводов»! Необходимо полностью исключить из своего рациона не только конфеты, пирожные, мороженое, но абсолютно все продукты, содержащие сахар. Внимательно читайте состав на этикетках! Под временным запретом также все изделия из муки: хлеб, макароны, а также картофель и белый шлифованный рис. Фруктовые соки (даже свежевыжатые) и мед временно исчезают с вашего стола. Это одно из главных условий и слагаемых успеха!

Так уж устроен организм, что в первую очередь старается получить энергию из углеводов, а еще лучше из их разновидности — быстрых сахаров. И как только нам удается ограничить количество поступающей пищи, организм рано или поздно вынужден будет расходовать энергию из собственных «жировых закромов».

Таким образом, вполне логично было бы предположить, что, создавая постоянную и строго нормированную нехватку питательных веществ и не давая организму пополнять запасы жировой ткани, мы вынудим его использовать собственный жировой балласт. Если мы исключим из питания «плохие» углеводы и уменьшим до минимальной нормы количество жиров, то обмен веществ вынужден будет работать по базовой модели, данной нам от рождения, то есть использовать собственные жиры на энергетические нужды организма. И главное правило при этом — постоянно балансировать, выдерживая «золотую середину». С одной стороны, нельзя перегибать палку и урезать рацион до безграничного минимума, с другой — нельзя оставлять организм без поддержки, вынуждая его полностью восполнять утраченную энергию за счет поступающих продуктов питания. Соблюдение баланса всегда индивидуально, основывается только на обменных реакциях организма и постоянно подстраивается под него.

Так как большинство этих сложных биохимических перестроек тяжким бременем неизбежно лягут на нашу печень, ее надо немного поддержать, используя все те же гепатопротекторы на основе травы расторопши.

Витаминные комплексы

Те, кто принципиально не пьет никаких таблеток и препаратов — это ваш выбор. И ваша ответственность! Я не хочу рекламировать, а тем более навязывать вам какие-либо препараты, но как врач считаю своим долгом предупредить вас о последствиях. Невозможно обеспечить полноценное поступление всех необходимых витаминов и минералов в организм человека, особенно в условиях вынужденного ограничения рациона питания, без применения витаминно-минеральных комплексов. Поэтому, если не хотите осложнений, принимайте их ежедневно!

Начинать следует с двойной (насыщающей) дозировки, для того чтобы быстро создать необходимую концентрацию этих веществ в организме. Один прием витаминно-минерального комплекса на завтрак, второй — на ужин. Через 2–3 недели можно переходить к однократной физиологической дозировке. По возможности используйте витаминно-минеральные комплексы классификации GMP (Good manufacturing practice — «Правила правильного производства»). Их эффективность во много раз превышает синтетические аналоги, и вы вскоре сможете в этом убедиться.

Наше здоровье обеспечивается правильным функционированием сложной и фундаментальной биосистемы с множеством связей и зависимостей. Об этом я расскажу подробно в следующей книге. Из нее вы узнаете, каким образом витамины способствуют сжиганию жиров, а хром помогает контролировать уровень сахара в крови и противостоять великому соблазну попробовать мучное и сладкое. Я расскажу вам о том, что большинство витаминов и минералов взаимосвязаны между собой и одинаково необходимы нашему организму, поскольку все они являются катализаторами определенных звеньев биохимических реакций.

Многие группы витаминов и минералов не вырабатываются организмом и могут быть получены им только извне. Об этом всегда нужно помнить!

> Никогда не принимайте витамины на пустой желудок. Они полноценно усваиваются только при взаимодействии с аминокислотами белковых продуктов. **!**

Возможные результаты этапа

Если вы все делали правильно, то потеря в весе к концу второй недели может составить 5–7 кг. Может — не значит должна! Все зависит от вашего первоначального веса и тщательности выполнения всех рекомендаций.

> По опыту знаю, что 80% всех ошибок сводятся к неправильным, нерегулярным физическим нагрузкам или несвоевременному началу проведения методики. Не повторяйте чужих ошибок!

Зачастую это первое эффективное снижение веса становится мощным психологическим стимулом для уже отчаявшихся похудеть людей. Настроение повышается, появляется чувство бодрости и уверенности в победе над весом. После этого можно смело переходить ко второму этапу методики.

Если же вам не удалось избавиться даже от 5 кг, не отчаивайтесь! Скорее всего, вы поспешили и что-то сделали неправильно. Прочитайте книгу еще раз и постарайтесь самостоятельно найти и устранить ошибку. При этом, приступая заново к первому этапу, лучше всего начать его как положено, по всем правилам.

Шпаргалка для первого этапа

1. Главное правило — на первом этапе категорически **нельзя задерживаться более трех недель:** как по медицинским показаниям, так и на основании здравого смысла. Все хорошо в меру! Вы также должны отдавать себе отчет в том, что предлагаемый далее режим питания является усредненной схемой, представленной скорее для примера, чем для механического копирования и безусловного применения. В нашей клинике мы используем предлагаемую схему питания первого этапа только как тестовый режим, помогающий наметить дальнейшую тактику лечения, которая на втором этапе может постоянно меняться в соответствии с меняющейся ситуацией и реакцией организма.

2. **Воду (без газа) можно пить всегда, в любое время!** Главное — равномерность употребления. Количество воды определяется вашими потребностями, но на первом этапе оно не должно быть менее 1,5 литра в сутки.

3. Желательно держать под рабочим столом **сдутый футбольный мяч**, который во время работы надо передвигать ногами из стороны в сторону (время выполнения этого упражнения определяется самостоятельно). Позволяет избежать застоя крови и лимфы в ногах и органах малого таза.

4. Важно!!! Каждую неделю организовывать «дни отдыха» — выбираться на экскурсии (музеи, парки, другие города), ездить на прогулки за город, больше передвигаться пешком. **Как можно чаще выходить из дома под любым предлогом!** Все эти мероприятия следует проводить исключительно в первой половине дня.

5. Попробуйте по возможности **сократить до минимума общение с теми из своих знакомых и родственников, которые вас «загружают» своими проблемами**. Пытаясь помочь найти выход из положения, вы невольно проецируете их проблему на себя, и у вас выделяются кортикостероиды — гормоны стресса. Они тормозят распад жировой ткани.

> Практическая рекомендация: чтобы приучить себя к равномерному употреблению воды в течение дня, на рабочий стол следует поставить бутылку с водой, наклеив на нее яркую этикетку — напоминание о своевременном приеме воды. Необычный, яркий предмет всегда притягивает взгляд. Как только вы посмотрели на бутылку, вы должны отпить из нее любое количество воды. Это может быть один глоток или полбутылки. Правило действует до 18:00. После этого времени можете пить воду исключительно по желанию.

6. По возможности, хотя бы на время, откажитесь от просмотра телевизора, особенно если он работает у вас постоянно. Допускается просмотр DVD, использование компьютера, Интернета. Вспомните, наконец, о книгах, печально пылящихся в шкафу.

7. Ваш любимый чай, кофе, соль, чеснок, специи, соевый соус, уксус — по желанию, в привычных количествах. Рекомендуется ежедневно употреблять в качестве заправки к салату одну чайную ложку бальзамического или винного уксуса и специю куркума (по вкусу).

8. Запрещенные продукты:

- сахар и все, что содержит сахар;
- соки, даже натуральные и свежевыжатые, мед, фруктоза в порошке;
- хлеб и любые изделия из муки, вплоть до панировочных сухарей;
- картофель и белый шлифованный рис.

9. Регулярно в течение всего дня употреблять любые отруби без сахара. Они должны быть всегда с собой (на работе, дома, в дороге). Начинать употребление отрубей следует с 3–4-х столовых ложек в день, постепенно увеличивая их количество так, чтобы к концу недели оно составляло 100 г в сутки. Отруби надо обязательно запивать водой, чаем, кофе или иным напитком. Если у вас внезапно появились признаки брожения и газообразования, сопровождаемые расстройством стула, — на пару дней исключите отруби из своего рациона, а затем постепенно вернитесь к тому количеству, которое переносилось без последствий. **Противопоказания к приему отрубей**: обострение гастрита, колита и язвенной болезни желудка, а также геморроя.

10. Типовое расписание на день:

1) Утром подъем, посещение туалета, взвешивание. Составить график изменения веса по дням. (График — это зрительный образ, отпечатывающийся в вашем подсознании).

2) Выпить стакан воды (желательно — с повышенным содержанием магния).

3) Полчаса на умывание, причесывание и приведение себя в порядок.

4) Надеть хлопчатобумажное или легкое шерстяное белье (термобелье), по погоде, времени года. **Никаких резиновых штанов, поясов и целлофановых обертываний!**

5) Выпить одну пробирку (ампулу) препарата L-карнитин — 1500 мг (продается в магазинах спортивного питания).

6) С удовольствием выйти на пешую прогулку по улице или на уже знакомую до боли беговую дорожку. Темп ходьбы умеренный, чтобы не было мучительно больно за отсутствие результата. Без одышки (так, чтобы вы могли свободно разговаривать по мобильному телефону). То есть ходить надо на пределе дыхания, но не задыхаясь. Воду можно пить всегда! Во время ходьбы по улице можно использовать тактику «догони прохожего»: ускоряетесь на время, пытаясь догнать впереди идущего человека, как только почувствуете нарушение дыхания — сбавляете темп ходьбы. Отдышались — выбираете следующую «жертву». Все время следите за дыханием, избегайте одышки!

> Как сказал однажды Борис Березовский в интервью The New Times: «Телевидение может скормить своей аудитории все что угодно». Я бы добавил: «…как в прямом, так и в переносном смысле этого слова». О том, какое влияние оказывают на нас СМИ, мы подробно поговорим во второй части этой книги.

!

Ходьба — обязательно ежедневно в течение одного часа! Если по утрам ходить не получается, можно ходить днем или по вечерам, при этом продолжительность моциона увеличивается до 80 минут. Альтернативой может являться только равномерная ходьба в течение всего дня под контролем шагомера. Эффективное в этом случае общее количество шагов за день — от 12 до 14 тысяч шагов. 4–5 тысяч шагов не дадут желаемого результата!

7) После утренней (вечерней) ходьбы выпить вторую пробирку (ампулу) препарата L-карнитин — 1500 мг.

8) За 1 час до прогулки и 1,5 часа после ничего не есть. Воду — сколько угодно!

9) Через полтора часа после прогулки завтракаем. На завтрак выпить стакан (200г) любого кисломолочного продукта, содержащего живые бифидобактерии без ароматических добавок. Съесть горсть кедровых орешков (при отсутствии аллергии), помещающихся в зажатом кулачке, и две-три столовые ложки отрубей. (Кедровые орехи следует покупать в вакуумной упаковке, от проверенных производителей). За завтраком принимаем одну капсулу любого витаминно-минерального комплекса, имеющего классификацию GMP.

10) До 18:00 съесть равномерно в течение оставшегося времени 2–4 крупных яблока (любого сорта и цвета) или, как альтернатива, 2 больших грейпфрута. Яблоки можно потушить или запечь со специями (корица, гвоздика).

11) С 18:00 можно есть неограниченное количество сырых овощей, кроме моркови и свеклы, в течение любого времени (хоть до ночи).

12) В интервале с 18:00 до 22:00 — ужин. В это время можно съесть салат из свежих овощей с добавлением одной столовой ложки нерафинированного оливкового масла, двух столовых ложек обезжиренного творога. Уксус (по желанию), любые специи (желательно куркума). После легкого ужина принять одну капсулу препарата коэнзим Q_{10} и одну таблетку (капсулу) витаминно-минерального комплекса. Этот комплекс витаминов и минералов принимаем в двойной, насыщающей дозировке на всем протяжении двух недель первого этапа.

13) Во время употребления салата смело можете позволить себе выпить бокал (100–150 г) сухого красного или белого вина. При хронических головных болях (мигрень) — вино только белое.

14) На ночь (прямо перед сном) съесть два отварных белка куриных яиц. Их можно солить, перчить и заедать овощами. Две недели в таком режиме — и переходим на второй этап.

ВТОРОЙ ЭТАП

Второй этап методики должен начаться через 2–3 недели после первого, но обязательно со второй (прогестероновой) фазы месячного цикла. Торжество гормона прогестерона убавит решительности, но добавит рассудительности, сосредоточенности и наблюдательности, что позволит максимально точно соблюдать новые для вас правила второго этапа.

В нашей клинике мы составляем рацион второго этапа индивидуально для каждого пациента на основании анализа ответной реакции организма на первый этап. Но по-

> Если вы живете в средней полосе России, когда-нибудь сидели на диете, страдаете от аллергии, можно с точностью до 95% гарантировать, что у вас наличествует дисбаланс по определенным микроэлементам.

сколько сейчас такой возможности у меня, естественно, нет, попробую предложить некие усредненные рекомендации, подходящие для большинства людей.

На втором этапе допустимы некоторые индивидуальные отклонения от предлагаемого варианта программы. Вы вполне можете адаптировать составляющие элементы второго этапа под свои привычки и жизненный уклад. Например, если в обед вам разрешены овощи и вода, почему бы не сварить из этих составляющих овощной супчик и не добавить туда отруби в виде гренок?

В вашем ежедневном рационе должны присутствовать следующие продукты: капуста, огурцы, редька, лук, чеснок, шпинат, петрушка, салат, яблоки и груши, цитрусовые (особенно грейпфруты), ягоды ежевики, калины, рябины, черники и брусники, кедровые и грецкие орехи, миндаль, нежирные кисломолочные продукты.

Фрукты, овощи и ягоды желательно употреблять в сыром виде или при минимальной тепловой обработке. Даже каши лучше не варить, а готовить из крупы, залитой кипятком и выдержанной до разбухания. В конце второго этапа на завтрак можно использовать две столовые ложки измельченной в кофемолке гречневой крупы на стакан нежирного кефира с отрубями и миндалем.

В начале второго этапа я всегда рекомендую пациентам сдать анализ волос на микроэлементы, чтобы выровнять рацион питания на микроэлементном уровне. Контрольный анализ следует повторить примерно через 4 месяца.

За это время возможны любые изменения. К примеру, при обильном употреблении овощей довольно часто в организме начинает накапливаться стронций. Он опасен тем, что вытесняет кальций и магний и в конечном итоге может спровоцировать развитие остеопороза.

И мы можем это проверить прямо сейчас. Проведем маленький **тест**.

Потребность в микроэлементах

Скажите, вам случалось вдруг почувствовать резкую потребность в том или ином продукте? Особенно по вечерам? Как обычно говорят мои пациенты: «Захотелось того, сама не знаю чего». В этот момент желание что-то съесть может быть настолько сильным, что, несмотря на запреты, вы все же открываете холодильник. И, конечно, набрасываетесь на кусок колбасы... или несколько соленых огурцов... или тортик... а может, и на все вместе! В результате получаете самобичевание плюс изжогу, отеки и несколько лишних сантиметров на бедрах и животе. Но главное — полноценного удовлетворения желания, потребности, как правило, так и не происходит. Почему?

Нет смысла ругать себя за отсутствие силы воли, потому что в этот момент вами полностью руководят потребности вашего организма. Научные исследования показали, что практически все женщины и около 70% мужчин периодически испытывают подобную непреодолимую тягу к какой-либо пище. Помните правило — если нам чего-то хочется, значит, нам этого не хватает! Надо разбираться, почему не хватает, а не вести вечную борьбу

Помните, у О'Генри в рассказе «Персики»?

«...Милый, — произнесла она с видом Клеопатры, высказывающей Антонию пожелание, чтобы Рим был доставлен ей на дом в оригинальной упаковке. — Милый, я, пожалуй, съела бы персик.

Малыш Мак-Гарри встал и надел пальто и шляпу. Он был серьезен, строен, сентиментален и сметлив.

— Ну что ж, — сказал он так хладнокровно, как будто речь шла всего лишь о подписании условий матча с чемпионом Англии. — Сейчас пойду принесу...

...— Гадкий мальчик! — влюбленно проворковала она. — Разве я просила персик? Я бы гораздо охотнее съела апельсин».

с самим собой. Это классический пример, описанный во многих художественных произведениях.

Автор, сам того не подозревая, описал типичный пример тяги к определенным продуктам в период беременности. В это время многие женщины начинают вытворять на первый взгляд странные вещи. У некоторых появляется непреодолимое желание съесть что-то особенное, порой даже несъедобное (мел, кору деревьев).

Беременность — состояние, характеризующееся повышенной потребностью в витаминах и микроэлементах, в частности в кальции, который нужен для строительства костной системы будущего малыша. Во время беременности у женщин обостряется способность «слушать свой организм», недаром окружающие часто замечают необычный взгляд беременной женщины, обращенный как бы вовнутрь. Организм посылает сигнал: «Мне нужен кальций», и женщина находит мел...

На мой взгляд, существуют лишь два способа рационального питания: контролировать и сдерживать себя или научиться прислушиваться к себе. И если мы пойдем по второму пути и попробуем этому научиться, тело станет нашим партнером, а не противником.

> Повторю еще раз и хочу, чтобы вы это поняли: если вам чего-то хочется, значит, вашему организму этого не хватает! И бороться с ним, а стало быть, с собой, бесполезно и даже вредно. Надо понять, чего он хочет и восполнить образовавшийся дефицит. **!**

Как ни странно, ожирение можно рассматривать как болезнь «голодного» организма! Голодного на микроэлементном уровне. В развитых странах ожирение — обычный удел социально неблагополучных слоев населения. Ведь полноценная, «живая», насыщенная полезными составляющими еда не включает поисковые реакции организма. Постоянно недополучая жизненно важные вещества, мы пытается компенсировать их дефицит не разнообразием, а… количеством пищи.

Вероятно, пора вспомнить, что, помимо количественных характеристик всего и вся, есть еще и качественные, по сути, определяющие нашу жизнь. Самочувствие, например. Ощущение себя в этом мире, гармонии с собой и природой.

Поглощаемый нами ежедневно неиссякаемый поток жиров, сладостей и пресловутых калорий при сохраняющемся дефиците необходимых минеральных веществ неизбежно приводит к появлению избыточного веса со всеми вытекающими и выпирающими дополнениями. В то же время обогащение ежедневного рациона витаминами, микроэлементами, минералами, полезными жирными кислотами и другими жизненно необходимыми веществами может стать действенным способом борьбы с вечным желанием что-нибудь съесть.

Как же понять, какого именно микроэлемента не хватает именно вам? Некоторые «загадки организма» мы, врачи, разгадывать научились. Давайте рассмотрим несколько закономерностей гастрономических увлечений.

- **Хочется соленого.** Это может свидетельствовать либо об обезвоживании организма, либо о нехватке хлоридов, которые содержатся в рыбе и морепродуктах, а также в морской соли, с успехом заменяющей поваренную. Возможно, в организме имеется очаг инфекции (чаще всего, патология мочеполовой сферы). Повышенная тяга к соленому уменьшается при употреблении козьего молока, рыбы и морской соли.

- **Хочется кислого.** Например, кефирчика или квашеной капусты? Вероятно, ваша ежедневная пища слишком пресная и содержит нейтральные продукты (молоко, отварное мясо, рыбу, картофель). При пониженной кислотности желудочного сока такая пища будет провоцировать на употребление чего-то острого или кислого. Но иногда тяга «на кислое» может свидетельствовать о дефиците витамина С и недостатке магния. Вам в помощь орехи, семечки и бобовые. Подобные ситуации возникают при токсикозе беременных, отравлении, снижении иммунитета, когда потребности в витамине С существенно возрастают. Стойкая привязанность к кислому может также говорить о наличии проблем с желчным пузырем или с печенью.

- **Хочется горького или острого.** Это желание часто возникает при интоксикации. Остренького хочется также при нарушении секреторной и эва-

куаторной функций желудка. Потребность добавить перца или чеснока возникает после переедания жирной пищи для стимуляции пищеварения.
А если ваш рацион в последнее время существенно
не изменялся, то может сигнализировать о нарушении жирового обмена.

• Ну а если **хочется жирного**, и это пристрастие появилось внезапно, то, скорее всего, оно свидетельствует о нехватке кальция, восполнить который
можно с помощью сыра, молочных и кисломолочных продуктов, брокколи. Это может говорить и о
нехватке жирорастворимых витаминов. Чрезмерная
тяга к жирной пище появляется при соблюдении
длительной диеты с резким ограничением жиров,
при повышенных физических нагрузках, а также при
некоторых заболеваниях (ожирение, болезнь Ицен-
ко-Кушинга и др). Неоправданное поедание избыточного количества жира стимулирует дальнейшее
желание употреблять жирную пищу — за счет биохимических изменений в головном мозге с формиро-
ванием определенной зависимости.

• **Очень хочется сладкого**. Это типичный недостаток
хрома или фосфора. Может быть и нехватка аминокислоты — триптофана, — особенно в пасмурную
погоду. Эту тягу к сладкому часто удается усмирить,
просто добавив в рацион препараты хрома.

Но мир микроэлементов многообразен и живет по своим
законам, поэтому идеальным решением проблемы будет
все же проведение анализа волос на микроэлементы.

Анализ волос — едва ли не лучший способ для выявления наличия в организме солей тяжелых металлов, которые фактически являются ядами, и с которыми вы можете жить много лет, даже не подозревая об этом. Все остальные способы определения этих элементов менее точны. Такой анализ помогает выявить многие заболевания на ранних стадиях — ведь каждый недуг имеет свой так называемый «микроэлементный портрет», отражаемый в изменениях биохимических процессов.

Но вернемся к нашей методике.

Белковые продукты и ваш идеальный вес

На втором этапе ваш рацион в обеденное время могут украсить умеренные порции нежирного творога, постной говядины, телятины (исключена при подагре и в пожилом возрасте), белого мяса курицы и индейки, рыбы и всевозможных морепродуктов. Минимум 2 раза в неделю следует употреблять рыбу жирных пород, например лосось или тунец, содержащие омега-3 ненасыщенные жирные кислоты. В качестве гарниров хороши сырые и вареные овощи.

Количество белковых продуктов (мяса, рыбы, творога) следует рассчитывать для себя индивидуально с учетом идеальной массы своего тела. Чтобы определить, сколько вам необходимо белка, для начала определим так называемую идеальную, или истинную, массу вашего тела.

Само понятие «идеальный вес», как и «идеальная масса тела», претерпело со временем большие изменения. Принц Георг Бранденбургский, весивший свыше 200 кг, с гордостью полагал, что обладает поистине королевским весом. В наши дни близкой к идеальной считается масса тела, установившаяся у **здорового** человека примерно к 20–25 годам. В эти годы заканчивается физическое формирование человека как полноценного организма, и, если к этому времени не было каких-либо нарушений в питании или серьезных болезней, масса его тела является наиболее подходящим

> Однажды у великого Микеланджело спросили: «Как вам удается создавать такие пропорциональные скульптуры»? Он скромно ответил: «Да я просто беру мрамор и отсекаю от него все лишнее!»

стандартом для последующих сравнений. Если в этот счастливый период жизни вы еще не страдали полнотой, можно считать, что это и есть ваша идеальная масса тела. В последние годы среди врачей принято говорить не об идеальной, а о **нормальной массе тела**, которая зависит от пола, возраста, особенностей телосложения, степени тренированности мышц и т.д.

Так и мы с вами сейчас попробуем рассчитать нормальный вес вашего тела, мысленно отсекая все лишнее. Попыток выразить параметры тела языком математических формул было немало, но наибольшее признание и распространение среди практикующих врачей получила уточненная формула Брока.

Согласно этой формуле вычисляется нормальный вес тела при **нормальной, средней грудной клетке (нормостеническое телосложение)**:

М = рост — 100 при росте до 165 см,

М = рост — 105 при росте 166–175 см,

М = рост — 110 при росте более 175 см.

Если у вас **узкая грудная клетка** (астенический тип телосложения), следует снизить полученную таким образом величину на 10%.

При **широкой грудной клетке** (ги-
перстеники) увеличиваем результат
вычислений не более чем на 10%.
Например, при росте 175 см нормальная масса тела будет составлять:

для нормостеников 175 — 105 = 70 кг,

для астеников — 63 кг (– 10%),

для гиперстеников 77 кг (+ 10%).

Тип своего телосложения вы можете определить на основании следующих признаков: формы и размеров костей
скелета, формы грудной клетки, соотношения продоль-
ных и поперечных размеров тела.

Я понимаю, что замерять «размеры костей скелета»
несколько проблематично. Пойдем более простым путем:
будем замерять окружность запястья.

У нормостеников ширина руки в этом месте равна 16–
18 см, у астеников — меньше 16 см, у гиперстеников —
19 см и больше. Поскольку мне кажется, что астеник вряд
ли будет читать книгу о похудении, перейдем сразу к следующим двум физиологическим типам.

Телосложение нормостеников (среднекостный тип)
отличается пропорциональностью основных размеров
тела и правильным их соотношением. Именно у женщин-
нормостеников часто бывают длинные ноги, тонкая талия, красивая фигура.

Если вы классический нормостеник, можете использовать формулу в ее первозданном виде:

М = рост — 100 при росте до 165 см,

М = рост — 105 при росте 166–175 см,

М = рост — 110 при росте более 175 см.

Те дамы, которым от природы или от родителей досталась «широкая кость» и короткие ноги, имеют гиперстеническое телосложение. Они широкоплечие, с широкой и небольшой по длине грудной клеткой, мощными и имеющими значительную толщину костями, т.е. «коня на скаку остановит...». Представительницы гиперстенического типа, к сожалению, имеют выраженную предрасположенность к избыточному весу. Поэтому смело прибавляйте к рассчитанному по формуле весу еще 10%.

Посчитали? Это и есть тот самый вес, к которому надо стремиться. Для особо полных людей (свыше 100 кг для женщин) следует приплюсовать к этой цифре еще килограмм пять — вес растянувшейся с годами кожи.

Три типа ожирения

- Яблочный тип, при котором избыточный жир располагается на животе и верхней части туловища (наиболее характерен для мужчин и для женщин в постклимактерическом периоде);

- Грушевидный тип, когда избыточный жир располагается на бедрах, ягодицах и в нижней части туловища (наиболее характерен для женщин, но встречается и у мужчин при избыточном количестве женских половых гормонов);

- Смешанный.

Грушевидный тип сложнее поддается лечению с помощью диет, а яблочный тип приводит к большим проблемам со стороны сопутствующих заболеваний. Так, например, ожирение по типу «яблоко» у женщин преклонного возраста говорит о предрасположенности к развитию остеопороза. Лечение ожирения по типу «груша» затруднено из-за необходимости использования комплексных методов (+ аппаратная косметология) и высокой вероятности развития рецидивов.

Теперь вы объективно себя оценили и даже знаете «свою степень». Вопрос в том, что теперь с этими знаниями делать? Для начала давайте рассчитаем необходимую вам норму белковых продуктов.

! Минимальное количество чистого белка (протеина), необходимого нам в сутки, равно значению «нормальной» массы тела — но не в килограммах, а в граммах.
Пример: пусть ваш рост составляет 165 см. При этом нормальная масса тела должна быть равна 65 кг. Допустим, вы гиперстеник: 65 кг плюс 10% — получается 71,5 кг. Следовательно, минимально допустимое количество необходимого вам в сутки чистого белка ровно 71,5 г.

Количество белка на 100 г продукта всегда указывают на продуктовой этикетке. В крайнем случае таблицы состава продуктов можно найти в Интернете. Так в 100 г белого мяса курицы или в твороге содержится примерно 30–40 г чистого белка. Следовательно, в течение суток вы должны съесть около 200 г нежирного куриного мяса. С учетом того, что это будет единственный белковый продукт в вашем рационе. На практике вряд ли ограничитесь одной курятиной. Я думаю, в вашем ежедневном рационе будут и другие белковые продукты. Определенное место будет занимать и растительный белок. Я привел пример с куриным мясом только для того, чтобы вы поняли принцип расчета. Теперь у вас есть возможность самостоятельно рассчитать минимально необходимое количество белковых продуктов суточного рациона.

Позволю себе напомнить, что **общее количество белка в суточном рационе не должно быть менее 70 г, а количество жиров не должно превышать 30–35 г.** Поэтому не забывайте также учитывать в расчетах содержание жиров. Ведь именно их мы и пытаемся свести до минимальной физиологической нормы — 30 г в сутки!

И тут мы сталкиваемся, казалось бы, с неразрешимой проблемой. В 200 г куриного мяса уже содержится до 40 г жиров. При таком количестве жира в ежедневном рационе вы вряд ли быстро похудеете. Эта цифра уже превышает минимальную суточную норму по жирам, а уменьшать потребление белка нельзя. Что же делать?

Выхода два:

Выделяют четыре степени ожирения и две стадии этого заболевания: прогрессирующую и стабильную. Если ваш вес на сегодняшний день превышает «нормальную массу» (согласно расчетам) всего на 10%, вам несказанно повезло, ибо это только начальная, или первая, степень ожирения. Если превышение нормальной массы тела колеблется от 20% до 50% — то повезло уже вашему врачу, который не останется без работы, поскольку это — ожирение второй степени. Ну а если (страшно подумать!) превышение более 50% — это третья степень, и врач сможет только поддерживать ваше существование, потому что жизнью это назвать нельзя. Недавно выделили и четвертую степень, но надеюсь, эта «песня» не про вас!

- или ограничить свой рацион продуктами с низким содержанием жиров;
- или дополнить свой рацион спортивным питанием — «изолятом протеина» (чистым белком), приготовленным из сыворотки молока.

Не надо этого пугаться! На основании своего врачебного опыта смею утверждать, что обогащение рациона питания качественным, абсолютно натуральным спортивным протеином дает возможность обеспечить организм необходимым ему полноценным белком, предотвратить атрофию мышечной массы и избежать ряда связанных с этим осложнений. Хорошо составленная протеиновая смесь — легкий и удобный способ повышения содержания белка в ежедневном рационе.

! Хочу подчеркнуть, что изолят протеина является всего лишь небольшим дополнением к рациону, но ни в коем случае не заменой продуктов питания!

Пациентам с пониженной мышечной массой, ослабленным предыдущим применением жестких диет, а также «женщинам бальзаковского возраста» изолят протеина просто необходим. Если вы придерживаетесь современных взглядов на рациональное питание и не боитесь использовать протеиновые добавки, выбирайте именно те протеины, которые сделаны на основе яиц или молочной сыворотки — двух самых лучших и чистых источников белка.

Итак, теперь перед вами открыт мир белковых продуктов. Не прошло и трех недель! Только не надо набрасываться на все сразу. Давайте начнем, скажем, с творога — как наименее жирного и легко усвояемого белкового кисломолочного продукта.

Творог

Творог получается в результате сквашивания молока молочнокислыми бактериями и отделения сыворотки. Он полезен почти всем. Исключение составляют люди с некоторыми разновидностями мочекаменной болезни (творог содержит особый белок, который для них нежелателен). Еще систематического употребления творога следует избегать при некоторых редких заболеваниях, когда возникает необходимость в ограничении (или полном отказе) от поступления в организм кальция.

Творог сам по себе усваивается довольно легко. Он изобилует важнейшими веществами: аминокислотой метионином и ее предшественником — холином. Поэтому может служить полноценной заменой белкам мяса и рыбы. В его состав входят до 17% белков, 2,4–2,8% молочного сахара (лактозы), кальций, фосфор, железо и магний.

Кальций поддерживает состояние зубов, является строительным материалом для костей, участвует в свертывании крови и жировом обмене. Фосфор тоже принимает участие в образовании костной ткани, входит в состав многих важ-

Одна женщина пишет на нашем форуме: «М-да. Похоже, я слишком зациклилась на теме диетологии. Читаю в новостях: «В Западном округе посчитают белок». И в голове всплывает вопрос: «Как они собрались его считать и почему ничего не пишут про жиры и углеводы?»

ных ферментов организма. Некоторые вещества, содержащиеся в твороге, активизируют действие витаминов С и B$_{12}$. Творог полезен практически всем.

На втором этапе я обычно рекомендую включать творог в свое меню не чаще 1–2 раз в неделю. Это концентрированный белковый продукт, способный несколько закислять кровь, и, хотя он переваривается и усваивается намного легче мяса, особо увлекаться им все же не стоит. За один раз вы можете съесть 100–150 г творога — порция, которая приблизительно равна или несколько меньше размера вашего кулачка.

Употреблять творог желательно с овощами и зеленью. Пожалуй, не стоит сочетать творог с ярко-красными помидорами. Сами по себе помидоры великолепны! Они являются незаменимым источником ликопина — мощного антиоксиданта, помогающего стимулировать иммунную систему и защищать нас от развития некоторых видов онкологических заболеваний (особенно опухоли простаты у мужчин). Но, с другой стороны, помидоры категорически противопоказаны как пожилым людям, так и тем, у кого в анамнезе есть остеопороз и заболевания суставов. Ведь систематическое употребление помидоров, томатных паст, томатных соков и соусов приводит к нарушению усвоения организмом кальция, отложению солей, вызывает образование камней в почках, способствует эрозии зубной эмали, кальцификации клапанов сердца.

! Запомните! Женщинам «за сорок» не стоит сочетать любые кисломолочные продукты с ярко-красными и бурыми сортами помидоров.

Если вы используете **обезжиренный творог**, можете добавить туда на выбор 3 мелко нарезанные кураги (она богата калием и каротином), 3 чернослива (он содержит соли калия, натрия) или 2 инжира (кальций, фосфор, калий, каротин). **Но при этом общее количество фруктов, предусмотренных на день, придется сократить вдвое.**

Творог — прекрасный источник кальция и фосфора. Если вы женщина пост-климактерического возраста (что является фактором риска развития остеопороза), то вам необходим натуральный деревенский творог, независимо от его жирности. Обезжиренный творог чаще всего изготавливается в заводских условиях из молочного порошка. Кальция там почти нет. Да даже если бы и был, он все равно бы не усвоился, так как **кальций усваивается только из творога средней и высокой степени жирности**.

При выборе творога обращайте внимание на его внешний вид. Он должен быть ровного белого цвета, рассыпчатым, без свалявшихся комков.

Кстати! Прессованный творог сохранится намного дольше, если вы будете хранить его в перевернутом виде. Споры и бактерии проникают в прессованный творог и живут в доступном для кислорода слое. Когда вы переворачиваете творог, то частично устраняете доступ кислорода, и споры не могут так быстро развиваться. Прессованный творог сохраняет только от 25 до 50% кальция от содержавшегося в молоке, из которого он был сделан.

На мой взгляд, ничто не может сравниться по качеству и вкусу с домашним творогом, приготовленным из натурального коровьего молока заботливыми руками хозяйки.

Творог на Руси всегда был одним из самых любимых продуктов. Приготовление домашнего творога — дело,

— У вас есть сыр «рокфор»?
— А что это такое?
— Сыр с плесенью.
— Сыра нет. Но есть колбаса «рокфор», беляши «рокфор», селедка «рокфор».

в общем, нехитрое и не отнимает много времени. Если вам повезло, и у вас есть свой «домик в деревне» с русской печкой, обязательно попробуйте приготовить творог по старинному русскому рецепту. Обычную простоквашу слейте в глиняный горшок и поставьте на несколько часов в нежаркую, остывающую печь. Полученное содержимое переложите в полотняный мешочек, отцедите сыворотку и положите мешочек с творогом под пресс. Проделайте такую операцию дважды. Когда творог станет абсолютно сухим, плотно уложите его в глиняный горшок и залейте сверху топленым маслом. Приготовленный таким старинным способом творог мог храниться месяцами без всякого холодильника.

Если вам повезло еще больше и у вас есть благоустроенная квартира, предлагаю другой рецепт, по которому готовила творог еще моя мама. Для сквашивания молока можно использовать корочку черного хлеба, небольшое количество простокваши, йогурта или кефира. Вылейте кислое молоко в широкую невысокую кастрюлю, затем поместите на водяную баню. Лучше всего в такую же, но чуть большую по размеру кастрюлю, заполнив промежуток между стенками посуды водой. Нагревайте эту «твороговарку» на медленном огне. Когда кислое молоко отойдет от стенок кастрюли и выступит желтоватая сыворотка — сразу же снимите обе кастрюли с огня и охлаждайте содержимое. Любым удобным способом отделите творожную массу от сыворотки.

Приятного аппетита!

Рыба

Теперь поговорим о **рыбе**. Хотя бы потому, что она является одним из самых полезных, качественных и доступных продуктов питания. Исследование, проведенное совместными усилиями палеонтологов из Китая и Германии, подтверждает гипотезу о том, что предки современных людей питались рыбой еще 40 000 лет назад.

Сам я, сколько себя помню, никогда не любил рыбу! Она до сих пор прочно ассоциируется у меня с негативными воспоминаниями детства — мучениями от застрявшей однажды в горле рыбной кости и с отвратительным запахом на всю квартиру, когда мама варила треску нашему коту. Однако в последние годы все больше людей отдают предпочтение именно рыбе.

Всю рыбу, которая присутствует на прилавках магазинов, можно условно разделить на живую, охлажденную и замороженную. Чаще всего в грязно-зеленых аквариумах, стоящих в гипермаркетах и на некоторых рынках, лениво плавают карпы, толстолобики, а иногда даже белые амуры и форель, которые завозятся из местных рыбных хозяйств. Экзотику там особенно не разводят.

Те, кто хоть раз бывал в Европе, наверняка обратили внимание на то, что почти вся рыба там продается в **свежем виде**. А мы, как всегда, идем своим путем. Несмотря на то что Россия относится к ведущим рыбопромышленным державам, занимая четвертое место в мире по добыче рыбы и морепродуктов после Японии, Китая и США, почти вся рыба продается у нас исключительно в замороженном и соленом виде. Думаю, это связано с какими-то секретными стратегическими запасами, о которых все знают, но никто никогда не видел!

Только нам, рядовым покупателям, от этого знания легче не становится. Ведь если бедную рыбешку вовремя заморозили еще в холодильниках на судне, то она может спокойно пролежать в морозильнике от шести месяцев до года. Люди чаще всего покупают дешевую свежемороженую рыбу, которую моя мама в свое время скармливала кошке. А я бы не рекомендовал вам употреблять в пищу эти так называемые кормовые сорта рыб.

Живой рыбой из позеленевшего аквариума тоже лакомиться не стоит. До этого она в буквальном смысле паслась в специальных водоемах и бассейнах, питаясь комбикормом с разными антибиотиками и гормонами. Но особенно аккуратно надо относиться к выбору **охлажденной рыбы**, которая так красиво разложена на витринах со льдом в крупных магазинах.

! Если вы все же решились купить охлажденную рыбу, надавите пальцем на тушку. Когда уберете палец, вмятина должна исчезнуть! Жабры у свежей рыбы всегда ярко-розовые.

Теперь о морепродуктах. Например, охлажденных гигантских креветок, которых часто предлагают нам в шикарных рыбных магазинах, не может быть в принципе! Дело в том, что после вылавливания этот деликатес всегда замораживают. Охлажденные хвосты креветок — это тоже для дурачков. Ну, представьте себе: креветок отловили, упустили время заморозки, в результате головы у них почернели. Что делать? Да очень просто — оторвать головы, а все остальное заморозить. А затем, уже в магазине, их оттаивают и с важным видом красиво раскладывают веером на лед.

Даже очень дорогие магазины, где охлажденная рыба должна быть по статусу, не очень-то любят с ней связываться. Уж больно деликатный товар! Она быстро портится, и продавцы рискуют не успеть ее продать.

Как мы все уже знаем, рыбы «второй свежести» не бывает. Это мы вслед за классиком так считаем! А дельцы от торговли так не думают! Куда, по их мнению, должна идти испорченная рыба? Обратно на прилавок. Существует даже специальная процедура реанимации протухшей рыбы. Она схожа с той, которую применяют к испорченному мясу. Рыбку, игнорируя характерный запах, режут на кусочки и маринуют!

Морская рыба — до конца не изученный продукт! Она содержит полиненасыщенные омега-3 жирные кислоты, замедляющие развитие атеросклероза, снижающие риск возникновения инфаркта, и т.д. Сколько лет я уже работаю врачом-диетологом, столько лет неустанно твердят о ее безграничной пользе.

Тем же, кто не очень любит рыбу, навязчиво предлагается постоянно принимать рыбий жир в капсулах. Но и здесь не все однозначно.

> Охлажденная целая рыба сохраняет свежесть не дольше 3–4 дней.

Обоснование. Масштабное исследование, проводимое учеными медицинского факультета Университета Восточной Англии, в котором приняли участие более трех тысяч мужчин, выявило повышение уровня смертности у тех, кто принимал капсулы рыбьего жира. Причем однозначно доказать непосредственную пользу употребления жирных кислот омега-3 ученым так до сих пор и не удалось. Кроме того, при проблемах с поджелудочной железой и при сахарном диабете употреблять их просто вредно, а передозировка грозит серьезными проблемами с надпочечниками.

В **морской рыбе** содержится огромное количество различных микроэлементов. Она богата йодом, марганцем, и... ртутью! Ее количество в рыбе растет от года к году вместе с уровнем загрязнения Мирового океана. В мясе таких рыбьих хищников, как тунец, рыба-меч, окунь и ставрида, содержится большое количество соединений ртути. Ртуть, как известно, вызывает у детей стойкие неврологические нарушения, а потому употреблять в пищу эти сорта рыбы, по крайней мере детям, беременным и кормящим женщинам, не рекомендуется. Недаром наш родимый Россельхознадзор вдруг «проснулся» и волевым решением ограничил ввоз на территорию государства Российского свежей и охлажденной красной рыбы из Норвегии. Причиной этого нелегкого решения стало обилие солей тяжелых металлов, содержащихся в аппетитной рыбке. Поэтому норвежская семга на прилавке сейчас лежать вроде бы не должна. Но ведь лежит...

И не увлекайтесь рыбными консервами! Современный вариант консервов «Килька в томате» придумали в середине 60-х годов прошлого столетия технологи Керченского рыбного завода. Новинку отвезли сразу в Кремль — лично Никите Сергеевичу Хрущеву. Ему рыбка в соусе понравилась, и в целях популяризации консервов на нее была установлена народная цена — легендарные 33 копейки. По запасам кильки в томатном соусе Россия и сейчас по-прежнему впереди планеты всей. Именно этими консервами постоянно пополняется ГОСРЕЗЕРВ.

Для любителей японской кухни хочу добавить пару слов про **суши**. Прежде всего поедание сырой рыбы грозит прямым заражением различными паразитами. Такие случаи в Японии — не редкость; они уже получили широкую известность. Если и заказывать суши, то только в крупных известных ресторанах.

Однако, несмотря на вышесказанное, рыбу есть необходимо! Она не содержит насыщенных жиров, и в ней присутствует определенная комбинация очень важных аминокислот. Особенно актуальным употребление рыбы становится для людей после 40 лет — ввиду наличия в ней эйкозапентаеновой кислоты. Она снижает свертываемость крови, что является профилактикой образования тромбов.

Начиная со второго этапа после творога женщинам желательно употреблять рыбу именно жирных пород, но не более 3 раз в неделю, мужчинам — не более 2 раз в неделю.

Мясо

Теперь поговорим о **мясе**. Точнее, о всевозможных разновидностях мяса и способах его приготовления. Здесь тоже есть свои тонкости.

Большинство моих пациентов можно условно разделить на две группы:

- Те, кто не представляет свою жизнь без сладкого и мучного.

- Те, кто равнодушен к сладостям, но полжизни готов отдать за кусок стейка или колбасы.

Про углеводную зависимость мы с вами уже знаем, а вот маниакальная потребность в мясе у так называемых «мясоедов» объясняется возбуждающим действием на нервную систему экстрактивных веществ, которыми особенно богаты отвары из мяса (супы и бульоны). Это возбуждение дает обманчивое впечатление силы, уверенности, снижает депрессию. У человека вырабатывается привычка к потреблению мяса (в качестве стимулирующего вещества) так же, как к крепкому кофе или чаю. Временное чувство эйфории требует поддержания этого состояния, подобно потребности в курении и алкоголе.

Бытует укоренившийся миф о том, что антропоиды превратились в Homo sapiens только благодаря тому, что стали употреблять мясо. Однако, как показывает история, в древнейших цивилизациях существовали высоконравственные принципы защиты животных. Например, хараппская культура охраняла жизнь животных, в особенности коров и быков. В обязанности царя входило защищать «праджей» — подданных в самом широком смысле этого слова, то есть всех живых существ.

Обоснование. По данным Американского института изучения рака, мясной рацион питания угрожает развитием рака ободочной и прямой кишки. Они передают большой привет сторонникам белковых диет (Аткинса, Дюкана, «кремлевской»)!

В жирном красном мясе слишком много насыщенных жиров, а их и так у вас под кожей накопилось немало.

Я не призываю вас совсем отказываться от мяса, но необходимо по возможности **ограничить его количество в своем рационе**. Предпочтение нужно отдавать постной телятине, крольчатине или курятине. Думаю, не открою тайны, если скажу, что у птицы лучше есть не темное, а белое мясо. Именно в нем меньше всего жиров, из него лучше всего усваиваются белки. Подойдите к этому вопросу творчески, украсив мясные блюда овощами и специями. Красиво оформленная еда вызывает усиленное выделение слюны и желудочного сока, что способствует ее полноценному перевариванию и усвоению белка. Немаловажен и способ обработки продукта. Лучше всего предварительно пропускать мясо через мясорубку, так как фарш переваривается затем намного легче, чем цельный кусок.

Белковые продукты лучше усваиваются, когда они поступают в желудок в сочетании с клетчаткой, которая в изобилии содержится в отрубях и свежих овощах.

Почему именно в свежих, а не в тушеных или отварных? Да очень просто! В свежих овощах сохраняется намного больше витаминов, микроэлементов и биофлавоноидов, в них не нарушается сама структура пищевых волокон клетчатки. А сочетание гарниров из овощей даже с жирными мясными и рыбными блюдами способствует активизации пищеварительных желез, обычно угнетаемых избыточными жирами. Если у вас нет проблем с желудком и кишечником, ежедневно следует съедать от 600 до 700 г сырых овощей.

Если вы страдаете заболеваниями желудочно-кишечного тракта, такого количества сырых овощей ваш организм просто не выдержит: их придется тушить или варить. Причем делать это нужно в эмалированной кастрюле с плотно пригнанной крышкой, которая предотвратит доступ воздуха.

Лучше, если крышка кастрюли будет непрозрачной, и овощи будут вариться в темноте. Свет также частично

Часто можно слышать от коллег-диетологов, что при тепловой обработке разрушается большая часть витаминов. Это действительно так, но зато оставшаяся часть усваивается намного лучше. При термической обработке клеточные стенки овощей разрушаются или становятся намного мягче. В результате из них легче выделяются полезные вещества. Например, из брокколи и шпината после варки или готовки можно получить от 10 до 30% каротиноидов, а из сырых овощей — не более 3%. К тому же в некоторых овощах, например в фасоли и баклажанах, содержатся токсины (отравляющие вещества), которые распадаются и становятся безопасными для человека только после термической обработки.

способствует распаду витаминов. Изменение окраски овощей в процессе приготовления свидетельствует об утрате большинства витаминов и минеральных веществ. Они переходят в воду. И, конечно, не стоит каждые 5 минут открывать крышку, чтобы проверить готовность овощей, тыкая в них острым предметом. Из оставленных «ран» в воду будут вымываться полезные микронутриенты. Лучше постарайтесь выписать из «умных книг» по кулинарии время готовности каждого овоща. Варить овощи нужно до легкого размягчения (но не дольше), в небольшом количестве воды, не допуская активного кипения и выпаривания. Опускать овощи нужно в кипящую воду.

Приготовление пищи на пару всегда считалось у диетологов наиболее рациональным и полезным. Однако самым древним способом кулинарной обработки является запекание на открытом огне. При этом древнейшем способе приготовления пищи продукты сохраняют не только свой натуральный цвет, запах, форму и вкус, но и большую часть микроэлементов и витаминов.

Сейчас многие СМИ любят использовать замысловатые словечки, которые потом подхватываются нашим впечатлительным народом. Их повторяют машинально, по поводу и без повода, иногда даже не догадываясь, что это на самом деле значит. Одно из таких словечек — **канцерогены**. Большинство из нас даже не представляет толком, что это такое, но заранее бояться!

> Слово канцероген — производное от латинского cancer — рак и греческого genes — рождающий. То есть это компонент, вещество или физическое явление, которое при воздействии на организм повышает вероятность возникновения злокачественных опухолей.

Но не надо этого бояться — надо это знать!

На самом деле канцерогены есть везде: в воздухе, которым мы дышим, в воде, которую пьем, в одежде, которую носим, в еде, которую едим сами и даем детям. Сегодня из 60 тысяч известных науке химических соединений, с которыми человек вынужден контактировать постоянно, на канцерогенность проверены менее 2%. И достоверно доказано, что третья часть из них абсолютно безопасна.

Действительно, есть полициклические углеводороды — канцерогены, образующиеся при сгорании органических веществ. Они — бессменные спутники всего жареного и копченого. Так вот, многие боятся жаренного на углях мяса или рыбы, так как считается, что когда жир шашлыка капает на угли, он сгорает, образуя канцерогенные вещества, которые вместе с дымом поднимаются вверх и пропитывают продукт. Но давайте подумаем, а много ли этого дыма попадет на жарящееся над огнем мясо? Сколько может весить этот дым? И сколько в этом дыму будет содержаться канцерогенов? Это количество будет столь ничтожно, что даже очень точные весы не смогут его определить.

Поэтому не бойтесь «страшилок» — готовьте мясо и рыбу на углях. Главное правило — мясо не должно быть обгоревшим!

Если вы продолжаете бояться «убийц-канцерогенов», а вареное уже «надоело до смерти», просто заверните продукт в алюминиевую фольгу, — и в духовку или на огонь.

Можно варить мясо и рыбу, готовить их на пару или жарить на гриле. Следует только избегать жирного мяса и наваристых бульонов.

В различных сортах мяса нет почти никакой разницы с точки зрения питательной ценности. Главное, чтобы вам нравилось блюдо, которое вы приготовите.

Помните правило — нельзя насильно впихивать в себя невкусные продукты!

Овощи

На этом этапе методики вы уже можете чередовать вечерний салат с тушеными овощами. По опыту общения с пациентами знаю, что людям всегда комфортнее пожарить или разогреть на сковороде, нежели заниматься длительным и нудным тушением. Несмотря на все преимущества пароварки, немногие решаются заменить ею сковородки и кастрюли. Мне кажется, что эти предубеждения против варки на пару связаны с определенными отрицательными ассоциациями, возникающими на подсознательном уровне. Ведь многие точно знают или хотя бы когда-то слышали, что подобный способ приготовления рекомендуется тяжелобольным людям, страдающим гастритом, язвой, холециститом, атеросклерозом и прочими неприятными заболеваниями. В голове возникает образ беззубой старушки в рваном больничном халате, поедающей тушеные овощи из помятой алюминиевой миски...

Овощи, приготовленные на пару, действительно легко усваиваются и не создают ощущения тяжести в желудке. Такое блюдо никогда не подгорит, готовится равномерно, не требует масла, помешивания и переворачивания. Водорастворимые витамины и минералы не теряются в бульоне, а еда не насыщается дополнительными жирами. При варке на пару продукты не соприкасаются с воздухом и не нагреваются выше 100°С, что сохраняет их состав почти в первозданном виде. Время, необходимое для варки на пару овощей, значительно меньше, чем для жарения и варки в воде. Приготовленные на пару блюда получаются сочными и полезными, ведь пар, даже из жесткой и хлорированной воды, не содержит примесей металлов.

При использовании пароварки следует учесть два фактора.

- Для приготовления на пару подходят все продукты, кроме грибов, которые необходимо варить в большом количестве воды.

- Подпорченные и мятые овощи в пароварке приобретут неприятный запах и вкус, а если вырезать дефекты — потеряют свою форму. Поэтому для приготовления на пару все овощи и фрукты должны быть надлежащего качества.

И вовсе нет необходимости покупать дорогую пароварку. Простейшее приспособление для варки на пару — глубокая кастрюля, на дно которой наливается вода, над ней помещается сито, а крышка плотно закрывается.

Мне бы хотелось, чтобы как минимум половину из этих тушеных овощей составляли брокколи. Как вам тушеные до легкого хруста при надкусывании соцветия брокколи с капелькой обыкновенного кетчупа в качестве соуса и украшением из молотых ядрышек бразильского ореха?

Я не фанат брокколи, просто это действительно очень полезный продукт. Соцветия этого вида капусты давно известны врачам как источник многих полезных веществ. Белок брокколи почти не уступает белку животного происхождения: к примеру, лизина и триптофана в нем столько же, сколько и в белке куриного яйца.

Брокколи улучшает эластичность кожи, препятствуя ее провисанию (вспомните образование

Если в кастрюлю с водой просто поставить емкость с продуктами, это будет варка на водяной бане, что тоже лучше варки в воде, но при этом способе пар не сможет проникнуть в продукты равномерно. Другой вариант — кастрюля с закрепленной сверху марлей, в которую кладутся продукты. Но если вам позволяют финансы — зачем огород городить? Сейчас существует множество пароварок различной конструкции и цены, готовить в которых проще, чем в сковороде.

фартука кожи при резком масштабном похудении). Ведь калий, содержащийся в этой капусте, регулирует содержание воды, медь отвечает за прочность и эластичность соединительных тканей, а

> Вытяжка из брокколи в некоторых случаях способна даже рассасывать мелкие миомы матки у женщин.

цинк защищает от свободных радикалов. По сравнению с другими видами капусты, брокколи содержит в 2 раза больше витамина A, C, фосфора, кальция, железа.

Кроме того, что брокколи является прекрасным источником хрома, регулирующего углеводный обмен, она содержит природные вещества, которые помогают предотвратить рак. Один из компонентов брокколи — диин-долилметан (DIM) — обладает мощным антиандрогенным действием: создает препятствие для роста раковых клеток в предстательной железе на ранних стадиях заболевания. Помимо этого, брокколи, а также цветная и брюссельская капуста содержат индол-3-карбинол (I3C), который в организме человека также трансформируется в дииндолил-метан. У женщин это вещество способно предотвращать развитие опухолей молочной железы и эндометрия.

> Эту капусту лучше всего несколько минут тушить на пару. Но у людей с повышенной кислотностью и заболеваниями поджелудочной железы она иногда может вызвать вздутие живота и колики. **!**

В брокколи присутствует еще один природный антикан-цероген — сульфорафан. Это вещество убивает бактерии, вызывающие некоторые виды язвы желудка, и препятствует развитию в нем рака. Попадая в кишечник, сульфорафан участвует в выработке глютатионтрансфераз — мощных ферментов, разрушающих канцерогены в поступающей пище. Сульфорафан содержится во всех разновидностях капусты, но в брокколи обнаружена наивысшая его концентрация.

Мир фруктов

На втором этапе вам также открывается все разнообразие мира фруктов, но я бы хотел надеяться, что вы не забудете и о яблоках. Старайтесь выбирать разные фрукты, но делайте это с учетом сезонности: любые фрукты лучше употреблять в свой сезон. И по возможности отдавайте предпочтение тем фруктам, что созревают в вашем регионе. Не гонитесь за красотой, выбирайте средние, даже «корявенькие» плоды. Обращайте также внимание на страну-производителя.

Существует одна довольно интересная, на мой взгляд, теория, по которой для нашего организма предпочтительны фрукты и овощи, выросшие именно в наших климатических условиях, а не привезенные издалека. В свое время В.И. Вернадский высказал предположение, что химический состав клеток каждого вида живого организма строго индивидуален. Его стабильность определяется постоянством видового питания. Поэтому любому организму необходимо то питание, что назначено ему предшествующими поколениями и географической средой обитания. Продукты из чуждого для его народа центра селекции культурных растений в определенном смысле являются для него генетически измененными. Из таких чужеродных продуктов строятся чуждые организму клетки. Считается, что в нас на генетическом уровне заложено «предпочтение» именно местных фруктов, а потому на «заморские» организм может отреагировать неадекватно, например, развитием аллергических и аутоиммунных реакций.

Привозные овощи и фрукты порой переполнены различной сельскохозяйственной химией. Поэтому чистить нужно не только картошку, но и импортные яблоки, ведь большая часть вредных веществ содержится в кожуре. Счищайте как можно больше — сколько не жалко.

Из всего мира фруктов для вас под запрет попадают только бананы и виноград — из-за очень высокого содержания сахара, провоцирующего инсулиновый выброс.

Если очень хочется

Я думаю, что иногда (когда действительно очень хочется) вы можете себе позволить небольшой кусочек любого любимого продукта, кроме того небольшого списка продуктов, которые были вам строго запрещены еще на первом этапе. Назовем это законным лакомством.

Если по ночам вам снятся любимые экзотические фрукты, хотя бы один раз купите и съешьте. Если вы пьянеете от запаха жареной отбивной, наплюйте на ограничения и съешьте. И ни в коем случае не ругайте себя за это! Доктор разрешил — значит, можно!

Возьмите кусочек любого желанного блюда. Пусть даже это будет кусочек колбасы или сыра, а может, даже кусочек горького шоколада без сахара, но размером с игральную кость. Положите его в рот и долго держите, прежде чем проглотить. Рассасывайте во рту. Рецепторы языка должны насытиться этим обворожительным, желанным вкусом и передать эти ощущения вашему сознанию. Если ваше сознание осталось не удовлетворенным, возьмите еще один кусочек.

> Если вам чего-то очень хочется, то вы должны понимать, что хочется именно вашему сознанию, голове, а не желудку. Желудок хотеть не может. Там нет мозгов и просто нечему хотеть.

Точно так же одна чашка свежезаваренного какао (без сахара!) на втором этапе — вполне допустимая роскошь. Удивительная способность какао улучшать настроение и повышать жизненный тонус была замечена людьми очень давно. Биологически активные вещества, которые содержатся в какао, увеличивают работоспособность, стимулируют умственную деятельность. Какао улучшает память и даже способно помочь человеку справиться с депрессией, стимулируя выработку «гормонов радости» — эндорфинов. К тому же, в отличие от шоколада, какао не содержит сахара, а следовательно, не попадает в список запрещенных вам продуктов. Какао следует варить на воде и лишь в самом конце добавлять немного молока и корицы по вкусу.

Не стоит постоянно поднимать себе настроение при помощи крепких спиртных напитков. В этот период они будут восприниматься организмом весьма неадекватно.

Первые проблемы второго этапа

Стоит отметить, что на втором этапе могут появиться первые серьезные проблемы. Одна из них заключается в том, что чем больше вы худеете, тем медленнее идет процесс. Человек начинает медленней худеть, и мотивация у него окончательно пропадает. Особенно это касается мужчин.

Рано или поздно почти у всех наступает момент, когда организм, устав бороться с лишним весом, на все попытки еще хоть немного похудеть отвечает категорическим отказом. У каждого этот момент наступает в свое время. Зависит это не столько от точности выполнения условий методики, сколько от особенностей конкретного человека. Я заметил, что довольно быстро этот момент наступает у людей, имеющих небольшой запас лишнего жира (примерно до 10–15 кг).

> **!** В этот же период целесообразно сделать своеобразную «перезагрузку» или, если хотите, «встряску», то есть активизировать обмен веществ и заставить организм играть по вашим правилам. Многие называют это разгрузочным днем. Но на самом деле все как раз наоборот — это загрузочный день! Про дни разгрузочные вы, наверное, уже слышали. А вот про то, что должны быть еще и «загрузочные» дни, знают немногие. **!**

Но стоит лишь некоторое время переждать, не отчаиваться, не бросать методику — и вес обязательно пойдет вниз. Кое-кто успешно минует этот сложный период, но некоторым людям надо помочь. Для этого целесообразно применение любого физического воздействия, направленного на выдавливание из адипоцитов (жировых клеток) жирных кислот. Это может быть как активный антицеллюлитный массаж проблемных зон, так и физиотерапевтические мероприятия (LPG и т.д.)

В свое время диетолог Джоэль Марион разработал специальный метод, который в дальнейшем получил название «читинг» — в переводе «обман, надувательство». Чтобы вы поняли суть загрузочных дней (читинга), я кратко постараюсь объяснить, что происходит в это время с вашим организмом.

Закономерности протекания процесса утилизации жиров зависят от множества факторов, в том числе и от уровня гормона лептина, который контролирует аппетит. Стабильно бедный рацион питания со временем почти неизменно приводит к проблемам с выработкой этого гормона, поэтому периодически организму необходимо устраивать так называемые «загрузочные дни», когда количество пищи резко увеличивается на 50% и более. Это делается для того, чтобы поднять выработку лептина и сбить приспосабливающийся организм с толку. **Такие загрузочные дни способствуют ускорению метаболизма, а это, в свою очередь, не дает замедлиться процессу похудения.**

Еще одним немаловажным плюсом читинга является то, что человек со временем просто устает от вечных ограничений, и такие дни для него воспринимаются как глоток свежего воздуха. Они помогают уйти от состояния апатии и раздражительности. У людей с большим избыточным весом в начале программы такая «загрузка» устраивается обычно один раз в 2–3 недели. Чаще ее делать просто не имеет смысла. Но чем меньше жира остается у вас под кожей, тем меньше выделяется гормона лептина и тем чаще приходится устраивать загрузочные дни. Однако в идеале это решение должен принимать врач на основании анализа колебаний этого гормона и общей клинической картины.

> В загрузочные дни есть можно все продукты, в которых содержится мало жира и много медленных углеводов и протеинов (овощи, каши, фрукты с высоким содержанием клетчатки). И не забывайте пить воду!

Своим пациентам в случае приостановки падения веса я обычно рекомендую провести 1–2 «арбузных» или «рисовых» дня. Проводить их можно не чаще одного раза в месяц! Ну, с арбузами все просто. С утра и до вечера можно есть только арбуз, но зато без ограничений, сколько хочется. Только не переусердствуйте под вечер, чтобы не протоптать ночью тропинку в туалет. Но поскольку арбузы продукт сезонный, есть и запасной вариант — «рисовые» дни.

С этим несколько сложнее, но ничего особенного. Берем стакан бурого (коричневого) риса — примерно 200–230 г — и долго варим его, подливая воду. Не спешите! Рис должен полностью развариться. Добавляем в кастрюльку стакан мелко порезанной кураги, соль и специи по вкусу. Я всегда добавляю немного специй, например «карри». Эту кастрюльку риса с курагой едим 2 дня. Вода, чай, кофе — по желанию. И больше ничего! После этого «лед тронется»!

Никаких компромиссов

Надеюсь, вы понимаете, что здесь я предлагаю вам лишь типовую, усредненную формулу рациона, которая априори не может подходить всем. Стандартов здесь быть не может, как не бывает двух одинаковых людей.

Я не провидец и, разумеется, не могу предполагать, как среагирует ваш организм на предлагаемый ему режим. Более точный рацион второго этапа определяется и рассчитывается в нашей клинике индивидуально. Здесь же мне остается полностью полагаться на полученные вами из этой книги знания и ваш трезвый аналитический рассудок.

Для женщин в пред- и постклимактерическом периоде необходимым условием является дополнительный прием фитоэстрагенов (с учетом противопоказаний), замещающих женские половые гормоны. Если вы никогда не слышали об этих препаратах, проконсультируйтесь у гинеколога или эндокринолога.

Если у вас более 10 кг избыточной жировой массы, то ко второму этапу желательно переходить после потери на первом этапе не менее 5 кг.

Режим дня для второго этапа

- Утром — туалет и взвешивание (ведем график падения веса).

- Затем натощак выпиваем стакан обычной воды без газа и полстакана любой минеральной воды с высоким содержанием магния.

- Умываемся. Приводим себя в порядок.

- Выпиваем одну пробирку (капсулу) L-карнитина 1500 мг и по знакомому сценарию (стр. 168) отправляемся на утреннюю прогулку. Двигаться, как всегда, в аэробном режиме, следя за дыханием, в течение 40–70 минут. Чем дольше, тем лучше! На этом этапе, по возможности, целесообразно несколько изменить режим нагрузок, добавив в них элемент ускорения. Такая интервальная тренировка в прерывистом темпе оказывается более эффективной для похудения, чем продолжительная ходьба постоянной интенсивности. По крайней мере, это особенно актуально для молодых женщин и мужчин.

Обоснование. В исследовании, проведенном недавно в Университете Нового Южного Уэльса в Сиднее, у молодых женщин сравнивались эффекты 15-недельной программы высокоинтенсивных упражнений в прерывистом темпе и продолжительных тренировок стабильной интенсивности. Хотя в целом обе программы оказались эффективными, исследователи обнаружили, что больше жира сжигается во время высокоинтенсивной интервальной тренировки. Женщины совершали спринт на велосипедах в течение 8 секунд, за которым следовали 12 секунд легкой езды, повторяя этот цикл в течение 20 минут. Исследователи обнаружили, что эти участницы потеряли в 3 раза больше жира, чем те, которые тренировались в устойчивом темпе в течение 40 минут.

- Придя с прогулки домой, выпиваем еще одну пробирку (капсулу) L-карнитина 1500 мг и полтора часа ничего не едим! Воду можно пить всегда!

- **Затем завтракаем.** Желательно, чтобы первый завтрак состоял из коктейля изолят протеина (продается в магазинах спортивного питания. Не путать с протеином!) и отрубей. Количество изолята протеина рассчитываем, строго исходя из вашего персонального минимума суточной потребности белка. Вы уже знаете, что она подбирается индивидуально для каждого человека согласно формуле, приведенной выше. Если у вас нет возможности приобрести чистый белок в виде изолята протеина, увеличиваем порцию белкового обеда (будь то творог, рыба или мясо) по расчету необходимого вам белка — и разбиваем его на 2 приема. У вас будет 2 обеда с интервалом в 2–3 часа.

- **Обед.** В течение первых двух дней второго этапа в обед следует употреблять творог в объеме от 180 до 200 г и жирностью от 0% до 7%. Творог можно сочетать с овощами и зеленью. Если вы используете творог с нулевой жирностью, можете добавить туда на выбор 3 кураги, или 3 чернослива, или 2 инжира. Но при этом количество фруктов в вашем дневном рационе сокращается как минимум наполовину.

С третьего дня заменяем обеденный творог рыбой, желательно жирных пород (семга, форель, лосось). Достаточно всего 180 г готового продукта. Рыба готовится без использования масла (варка, тушение, запекание в фольге, аэрогриль). Как гарнир к рыбе можно использовать любые сырые овощи. Желательно хотя бы иногда (раз в неделю) употреблять в качестве гарнира морскую капусту. Если вы приобрели салат из морской капусты, его надо предварительно промыть в дуршлаге от заправки (масла) под теплой водой. Затем можно добавить в него любые специи и пряности.

Во второй фазе (прогестероновой) месячного цикла в рыбные дни добавляем в вечерний салат одно целое вареное куриное яйцо, а количество растительного масла сокращаем до одной чайной ложки.

Во время первой (эстрогеновой) фазы цикла яйцо в салат не кладем, количество масла то же — одна чайная ложка.

Рыбу можно иногда менять на аналогичные порции морепродуктов (креветки, кальмары и др.). У вас должно быть 3 рыбных дня в неделю.

После рыбных начинаются **мясные дни**: до 250 г белого мясо курицы без кожи (куриная грудка).

Точное количество мяса и рыбы вы можете рассчитать для себя по формуле (смотрите ранее в параграфе «Белковые продукты») с учетом необходимого количества белка и предельно допустимой нормы жиров.

Куриное мясо следует иногда заменять мясом кролика, постной говядиной или телятиной. Мало кто знает, что в постном красном мясе содержание жиров не превышает его содержания в белом мясе

> Время обеда определяется вами на основании потребности в пище, а не на основании наступления определенного часа.

откормленной курицы. Зато железо, так необходимое женщинам в критические дни, легко получить именно из красного мяса (говядина, телятина). Пожилым людям от телятины лучше отказаться ввиду наличия в ней пуриновых оснований.

> **!** Из предыдущих параграфов вы уже знаете, что за один прием пищи может усвоиться не более 30 г чистого белка (протеина), который содержится примерно в 170 г нежирного творога или белого мяса курицы. Чтобы вам было легче представить себе, сколько это в объеме, возьмите за образец порцию, равную по объему одной пачке сигарет.

При избыточном употреблении белковых продуктов неизменно вырастет и количество поступающих с ними насыщенных жиров. Их количество следует регулировать (максимально 30 г в сутки) путем ограничения масла в вечернем салате.

Большинство жиров являются заменимыми, поэтому мы можем вполне обходиться без многих из них. Однако две жирные кислоты считаются незаменимыми, и это важно учитывать при регулировании суточного рациона! Подобно витаминам, они не могут вырабатываться в организме, и отсутствие любой из них может спровоцировать развитие серьезных заболеваний. Подлинный секрет сохранения здоровья состоит в постоянном балансировании между двумя главными классами полиненасыщенных жирных кислот — омега-3 и омега-6.

Еще раз напоминаю, что любое мясо, как и рыба, готовится без ис-

Праздник живота

Раз в месяц (в мясной день) вы с чистой совестью можете позволить себе порцию шашлыка (до 600 г) из говядины, нежирной баранины или даже свинины, соблюдая при этом всего три условия.

Срезать с мяса видимый жир.

Исключать в этот день растительное масло.

Отдавать предпочтение листьям зеленого салата в виде гарнира.

пользования масла (тушение, отваривание, жарение на углях или в аэрогриле). К мясу можно неограниченно добавлять чеснок, зелень и любые специи, соус без сахара (сделайте сами из томатной пасты, чеснока, зелени и черного перца). В качестве гарнира к мясу берите любые свежие овощи. Должно быть 2 мясных дня в неделю.

Начиная со второй недели можете самостоятельно определять последовательность употребления белковых продуктов, тасуя рыбные, творожные и мясные дни, как колоду карт. Главное, чтобы сохранялась общая пропорция: 2 дня творожных, 3 — рыбных, 2 — мясных.

!

- На втором этапе в течение дня можно, как прежде, съедать до 400 г любых фруктов, кроме винограда, апельсинов, бананов. Фрукты можно есть спустя час после завтрака или сразу же после изолята протеина — и равномерно распределить их употребление в течение дня до 18:00. Употреблять фрукты следует не ранее чем за полчаса до белкового обеда.

- Желательно (но не обязательно) выпивать за сутки 1,5–2 литра обычной воды. Чай, кофе к объему выпитой жидкости не суммируются.

- Спустя примерно один час после употребления изолята протеина, съедаем, тщательно разжевывая, 8 орехов миндаля и горсть отрубей, запивая стаканом любого нежирного кефира без сахара и ароматических добавок с живыми бифидо- или лактобактериями. Принимаем одну капсулу (таблетку) витаминно-минерального комплекса (препарата классификации GMP).

- **Ужин** на выбор:

  а) знакомый по первому этапу салат из любых свежих овощей. Овощи без салата не ограничиваются. На порцию салата идет одна столовая ложка оливкового масла (исключение для рыбных дней). Две столовые ложки творога или сыра фетакса. Желательно полчайной ложки винного уксуса и маленькую шепотку специи куркума. В рыбные дни добавляем в салат одно вареное куриное яйцо.

  б) горячий ужин. Тушеная брокколи в количестве до 250 г готового продукта, приготовленная с использованием одной столовой ложки нерафинированного **подсолнечного** масла. В брокколи можно по желанию добавить 3 отваренных накануне гриба, соль, специи, чеснок — по вкусу.

Вместе с салатом или тушеными овощами желательно (но не обязательно) выпить бокал (100–150 г) сухого красного или белого вина. Относитесь к приему вина как к приему лекарства и не экономьте на этом. От дешевой «бормотухи» вместо пользы будет только вред!

- После легкого ужина принять одну капсулу препарата коэнзим Q_{10} для улучшения эластичности кожи.

- На ночь (прямо перед сном) съесть 2 отварных белка куриных яиц. Без желтков! К ним можно добавить овощи и специи по вкусу.

Если в течение первой половины второго этапа методики ваш вес не остановился, значит, все идет правильно и обмен веществ начал перестраиваться. Если же вес остановится или начнет стабильно расти, необходима коррекция рациона питания. И работа над ошибками. Проанализируйте свои действия. Если вы уверены, что все делали правильно, возможно, подъем веса обусловлен накоплением воды или вы стали давать себе поблажки с аэробной нагрузкой.

> Правил второго этапа следует жестко придерживаться примерно до тех пор, пока количество избыточной жировой массы не сократится на 90%. Затем нужно планомерно вводить силовые нагрузки, чередуя их с аэробными.

Силовые нагрузки

Силовые нагрузки, в отличие от аэробных, направлены не на сгорание жиров. Они отвечают за восстановление и частичное наращивание мышечной массы, теряемой на протяжении первого и второго этапов. Заниматься можно как в тренажерном зале под руководством опытных тренеров, так и в домашних условиях, используя обычные гантели или даже бутылки с водой.

Начните с того, что перед аэробной нагрузкой проведите легкий силовой тренинг. 3 упражнения на пресс (проблемная зона — живот), 3 — на бедра: поднимать то правую, то левую ногу, лежа боком на полу.

Обоснование. Ученые из Токийского университета обнаружили, что выполнение 20-минутной силовой тренировки перед аэробными нагрузками помогает сжигать на 10% больше жира.

При этом любые силовые упражнения выполнялись только с малыми весами, низким уровнем интенсивности и большим количеством повторений.

Зачем нам силовые нагрузки

При аэробной нагрузке нам удается сжечь жир, однако этим мы невольно провоцируем организм к его накоплению. Именно поэтому при первой возможности он попытается как можно быстрее его восстановить. Ведь все системы организма настроены именно на этот источник энергии, и запасы жиров ему очень нужны в качестве топлива для аэробной нагрузки. Организм приспосабливается к тому или иному виду физической нагрузки по принципу «вы больше тратите, я больше накапливаю». Изменяется работа эндокринной системы, которая теперь еще больше направлена на стимулирование процессов депонирования (запасания) жира как топлива.

Жир не накапливается только потому, что мы его регулярно сжигаем, ходя на аэробную нагрузку по утрам. Организм и рад бы восполнить запасы жира в полном объеме, но он просто не успевает это делать. Именно поэтому при резком прекращении даже на короткий период аэробной нагрузки, мы сразу начнем накапливать жиры.

Это позволяет говорить о том, что сами по себе аэробные тренировки со временем делают человека более предрасположенным к повторному набору лишнего веса. И это во многом объясняет феномен стремительного набора веса бывшими спортсменами. Закончив спортивную карьеру, они начинают быстро и необратимо набирать вес. Пока они занимались аэробными нагрузками, они поддерживали свое тело в идеальной спортивной форме. Но эта же аэробная нагрузка сделала их более восприимчивыми к накоплению лишнего веса. Набор веса и, соответственно, подход к лечению в их случае должен протекать по другим схемам и правилам. Но мы не будем повторять их ошибок!

Первый и главный вывод: невозможно сохранить достигнутый результат при редких или нерегулярных аэробных тренировках (например, проходя даже по нескольку километров, но только 1–2 раза в неделю). **Второй вывод:** на определенном этапе проведения методики необходимым является включение силовых упражнений, способствующих восстановлению и частичному наращиванию мышечной массы.

!

Если в конце второго этапа вы начинаете чередовать аэробную нагрузку с силовой, ваш организм начинает путаться. Он не знает, что вы будете делать завтра и какой запас энергии ему следует накапливать. В результате, посомневавшись, он будет готовиться к силовой нагрузке как к наиболее тяжелой. А так как основным источником энергии при силовой нагрузке является креатинфосфат и гликоген в мышцах, то в действие вступает эффект сверхвосстановления, который приводит к постепенному увеличению запасов гликогена. Но не жиров! Организм начинает планомерно перестраиваться: он как бы перепрограммируется с процесса запасания (восстановления) жиров на запасание (восстановление) углеводов — гликогена. Что нам, собственно, и надо.

Так как при силовых нагрузках организмом в качестве основного источника энергии используется гликоген, он все свои силы направляет на его накопление, а жиры как топливо его уже мало интересуют. В результате мы добиваемся конечной цели: перестраиваем обмен веществ, и человек становится менее склонным к набору лишнего веса.

А что же происходит с мышцами?

Постепенно увеличивается количество быстрых мышечных волокон. Как результат — меняется ваше отношение к самой силовой нагрузке. Со временем вы неизменно начнете получать удовольствие от посещения спортзала. Изменяется работа эндокринной системы, которая теперь способна более продуктивно стимулировать мобилизацию ресурсов в стрессовых ситуациях, значительно замедляются процессы анаболизма и депонирования жиров. Организм перестраивается и начинает работать по базовому принципу, данному от рождения.

Пройдя первый и часть второго этапа, вы уже на собственном опыте убедились, что аэробные нагрузки достаточно эффективно сжигают жиры. И, наверное, именно поэтому большинство моих пациенток начинают вводить силовые нагрузки, мягко говоря, неохотно. Некоторые почему-то видят в силовом тренинге опасность излишне «раскачать» мышцы.

! Дорогие дамы! Переживать, что ваша фигура станет подобной фигуре Шварценеггера, право, не стоит! Мускулистые женщины — это исключение. Женщине, чтобы нарастить хоть немного заметную на глаз мышечную массу, нужен не один год усиленных тренировок по специально разработанной программе. Вам это точно не грозит!

Никакие ограничения питания без силовой физической нагрузки не способны сделать ваше тело привлекательным. Диета не формирует мышечные ткани. Мало отсечь лишнее. Надо сформировать красивую, гармоничную фигуру.

Будем лепить ваше тело согласно вашему представлению о красоте и пропорциях. Будем стараться избавиться от бесформенной дряблой массы и провисшей местами кожи. Эти «кожаные мешочки», оставшиеся в наследство от жировых отложений, надо чем-то заполнить — так пусть на смену жирам придут мышцы!

Обоснование. Многочисленные исследования показывают, что силовые упражнения вносят немалый вклад не только в формирование пропорций фигуры, но и в дело удержания достигнутого веса. Развитые мышцы поддерживают в правильном положении позвоночник, препятствуя образованию грыж межпозвонковых дисков, а также грыж брюшной области. Немаловажно то, что собственно в мышцах-то и сгорает жир. Чем больше мышечная масса, тем больше вырабатывается ферментов, которые помогают сжигать жир.

По мере старения женский организм неизменно теряет часть мышечной массы со скоростью примерно 2,5 кг каждые 10 лет. Это естественный физиологический процесс. С потерей мышц замедляется и метаболизм, а, как вам уже известно, скорость метаболизма напрямую связана со скоростью похудения. Поэтому мышцы необходимо не столько наращивать, сколько восстанавливать и укреплять. Так что именно мышцы дадут вашему телу больше тканей, которые в дальнейшем можно будет успешно использовать в процессе сжигания жиров. Вот почему грамотно выстроенная программа тренировок в сочетании с аэробными и силовыми нагрузками помогает избавиться от остатков жира быстрее всего. При введении силовых нагрузок мы снова должны поменять рацион питания — соответственно новым задачам. Для роста мышц необходимо большее количество белка, а для восполнения энергии — дополнительные «правильные» углеводы.

Ода каше

Каша — самое распространенное русское национальное блюдо. Вопреки бытующему мнению, издревле каши не являлись гарнирами, а представляли собой самостоятельное блюдо. Длительное время каша была любимым кушаньем на Руси. Первоначально поедание каши носило торжественный, обрядовый характер. Ее ели на пирах, свадьбах и крестинах. Само слово «каша» было равнозначно слову «пир». Древние славяне варили кашу и ели ее вместе с бывшими недругами при заключении мирных договоров. Отсюда пошло выражение о человеке, с которым «каши не сваришь».

Парадоксально, но самая популярная у наших родителей каша — самая вредная. Я говорю о **манке**. В манке много крахмала, гликемический индекс очень высокий, а белка, витаминов, минералов практически нет.

Столь популярный сейчас у любителей японской кухни белый **шлифованный рис** близок по своей «полезности» к манке. Правда, есть несколько видов действительно полезного риса. **Коричневый (бурый) рис** не шлифуют, и он сохраняет оболочку, в которой множество витаминов и микроэлементов. Неплох **длинно-**

зерновой и дикий рис: он меньше разваривается и у него низкий гликемический индекс.

Овсянка — любовь моя! Незаменимый источник клетчатки, употребление которой существенно уменьшает риск развития кишечных заболеваний. За счет клетчатки этот продукт нормализует усвоение жиров и помогает снизить уровень холестерина. Овсянка содержит триптофан, который способствует замечательному настроению. Неплохо добавить в овсяную кашу чайную ложку меда или немного изюма, ягод, яблок, орехов. Только не все сразу!

Овес содержит большое количество марганца, магния и селена. Самым важным элементом для снижения уровня «вредного» холестерина является содержащийся в волокнах овса бета-глюкан. Исследования показывают, что употребление всего 3 г растворимых волокон овса помогает снизить уровень холестерина на 8–23% (у людей с высоким содержанием холестерина — выше 220 мг/дл). Эти самые 3 г овсяных волокон содержатся в одной тарелке овсяных хлопьев.

Напомню, что для разделения продуктов в зависимости от того, насколько они повышают сахар крови, медики придумали специальный показатель — ГИ (гликемический индекс). Самый вредный продукт — сироп глюкозы: индекс 100. Всю пищу, в зависимости от ГИ, делят на три группы: у вредных продуктов индекс выше 70 (употреблять их нужно как можно реже). У умеренных ГИ — от 56 до 69, у хороших — меньше 55. Даже самые лучшие каши: овсянка, гречка и рисовая (из длинного зерна) — находятся на границе между «полезными» и «умеренно полезными» продуктами. А это значит, что во время проведения методики увлекаться ими не стоит. Поэтому я предлагаю употреблять их только в конце второго этапа, в дни силовых нагрузок, когда содержащиеся в них углеводы становятся необходимыми для восполнения энергии АТФ.

Ну вот, дошла очередь и до всенародной любимицы — **гречки**. В гречневой каше содержится в 5 раз больше микроэлементов, чем в овсянке. Эта крупа укрепляет капилляры благодаря большому содержанию в ней рутина, регулирующего их проницаемость и усиливающего действие аскорбиновой кислоты. В гречке вы найдете идеальный набор всех незаменимых аминокислот.

Режим дня
в дни силовых нагрузок

Во время силовых нагрузок мы несколько меняем режим дня и соответственно перестраиваем рацион.

- **Силовые упражнения** как отдельный вид нагрузки лучше всего проводить в обеденное время или ранним вечером, когда запасы энергии (гликогена) полностью восстановлены. В эти дни с утра вам необходима одна из разновидностей «медленных углеводов» — мальтодекстрин, чтобы напитать энергией АТФ ваши мышцы и подготовить их к силовой нагрузке. Этот углевод содержится в кашах.

- Помните старую русскую пословицу «Силенок мало — мало каши ел»? Поэтому по утрам в дни силовых нагрузок едим **каши** (геркулес, перловая, гречневая, бурый и дикий рис). В кашу можно добавить чайную ложку меда.

- Затем через час-полтора съедаем **пару фруктов**; спустя полчаса — **белковый обед** (мясо, рыба или творог с овощами).

- За час до спортзала ничего не есть.

Рекомендую за полчаса до прихода в зал выпить любую хорошую спортивную добавку, основным действующим веществом которой является креатин. Но без кофеина! Креатин способен расширять кровеносные сосуды даже на уровне мелких капилляров, что, в свою очередь, увеличивает мышечное кровоснабжение и обеспечивает приток крови в самые удаленные уголки ваших мышц. Иногда вечером после работы и езды по московским пробкам я еле плетусь домой. Но стоит выпить эту добавку, как появляется море энергии, и ноги сами несут меня в спортивный зал.

> L-карнитин в этот день вы, естественно, не принимаете, так как проводите не аэробную, а силовую нагрузку. В данном случае не стоит задача по сжиганию жиров. Ваша задача — восстановить мышечную массу; здесь карнитин бесполезен.

!

После завершения утомительных силовых нагрузок ваши мышцы нуждаются в быстром восстановлении. Если быстро не восполнить аминокислотный баланс, травмированные мышечные волокна вместо восстановления начнут разрушаться.

А природа не терпит пустоты — там, где была мышечная ткань, станет накапливаться жировая. Силовая нагрузка в этом случае будет не только бесполезна, но вредна. Поэтому сразу после силовой нагрузки в течение 20 минут следует выпить коктейль изолята протеина (то есть чистого белка, без углеводов). Если у вас нет возможности приобрести спортивный протеин, смело можете заменить его молочной сывороткой или даже стаканом обезжиренного молока, добавив туда чайную ложку порошка какао. Скорость усвоения белков сразу после тренировки подскакивает в 3–4 раза: «голодные» мышцы готовы активно усваивать белок.

Обоснование. Ученые из Научно-исследовательского института штата Орегон (США) наблюдали за состоянием молодых женщин, которые после завершения силовых нагрузок пили вкусный протеиновый коктейль. А в это время за реакцией их мозга пристально наблюдал функциональный магнитно-резонансный томограф, который оценивал активность центров, отвечающих за ощущение счастья. Оказалось, что под влиянием вкусного коктейля «центр счастья» активируется гораздо сильнее, чем, скажем, от простой воды или скромной пищи. После него и насыщение возникает быстрее, и женщина в дальнейшем может легче контролировать свое пищевое поведение.

Каждая силовая тренировка — это запуск сложных биохимических механизмов, которые в конечном счете приводят к желанным результатам. Но основные изменения происходят уже вне фитнес-клуба, по дороге домой. Одним из функциональных следствий таких тренировок является увеличение размеров и количества митохондрий в мышечных клетках, что значительно повышает скорость аэробного метаболизма. Иными словами говоря, резко возрастает способность мышц использовать кислород для сжигания жиров.

Во время силовой физической нагрузки в организме ускоряется обмен веществ, повышается уровень гормонов. Стимулируется активная выработка очень важного гормона роста — соматотропного гормона, отвечающего за метаболизм жиров в ночное время. Но, к сожалению, одновременно не менее активно вырабатывается и гормон стресса — кортизол. Он прибавляет энергии, снижает утомляемость, настраивает на подвиги. И если в спортивном зале этот эффект вам будет только на пользу, то сразу после тренировки он совсем ни к чему! Организму полезен лишь дозированный стресс.

Вот тут-то и поможет другой уже знакомый нам гормон — **инсулин**, выступающий в качестве антагониста кортизолу. Инсулин переключает обмен веществ в режим спокойного восстановления. Помните, мы говорили: «Поесть сладкого, чтобы успокоиться»? После силовых нагрузок инсулин начинает играть иную роль. Он увеличивает проницаемость клеточных мембран для аминокислот и тем самым ускоряет синтез из них новых белковых клеток (миофибрил). Инсулин является мощным антикатаболиком, то есть препятствует распаду мышечной ткани. Поэтому стимуляция его выделения в кровь сразу после силовой нагрузки не только ускоряет

Одним из продуктов, способствующих активному выделению инсулина, но не повышающему при этом значительно уровень сахара крови (гликемический индекс), является обыкновенный йогурт. У йогурта гликемический индекс низкий, а инсулина в результате выделяется достаточно. Я думаю, что инсулин в данном случае выделяется за счет наличия в йогурте сывороточного белка и галактозы — углевода, входящего в состав сыворотки. У галактозы довольно высокий инсулинемический индекс. Поэтому, если у вас нет возможности воспользоваться изолятом протеина, а вкус молочной сыворотки и обезжиренного молока вызывает отвращение, съедайте один обезжиренный йогурт. Употребление йогурта сразу после силовой нагрузки не только поможет восстановлению мышечной массы, но и воспрепятствует ее физиологическому распаду.

доставку в мышцы питательных веществ, но и предохраняет мышечные волокна от разрушения.

- Употребление **воды,** как всегда, не ограничивается.

- Спустя примерно час после силовой нагрузки, но не позднее 18:00 можно съесть еще один **белковый обед**, протеин которого пойдет на наращивание и восстановление мышечной ткани.

- После 18:00 — как всегда: **салат или тушеные овощи**.

- И как всегда — **яичные белки на ночь**.

- Быстрые углеводы после силовой нагрузки лучше не употреблять. Запасы гликогена (энергии клеток), который и так уже частично израсходовался, за ночь сократятся до минимума, и аэробная нагрузка на следующее утро будет происходить исключительно за счет энергии распада собственных жиров.

- На следующий день с утра, как обычно, аэробная нагрузка.

Как проводить силовые нагрузки

Каких-либо особенностей силовые нагрузки не имеют, необходимо только получить разрешение у врача на занятия. Заниматься необходимо регулярно, не менее 3 раз в неделю, желательно — через день, чередуя силовую нагрузку с аэробной.

Разминка. Каждую тренировку следует начинать с разминки для того, чтобы разогреть мышцы, усилить кровоснабжение и подготовить их к последующей работе. Вспоминаем песню Владимира Высоцкого: «Вдох глубокий. Руки шире. Не спешите, три-четыре! Бодрость духа, грация и пластика...»

Разминка должна быть легкой и максимально задействовать те мышцы, которые будут затем включены в силовую работу. Сделайте приседания, наклоны и упражнения для плечевого пояса.

Затем нужно подготовить к предстоящей нагрузке коленные суставы: слегка помассируйте и разотрите их руками.

В разминку также следует включить и упражнения на растяжку мышц. Эти комплексы упражнений весьма подробно описаны в соответствующей литературе и представлены на специализированных сайтах.

Силовые упражнения на тренажерах начинайте выполнять постепенно. Первый раз сделайте столько, сколько сможете. Постепенно увеличивайте количество повторений с малыми весами и само количество подходов. Тщательно контролируйте технику выполнения упражнения. Я бы порекомендовал для начала делать не более 5 упражнений за одну тренировку и не более 3 подходов с интервалом полторы минуты. Чтобы занятия были максимально эффективными, старайтесь в первый месяц выполнять большее количество упражнений меньшими весами. К концу месяца желательно уже повторять каждое упражнение по 20–25 раз, совершая хотя бы 2 подхода. Не торопитесь увеличивать рабочий вес!

Когда вы достаточно освоитесь с нагрузками, старайтесь выбирать такой вес, чтобы последние повторения давались с заметным усилием. Элемент дополнительного веса — один из ключевых моментов в силовой нагрузке, но и здесь самое главное — не переусердствовать, не сорваться.

Между силовыми тренировками необходима передышка, причем для каждого человека ее продолжительность подбирается индивидуально. Это в основном будет зависеть от уровня вашей физической подготовки и программы, которую вы себе выбрали. Отдыхайте между упражнениями, но ваш отдых не должен превышать 2–3 минуты.

Таким образом, вы не только восстановите мышечную массу, но и повысите свой метаболизм, который будет держаться на высоком уровне еще несколько часов после занятий. То есть вы делать ничего уже не будете, а энергия, как бы по инерции, будет продолжать расходоваться. И расходоваться она будет из остатков ваших жиров, потому что гликогена к концу тренировки почти не останется! Уверен, что силовые нагрузки придадут ощущение молодости вашим мышцам, и вы обязательно полюбите спорт.

Работаем над рельефом живота

Итак, после максимального уменьшения жировой прослойки в области живота, я думаю, самое время придать тонус этой группе мышц. Регулярные поддерживающие упражнения в дальнейшем помогут сохранить и улучшить его форму. «Плоский живот» — это образ жизни, а не разовое мероприятие! Универсальных упражнений здесь не существует. Мышцы пресса — такие же мышечные волокна, как и все остальные, и в отношении их действует общее правило: «Больше — не значит лучше!» Вполне достаточно будет, если каждое из нижеописанных упражнений вы повторите примерно 10–15 раз в 2–3 подхода. Конечно, подбирать их следует индивидуально, учитывая состояние (травмы) позвоночника, уровень физической подготовки и, конечно, не забывая про возраст.

Французская королева Мария Медичи еще в семнадцатом веке пыталась избавиться от полноты самым радикальным и, на мой взгляд, довольно жестоким способом — шнурованием своего мощного тела в узкий корсет. Именно такой корсет, только из собственных мышц, мы с вами и будем восстанавливать. Восстанавливать, а не создавать заново, поскольку, смею надеяться, когда-то он у вас был. Такой мышечный корсет поможет не только поддерживать гибкость талии, но и прочно удерживать, фиксировать позвоночник.

Если вам не дают спокойно жить старые травмы спины, грыжи дисков, я бы посоветовал начать силовую нагрузку под контролем опытного тренера.

> Нагружать мышцы пресса лучше в медленном темпе. Движения должны быть плавными, не допускайте рывков. Важно не столько количество сделанных упражнений, сколько качество техники их выполнения.

Все упражнения для пресса делятся на три вида.

1. **Упражнения на верхнюю группу мышц пресса.** Исходное положение — лежа на спине, поясница плотно прижата к полу. Ноги согнуты в коленях, руки — в локтях, кисти не на затылке, а кончиками пальцев касаются ушей. На выдохе плавно, без рывков, поднимаете корпус максимально вверх. Подбородок тянется к потолку, слегка поднят вверх. Следите за тем, чтобы шея не сильно напрягалась. Не помогайте себе руками, напрягаться должны только мышцы живота. Неважно, если на первый раз у вас получится лишь слегка оторвать корпус от пола. Главное, что вы уже напрягли пресс и начали его прорабатывать.

2. Упражнение на нижнюю группу мышц пресса. Исходное положение — лежа на спине, руки вверх параллельно туловищу, ноги согнуты в коленях под углом 90° и скрещены между собой. Поясница плотно прижата к полу. Медленно поднимайте и опускайте скрещенные ноги, подтягивая их к груди настолько, насколько получится.

3. Упражнение на нижнюю косую группу мышц пресса. Исходное положение — лежа на спине. Ноги слегка согнуты в коленях. Зафиксируйте ступни ног на полу, используя как упор любую тяжелую мебель. Правым локтем (насколько возможно) на выдохе потянитесь к левой коленке, на вдохе вернитесь в исходное положение. Далее левым локтем — к правой коленке. В этом упражнении задействованы все группы мышц брюшного пресса, в том числе и косые мышцы живота. Следите, чтобы упражнения выполнялось исключительно усилием мышц живота. Помогать себе руками можно только в самом начале, пока мышцы еще слишком слабы.

Упражнение против «пузика»

Повесьте где-то рядом с выходом из комнаты (или своего кабинета) любой яркий предмет, привлекающий внимание. Ваш взгляд будет невольно постоянно попадать на него. Это будет сигналом, напоминанием, по которому вы должны будете максимально втянуть и удерживать живот и одновременно расправить плечи. Старайтесь всегда держать спину прямой. Ровная осанка вынуждает живот находиться в подтянутом состоянии, что поможет привести в порядок внутренние мышцы пресса. Так и ходите до тех пор, пока опять не сядете за стол. Сколько раз встали из-за стола — столько раз сделали упражнение. Каждый раз, когда наклоняетесь, старайтесь втягивать живот. Такая тактика поможет избавиться от привычки выпячивать живот, позволяя ему расслабляться.

Нагрузка на мышцы пресса станет более эффективной, если в каждый завершающий момент цикла включить непродолжительную фиксацию своего положения. При максимальном сокращении мышц пресса на выдохе зафиксируйте тело на пару секунд, задержите дыхание, потом на вдохе медленно вернитесь в исходное положение. При тренировке брюшных мышц не старайтесь дышать глубоко: так вы снимете лишнее напряжение с диафрагмы и всей брюшной полости. Очень важно во время всего цикла упражнений поддерживать правильное дыхание, ведь именно на выдохе происходит максимальное сокращение мышц и выдавливание остатков жира из адипоцитов в межклеточное пространство. Вдох надо осуществлять носом, а выдох открытым ртом.

Я бы не советовал выполнять упражнения, развивающие боковые отделы «мышечного корсета». Эти упражнения обычно выполняют с гантелями, стоя, наклоняясь корпусом поочередно вправо и влево, не поворачиваясь и не отклоняясь назад. При этом достаточно быстро прокачиваются боковые мышцы, и ваша талия становится широкой и плоской.

Некоторые пациенты жалуются, что, несмотря на прокачку пресса, нижняя часть живота у них торчит как шарик. Происходит западание надпупочной области и равномерное выпячивание ниже пупочной области, так что живот напоминает комичное «пузико». Это происходит из-за ослабления тончайшего мышечного слоя, расположенного внутри фасций между брюшиной и мышцами пресса. Для его тренировки и приданию животу «достойной формы» есть одно нехитрое упражнение.

Если появится возможность, дополнительно проведите небольшую гимнастику для живота: на выдохе максимально напрягите брюшные мышцы и расслабьте их на вдохе. Эти упражнения можно делать даже в общественном транспорте. Для улучшения линии талии подойдут домашние тренировки на диске или с обручем. Результата не придется долго ждать: вы заметите его уже через пару недель.

Вообще есть немало упражнений на разные группы мышц, и со временем вы сами научитесь моделировать и исправлять отдельные недостатки своего тела, «прокачивая» ту или иную область. Позволю себе поговорить еще только об одном виде силовых нагрузок, касающихся «больного» для женщин вопроса.

Красивая грудь

О красоте женской груди мечтают не только все женщины, но и некоторые мужчины. Поэтому смею предположить, что этот вопрос вызовет немалый интерес. Но речь пойдет не о пластической хирургии. Чтобы женщине подтянуть грудь, следует укрепить мышцы, к которым она фиксируется. Попробуем улучшить положение с помощью прокачки верхней грудной мышцы.

Начнем с самого легкого упражнения — **отжимания**. Ложимся на пол лицом вниз (желательно подложить вниз мягкую подстилку) и располагаем руки параллельно друг другу на уровне груди. Для первого раза колени можете поставить на пол, а ноги согнуть и скрестить между собой. Затем медленно приподнимаем тело на руках, отрывая его от пола, и снова опускаем, но не до конца. Руки всегда должны оставаться под напряжением, а тело не должно касаться пола. Это упражнение напрягает больше бицепсы, чем грудные мышцы, но именно с него следует начать. В первый раз сделайте отжиманий столько, сколько сможете, и каждый день старайтесь делать на одно больше.

Для следующего упражнения — назовем его **«бабочка»** — понадобятся две обычные гантели и скамейка. Лягте на скамью спиной вниз, возьмите в каждую руку по гантеле и поднимите над собой под углом 90°. Разводите руки в разные стороны до тех пор, пока они не образуют одну прямую линию с телом, а потом снова соединяйте их вверху над собой. Нагрузка на грудные мышцы в этом упражнении оптимальная.

Отдохнув 3 минуты, повторите это упражнение, поставив скамью под углом 45°. В этом положении будет работать верхняя часть грудной мышцы, которая особенно важна, так как именно она определяет высоту груди. Это самое важное для вас упражнение.

Следующее упражнение проводим стоя, ноги на ширине плеч. Сделайте шаг вперед одной ногой и перенесите на нее вес тела. В каждую руку возьмите по гантеле весом 1–2 кг. Немного (не до самой груди) согните руки в локтях. Отводите локти в стороны до положения параллельно полу и возвращайте в исходное положение. Это упражнение хорошо как для грудных мышц, так и для трицепсов.

Не устали? Тогда **еще одно упражнение**. Опять ложимся на скамейку, лицом вверх, предварительно взяв

Если у вас нет возможности посещать спортивный зал и работать на тренажерах, а дома совершенно случайно не оказалось гантелей или небольшой штанги — не беда. Вы можете заменить их пластиковыми бутылками с водой по 1 или 1,5 литра.

в руки любимые гантели. Как и в первом упражнении, вытяните руки вверх, перед собой. Сгибайте руки так, чтобы локти находились под прямым углом, а предплечья с гантелями, перекрывая друг друга, почти касались груди.

Ну и **еще несколько упражнений**, для самых упорных.

Лягте на пол на спину, подложив под лопатки упругий валик, гантели находятся в выпрямленных руках вдоль туловища, параллельно полу. На вдохе поднимите прямые руки вверх и затем ведите их дальше, опуская за голову. На выдохе — возвращение в исходное положение.

Следующее упражнение — отжимания. Стоя на коленях перед двумя стульями, обопритесь ладонями об их сиденья. На вдохе опустите грудь как можно ниже, сгибая руки. На выдохе — возвращение в исходное положение.

Стоя у стены так, чтобы касаться ее всей поверхностью спины, соедините ладони перед грудью. Давите ладонью на ладонь, прилагая усилия одной руки против другой в течение 6 секунд. Повторите упражнение 5–6 раз.

Только, пожалуйста, не переусердствуйте! Самая распространенная женская ошибка — чрезмерное усердие в спортзале. Надо помнить простую истину: «Истощение и перенагрузка мышц ни на йоту не приблизит вас к идеальной фигуре». Женщины, которые доводят себя до состояния качающейся на ветру тростинки, наносят себе непоправимый вред. Они становятся более уязвимыми

для многих болезней. От спорта надо получать удовольствие. Когда начнете заниматься, обязательно поймете,
о чем я говорю.

Мышечные боли — одна из причин, из-за которой многие люди не любят заниматься физическими упражнениями. Все знают, что в последующие дни после непривыч-
ных (или нерегулярных) упражнений чувствуешь себя
разбитым и больным. Кажется, что болит все тело. Руки
и ноги не желают сгибаться и болезненно реагируют на
все попытки повторить упражнения. Из-за этого многие
бросают ходить в тренажерный зал, не успев даже толком
влиться в силовую нагрузку. Эта боль — следствие незна-
чительных повреждений и отека мышц. И в этом нет ничего страшного!

Как облегчить временные страдания? Думаю, нет
смысла еще раз повторять полезные советы типа «прежде
чем начать занятия, сделайте разминку» или «заниматься нужно регулярно». Даже если проблема появилась,
не стоит все бросать. Но и боль терпеть тоже не стоит.
Будем принимать срочные меры. **Помощником нам будет... чашечка обычного кофе.**

Обоснование. Кофеин способен быстро снимать болевые
ощущения после физических нагрузок. Это его свойство совсем недавно открыли ученые из Университета Иллинойса.
Они провели интересный эксперимент. Группа молодых людей в течение получаса интенсивно крутила педали велотре-
нажеров. Ребята должны были работать на пределе возможностей, чтобы гарантированно получить в финале настоящие
мышечные боли. За час перед началом занятий часть испытуемых выпила таблетку с кофеином. Остальным дали выпить

«пустышку». На следующий день юношей снова посадили на тренажеры. И обнаружилось, что те, кто принял кофеин, страдают от болей заметно меньше! Причем самый сильный эффект произвела таблетка на тех, кто в обычной жизни не употребляет много кофе. Исходя из результатов эксперимента, делаем простой вывод, что напитки, содержащие кофеин, помогают избежать болей после первых силовых нагрузок. Но я бы рекомендовал все же пить кофе не до силовой нагрузки, а спустя час после нее.

Силовые нагрузки полезны и в пожилом возрасте

Обоснование. В Институте проблем старения (Канада) в течение 6 месяцев проводили эксперимент. Для участия в нем были приглашены 2 группы добровольцев разных возрастов. Сформировали команду «молодых», в которую вошли люди в возрасте от 20 до 35 лет, и «пожилых» — от 65 до 70 лет. Основным условием для участия являлось отсутствие жалоб на здоровье. До начала эксперимента все участники должны были примерно одинаково питаться и не употреблять препараты, влияющие на функции митохондрий. Дело в том, что именно нарушения в функционировании этих клеточных элементов считаются одной из главных причин дряхления мышц. Плохая работа митохондрий ведет к потере мышечной массы и ухудшению активности мышц — обычным явлениям в преклонном возрасте.

У участников взяли образцы мышечной ткани. После этого часть группы «пенсионеров» на протяжении всего срока исследования усиленно занималась спортом. Для чистоты эксперимента все тренировки проходили не на специально разработанных медицинских аппаратах, а на обычных тренажерах.

Занятия проводились 2 раза в неделю, по обычной схеме. Молодые люди, по условиям эксперимента, вообще не должны были заниматься спортом.

Через полгода у участников эксперимента вновь взяли образцы мышечной ткани, чтобы проверить активность генов, отвечающих за работу митохондрий. И ученым впервые удалось сравнить активность генов молодых и пожилых людей. Надо сказать, что функция митохондрий у людей старшего возраста до начала занятий была пониженной. И это было вполне естественно. Но того, что подобный силовой тренинг приведет к такому восстановлению активности генов (а именно это выявил эксперимент!), ученые не могли даже предположить.

До начала исследований мышцы участников старшей группы были на 59% слабее, чем у молодежи, а после 6 месяцев тренировок этот показатель изменился и составил всего лишь 38%. До начала данного эксперимента даже сами доктора высказывали сомнения в целесообразности его проведения. «Мы не ожидали такого повышения активности митохондрий в клетках мышц. Мы думали, что в этом возрасте такие сильные изменения уже невозможны», — сообщил один из врачей, контролировавших процесс.

Обоснование. Исследование, проведенное специалистами из Арнольдской школы здравоохранения, показало, что регулярные физические упражнения улучшают активность мозга. Регулярные умеренные занятия, даже по 20–30 минут в день, увеличивают количество митохондрий в клетках мозга так же, как и в мышцах. Руководитель исследования Марк Дэвис отмечает, что повышение уровня митохондрий в мозге не только делает его более устойчивым к усталости, но и помогает лечить умственные расстройства. Иными словами, физические упражнения потенциально могут стать средством терапии психиатрических заболеваний, депрессии и нейродегенеративных возрастных патологий.

Результаты этих экспериментов прямо доказывают не только необходимость физических нагрузок для хорошего самочувствия, но и их способность омолаживать организм и улучшать функцию мышления.

В заключение хочу заметить: **продолжительность второго этапа зависит только от вас!** Точнее, от вашей самооценки, ответной реакции организма и, конечно, от изначального количества жировой массы. В результате прохождения этого этапа вы должны максимально приблизиться к своему нормальному весу. Но незначительное избыточное количество жировой ткани я всегда рекомендую оставить хотя бы на один год.

ФИНИШНАЯ ПРЯМАЯ, ИЛИ К КАКОМУ ВЕСУ СЛЕДУЕТ СТРЕМИТЬСЯ

Людей без лишнего веса больше всего на кладбище.

Беверли Силлс

Диетологи различают 2 основных типа ожирения: **гипертрофический,** когда увеличивается размер жировых клеток без существенного нарастания их количества, и **гиперпластический,** который характеризуется увеличением жировой ткани исключительно за счет роста самого количества жировых клеток. Разделение это чисто условное, и на практике мы чаще всего имеем дело со смешанным типом ожирения. В то же время преобладание той или иной формы патологии определяется как генетической предрасположенностью, так и внешними факторами, влияющими на формирование жировой ткани.

Алиментарному (пищевому) ожирению, возникающему при систематическом переедании, наиболее свойствен гипертрофический тип (за счет увеличения размера жировых клеток). При этом заболевание протекает сравнительно благоприятно. Оно легче поддается лечению, с меньшей вероятностью рецидивов.

Гиперпластический тип ожирения (за счет увеличения количества жировых клеток) чаще предопределен генетически и развивается, как правило, уже с раннего детства.

Человек все же удивительное создание природы! Он относится к тем немногочисленным видам млекопитающих, которые уже рождаются с выраженным подкожным жировым слоем. Жировые клетки начинают появляться уже на 30 неделе внутриутробного развития плода, когда рост будущего ребенка достигает 40 см, а вес — 1200–1500 г. Именно с 30-й недели беременности характер прибавки веса плода носит индивидуальный характер. Раньше считалось,

Посмотрите на свои детские фотографии. Если перед вами заплывшее жирком детское личико, а в школьные годы вас частенько дразнили «жир-трестом», значит, скорее всего, у вас гиперпластический тип ожирения. Он несколько труднее поддается лечению. При похудении у таких пациентов происходит уменьшение только объема жировых клеток, но их общее количество остается практически неизменным. В результате они, хоть и резко уменьшенные в объеме, образуют небольшой, но достаточно плотный и стойкий жировой слой.

что человек рождается с готовыми, сформированными жировыми клетками и число их у взрослых людей в дальнейшем не увеличивается. В настоящее время выяснено, что это не совсем так. Действительно, сами зрелые жировые клетки не делятся и не размножаются, однако на протяжении всей жизни у человека сохраняются их клетки-предшественники. Те самые модные ныне стволовые клетки.

Существует всего 2 периода активного размножения этих клеток-предшественников и, соответственно, увеличения количества адипоцитов из преадипоцитов:

1) **период эмбрионального развития до первого года жизни;**

2) **период полового созревания.**

В другие периоды жизни человека обычно размножения клеток-предшественников не происходит, и дальнейшее развитие жировой ткани может осуществляться только за счет увеличения размеров уже сформировавшихся клеток. Такой рост и называется гипертрофическим.

Однако никакая клетка не может увеличиваться до бесконечности. Когда количество жира в ней достигает «критической массы», клетки-предшественники получают сигнал и начинают размножаться, давая жизнь новым поколениям жировых клеток. Сотнями тысяч они появляются под кожей, становясь в дальнейшем неиссякаемым резервом накопления жира. Такой тип роста жировой ткани — за счет увеличения количества жировых клеток — называется *гиперпластическим* (гиперцеллюлярным). Он может иметь место в любом возрасте, но только при крайних степенях ожирения!

Даже после проведения у нас в клинике всех возможных мероприятий, направленных на похудение, определенная часть пациентов остается несколько недовольна результатом. Им хотелось бы сбросить еще хотя бы пару килограммов, хотя количество жира в составе их тела уже приблизилось, скажем, к 17%.

Сбросить еще несколько килограмм — не проблема, но давайте подумаем, а за счет чего может происходить дальнейшая потеря веса? Скорее всего, жир больше

У среднестатистического взрослого человека нормального телосложения имеется около сорока миллиардов жировых клеток. Всего-то! Но у человека, имеющего выраженное ожирение, количество жировых клеток может достигать ста миллиардов! Причем вновь образованные жировые клетки обратному развитию не подлежат и сохраняются на всю жизнь. Если человек худеет, они лишь резко уменьшаются в размерах — такой малюсенький шарик с жиром, который то сдувается, то вновь наполняется.

уходить не сможет. Резервы исчерпаны. Адипоциты уже почти пусты — сдутые шарики. Значит, дальнейшее падение веса возможно только за счет мышечной массы. Организм будет яростно сопротивляться полному обезжириванию — попыткам вывести из него последние жалкие остатки жиров; и если вы будете упорствовать, это неизбежно приведет к патологическим последствиям. Ведь жировая ткань является дополнительным источником эстрогенов — женских половых гормонов. Так что при резком и безжалостном похудении у женщин может наступить аменорея — прекращение менструаций. Как часто нам в клинике приходится сталкиваться с тем, что на каком-то этапе процесс похудения вдруг резко останавливается! Когда начинаешь разбираться, оказывается, что нормальный физиологический женский предел падения веса давно пройден. Но пациентка упорно настаивает на «продолжении обезжиривания» и стремится буквально выдавить из себя вес (не жир!) по капле. Именно вес, а не жир!

Сейчас такие заболевания, как анорексия и булимия, встречаются все чаще, и об этом нельзя не сказать несколько слов.

У нас считается, что *анорексия* — болезнь исключительно девочек-подростков, стремящихся походить на своих кумиров: актрис и моделей. На самом деле анорексия наблюдается примерно у 1% взрослых женщин и даже у 0,2% мужчин. Но если женщины, как правило, при этой болезни обращаются в первую очередь к гинекологу (из-за нарушения менструальной функции), то мужчины — к сексопатологу (с жалобами на утрату полового влечения и потенции). И ни один из них не идет к психиатру или к психологу.

Причиной анорексии может быть опухоль мозга, нарушающая баланс гормонов гипоталамуса или гипофиза, но, в основном, анорексию объясняют нарушениями психики: подростковыми депрессиями, связанными с проблемой идентификации личности, с тревожным состоянием, с безответной любовью. У пациентов нарушается само восприятие себя как личности. Они часто говорят себе: «Я должен стать более совершенным — во что бы то ни стало»; «Я стану лучше, если подвергну себя лишениям»; «У меня исчезнет чувство неполноценности и вины, если я прекращу есть».

Анорексия может проявляться как при депрессивных расстройствах, так и при шизофрении. И хотя это заболевание должен лечить психиатр, а роль диетолога здесь носит вспомогательный характер, хочется все же отметить, что определенные нарушения химического баланса на микроэлементарном уровне могут спровоцировать развитие этой патологии. Установлено, что у людей, страдающих заболеваниями, связанными с нарушениями приема пищи, имеет место химический дисбаланс, сходный с тем, который наблюдается у пациентов с депрессией. Также доказано, что в некоторых случаях анорексия является следствием дефицита цинка.

Положение настолько серьезное, что на сегодняшний день при этом заболевании полностью выздоравливают только 40% больных, у 30% состояние улучшается, в 24% случаев болезнь принимает хроническую форму. А 6% больных погибают вследствие истощения или самоубийства.

Поскольку в нашей стране на момент написания этой книги не существует ни одного крупного профильного стационара, способного оказать реальную помощь и поддержку пациентам с таким серьезным диагнозом, у меня есть предложение открыть некоммерческий фонд помощи больным анорексией. Этот фонд уже поддержали многие: как крупные бизнесмены и шоумены, так и простые граждане. Но любой проект нуждается в финансировании. Я по-прежнему жду предложений от людей, готовых вложить деньги в это благородное дело.

Тощая корова — еще не газель

Оценка своей фигуры большинством женщин чаще всего сводится к самокритичному осознанию того, что она далека от идеала. И это нормальный подход. Но давайте не будем перегибать палку! Я все время повторяю своим врачам, что всех людей не переделаешь: такие пациенты были, есть и будут. Я сейчас имею в виду не анорексию, (ее мы давно научились вовремя распознавать); я говорю о тех, кто «бежит по инерции и боится остановиться». Мне одна пациентка прямо так и сказала: «Меня сейчас все устраивает, но я хотела бы сбросить еще пару кило… про запас». Я даже не сразу понял, что она имеет в виду.

Бесспорно, обладать красивым, пропорциональным телом — значит жить в гармонии с собой, принимать и любить себя! Но когда мне начинают рассказывать о «розовой мечте»: получить вместо бесформенной студенистой массы красивое тело, — то в финале все зачастую сводится к банальным пресловутым стандартам: 90–60–90. Однако красота и здоровье неразделимы. Здоровье тела, здоровье психики, здоровье духовное — вот залог красоты.

Давайте внимательнее присмотримся к моделям, которые гордым шагом идут к славе по ковру подиума. Плоские равнодушные лица и такие же плоские обезличенные фигуры. Даже их знаменитые «ноги от ушей», если присмотреться, больше похожи на мужские: худые, мускулистые, с выступающими острыми коленями.

Чрезмерная, искусственно созданная худоба приводит к недостатку известного вам гормона — эстрогена, того самого гормона, который делает из женщины — Женщину! Но, как мы все время убеждаемся, природа не терпит пустоты: **вместо недостающего женского гормона в организме «Барби-худышек» появляются излишки мужского гормона — тестостерона.**

В каждой жировой клетке женщины происходит постоянный процесс трансформации мужских половых гормонов в женские. Если в жировую клетку попадает тестостерон, то выходит оттуда эстроген. Поэтому именно для вас, милые дамы, крайне желательно сохранить некоторое количество жировой ткани. Значительное и резкое избавление от нее грозит нарушением менструального цикла. Вы станете более агрессивны и менее женственны.

> Если девушка среднего роста доводит свой вес до отметки ниже 42 кг, у нее начинаются все перечисленные выше проблемы, вплоть до необратимых последствий. До 40% случаев женского бесплодия приходится именно на эндокринное бесплодие, то есть связанное с нарушением тонкого механизма гормонального баланса. Таким образом организм уже не просто скромно намекает, он кричит о том, что гормональная система в критическом состоянии!

Я стал обращать внимание, что число здоровых девушек и женщин в последнее время уменьшается. Почти каждая приносит с собой на прием целый букет хронических болячек. Объяснений этому факту, наверное, немало, а вот оправданий нет! Современная мода все больше заставляет женщин оголять спины и животы, что приводит к переохлаждению и воспалению жизненно важных органов.

Сколько же появилось в последнее время женщин, являющихся неким олицетворением лозунга «похудеть = поздороветь!» Но при этом худеют они отнюдь не для здоровья, а для того чтобы влезть в узкие джинсы или тесное платьице. С непонятным упорством стремятся соответствовать невесть откуда взятым таблицам идеального веса, в большинстве своем не учитывающим ни телосложения, ни возраста, ни национальных особенностей строения фигуры. При таком подходе к жизни становится невозможным не только вынашивание и рождение здорового ребенка, но даже его зачатие.

Глядя на компании полуголых истощенных и прокуренных молодых людей, тянущих из банок пиво или джин-тоник, невольно задумываешься: каких детей они смогут родить и смогут ли? Но это уже вопрос, относящийся скорее не к медицине, а к национальной безопасности.

В конце концов, поверьте мне как мужчине: женщина с осунувшимся лицом землистого цвета, полностью исчезнувшим подкожным жиром, пигментированной шелушащейся дряблой кожей выглядит, мягко говоря, непривлекательно! И производит на всех впечатление усталой и измученной мазохистки. Как любит повторять моя любимая актриса Наталья Крачковская: «Мужчины не собаки — на кости не бросаются».

Посудите сами: стоит ли некий сомнительный «идеал женской красоты» того, чтобы волосы секлись и сыпались, ногти слоились и крошились, кожа шелушилась, щеки впали, под-

«Здравствуйте, после года вегетарианства, небольшого срока сыроедения у меня начали выпадать волосы. Я стала от страха много кушать разной вредной пищи, особенно сладкого, и за 10 месяцев прибавила 21 кг, а волосы так и выпадают. Скажите, пожалуйста, можно ли применять вашу методику в такой ситуации?»

бородок заострился, и весь облик... мягко говоря, поблек? А ведь самое страшное, что заканчиваются все эти издевательства над собой не только сломанными ногтями, но и сломанными судьбами, многочисленными болезнями; так что к сорока годам останется только работать на аптеку да отравлять жизнь своим близким.

Стадная потребность достичь стандарта красоты — пресловутого «формата», обещающего успех в модельном и шоу-бизнесе, — превращается в источник неиссякаемых страданий для тех, кому в силу природных данных просто физически не дано этого добиться! Ну не может девушка с ростом 160 см, узким тазом и широкими плечами стать высокой красавицей с пресловутыми пропорциями 90–60–90! А ведь как часто на приеме приходится слышать фразу: «Я буду чувствовать себя уверенно и комфортно только тогда, когда буду весить столько-то килограмм!»

Грустно...

Преследуемые навязчивой идеей, эти несчастные лишают себя счастья жить в гармонии с собой! Мы, мужчины, любим вас именно за вашу индивидуальность и неповторимость! Харизма человека определяется его духовным миром, а внешний облик должен соотноситься с национальными особенностями фигуры, с традициями культуры той страны, откуда он родом.

Суждения мужчин (если они что-то для вас значат!) по поводу женской красоты в разные века были переменчивы, а порой и диаметрально противоположны. В истории есть немало примеров, когда для соответствия определенному «эталону красоты» у разных народов и племен производились ужасные манипуляции с телом. Изменяли форму черепа, стоп, удлиняли шеи и т.д. Откуда появлялись подобные «стандарты красоты»? Думаю, от невежества и глупости.

С точки зрения врача, самым безобидным эталоном красоты был, пожалуй, эталон эпохи Возрождения, который подразумевает отнюдь не худых женщин. Тех самых женщин Рубенса и Рафаэля, что до сих пор с укором смотрят на современную анорексичную молодежь.

Да, женщина, заплывшая жиром, конечно, не может быть красивой, хотя бы потому, что она нездорова. Во всем необходима мера, определяемая гармонией здоровья.

Ваш идеальный вес

Отличительной особенностью каждого из нас является часто наследуемый конституциональный тип телосложения. Я уже рассказывал вам, что не лишенные юмора врачи разделяют своих пациентов на «груши» и «яблоки»…

Реально существует определенный тип обмена, связанный с национальными особенностями питания, например: особенности жирового обмена у некоторых народов Севера, традиционно питающихся в основном мясом и жирной рыбой. Кто не слышал поговорки: «Что русскому хорошо, то немцу смерть»? Это касается и питания. У разных народов свои кулинарные традиции. Например, тундровые ненцы не употребляют грибы, мусульмане и иудеи — свинину, некоторые индусы отказываются от всего красного (помидоров, перца, пряностей). Наши диетические предпочтения и привычки зависят от того, в какой среде мы росли, и от нашего сегодняшнего окружения.

Более того, характер человека напрямую зависит от его конституции: генетически предопределенного строения скелета, гормонального фона и т.д. Сегодня считается доказанной взаимосвязь характера, особенностей психики человека с привычками его питания, строения тела.

На Руси никогда не было худосочных женщин! Национальной особенностью (и гордостью!) славянских женщин является крупная грудная клетка и широкий таз. На Руси крестьянки на выданье надевали несколько юбок, одну поверх другой, чтобы казаться дороднее. Худых девок неохотно брали замуж. Считалось, что работницы из них никакие!

Американцы очень любят проводить всяческие опросы. Провели они очередной опрос среди мужского населения от 18 до 86 лет и вот что выяснили.

Обоснование. Оказалось, что мужчины разных стран считают соответствующими своему идеалу красоты **женщин любого веса, роста и объема груди, лишь бы соотношение талии и бедер у них было приблизительно равно 0,7.** И выходит, что привлекательность женщины зависит вовсе не от ее веса и количества жира, а от параметров строения тела. Следовательно, прежде чем стремиться к призрачному «идеальному весу», может быть, имеет смысл присмотреться к собственному телосложению?
Иметь пропорциональную гармоничную фигуру вполне возможно, даже если ваша талия в обхвате равна 80 см!

Обоснование. Немецкие ученые в результате длительного исследования на 11 000 добровольцев пришли к парадоксальному заключению. Оказывается, сам вес тела человека никак не связан с вероятностью развития таких страшных заболеваний, как инсульт или инфаркт миокарда, и с общим процентом смертности. Руководитель исследования — научный сотрудник университетской клиники Мюнхена доктор Харальд Шнайдер — вместе с коллегами из университета в Грайфсвальде проанализировал данные, касающиеся массы и размеров тела своих пациентов. Они досконально вычислили для каждого из них не только массу тела, но еще и два так называемых индекса центрального ожирения.

Отношение объема талии к объему бедер и отношение объема талии к росту являлось самым надежным показателем, реально позволяющим оценить риск развития инфаркта миокарда или кровоизлияния в мозг. То есть чем выше этот индекс, тем выше риск!

Вероятность развития определенных смертельных патологий связана не столько с количеством жировой ткани, сколько с ее локализацией. В этой связи Харальд Шнайдер указывает на существенные различия между «хорошим» светло-желтым подкожным жиром и «плохим» висцеральным, то есть глубинным внутренним жиром. Глубинные жировые отложения залегают пластами вокруг всех органов брюшной полости. Они выделяют ряд жирных кислот, способствующих возникновению воспалительных реакций в кровеносных сосудах и приводящих к развитию атеросклероза. А внешне это проявляется лишь в увеличенном объеме талии.

Подкожная жировая ткань в области бедер и яго- диц пусть и не отвечает современным представ- лениям об идеальной фигуре, зато не повышает риск развития сердечно-сосудистых и других за- болеваний.

Думаю, медицинским сообществам и ВОЗ пора задумать- ся о пересмотре некоторых своих рекомендаций. Я упо- минал выше, что считаю критерием нормы для людей, не достигших 40 лет, объем талии у мужчины в районе пупка — не более 92 см, у женщины — 80 см. Мне кажет- ся, что телосложение будет выглядеть более гармонично, если обхват талии у женщины будет на 25 см меньше обхвата бедер. А обхват бедер приблизительно равен об- хвату груди. **Обхват талии должен быть равен росту в сантиметрах минус 100.**

То есть, к примеру, на мой взгляд, взрослая женщина ростом 172 см, будет сложена пропорционально, если об- хват ее талии равен 72 см, обхват бедер — около 100 см. Еще следует учесть, что при правильном похудении поте- ря 1 кг веса обычно влечет за собой уменьшение в талии на 1 см.

Проблема расчета идеального веса давно мучила лю- дей. Самая первая приходящая в голову и вполне очевид- ная величина, которая должна рассматриваться в строгой привязке к весу человека — его рост. Соответственно, при одном и том же весе, но разных величинах роста, можно говорить о нормальном или избыточном весе и наоборот. В связи с этим многие исследователи выдвига- ли ряд формул для расчета так называемого нормального или идеального веса, которые учитывали только одну взаимосвязь — роста и веса!

Вообще с началом применения математики в антропометрии (1835) был впервые введен термин «среднего», «идеального» человека. И, как вы уже знаете, в 1868 году французский антрополог Поль Брок предложил формулу расчета веса, которая затем стала носить его имя.

Порой доходило до абсурда: следуя этим расчетам, знаменитого актера и бодибилдера Арнольда Шварценеггера в лучшие его годы можно было бы назвать болезненно жирным мужчиной. Ведь действительно, если посчитать, то у любого атлета, проводящего по нескольку часов в день в спортзале, вполне может быть такой же индекс массы тела, как у толстяка, большую часть жизни валяющегося на диване с бутылкой пива. Но этот парадокс почему-то долгие годы никого не волновал!

Индекс массы тела долгое время являлся неким эталоном, позволяющим врачам, пусть приблизительно, оценивать степень избыточного веса и ожирения. Его было принято указывать в историях болезни, для него имелась специальная графа во всех компьютерных программах учета пациентов, и его вынужденно использовали при своих назначениях врачи. Мы, врачи-диетологи, уже давно говорили о том, что эти значения весьма приблизительны и не соотносятся с состоянием здоровья человека. Ведь цифровой индекс не может учитывать ни динамику веса, ни образ жизни, ни наследственность, не отражает возраст и пол пациента. Только дефицит веса эта формула диагностирует более-менее справедливо.

Смею утверждать, что почти все врачи в эпоху социализма жили по принципу «не умеешь — научим, не хочешь — заставим», и любые отклонения от выбранного руководством Минздрава вектора пути жестоко карались. Выскочек не любили и всячески подавляли, что, кстати, до сих пор характерно для поведения врачей старого поколения. Большинство из них, даже управляя сейчас крупными клиниками и институтами, продолжают оставаться жесткими консерваторами, и с завидным упорством подавлять все новые идеи и направления, обвиняя их в ненаучности.

В результате, установив некое «магическое число», символизирующее идеальный вес, мы превращаем напольные весы в усилитель наших ложных представлений и страхов. Эту же формулу нам до сих пор с завидным упорством навязывают в районных поликлиниках, салонах красоты и фитнес-центрах.

Из всего многообразия предлагаемых формул для расчета «**реально достижимой массы тела**» мне кажется наиболее рациональной и приемлемой та, что предложена американским диетологом Барбарой Эдельштейн. Она достаточно убедительно обосновала ее в своей книге «Диета для людей с пониженным обменом». Эта формула характеризует реально достижимый вес для человека с генетически пониженным обменом веществ. Формула применима также для пациентов с гипотиреозом, людей, имеющих изначально довольно большой вес:

- вначале определяется ваш вес, как если бы вы были обладателем нормального обмена веществ: 45 кг + 1 кг **х** на каждый сантиметр роста свыше 150 см + 0,5 кг за каждый год свыше 25 лет, но не более 7 кг.

- Затем добавляется поправка на замедленный обмен: от 4,5 до 7 кг в зависимости от исходного избыточного веса.

- При исходном весе более 90 кг делается поправка и добавляется еще от 4 до 7 кг.

- И приплюсовывается еще несколько килограммов при исходном весе, сильно превышающем 100 кг.

Пример расчета веса для 55-летней дамы ростом 158 см, весящей 90 кг: 45 кг + 1 кг x (158 см — 150 см) + 7 кг + 7 кг + 7 кг = 74 кг. Если же она ухитрится довести себя до 60 кг и меньше, ей обеспечены всякие неприятности со здоровьем и неминуемое быстрое возвращение к исходному весу, плюс еще энное количество «веселых килограммов».

Но и эта формула не идеальна, ведь у любых количественных оценок нарушения веса есть один недостаток: они весьма условны, а вес, к которому мы стремимся, должен быть абсолютно реалистичным.

К сожалению, приходится признать, что все эти формулы очень приблизительны: в них за основу анализа степени полноты всегда брался только рост и вес, а это неверно в принципе!

! Если исходить только из цифровых показателей, характеристика веса как отражения степени полноты становится очевидной, ведь его очень легко измерить, встав на весы. Таким образом, борьба с ожирением опять превращается в борьбу с весом. А это в корне неправильно!

Определение своего оптимального, здорового веса — это не просто ввод роста, возраста и пола в какую-то идеальную формулу расчета. Ваш вес зависит от множества факторов: здоровья, персонального эстетического отношения к своей внешности. Ваш вес — это не просто цифра на весах, а неотъемлемая составляющая вашей жизни!

Опытные практикующие врачи-диетологи давно знают, что **потеря веса человеком отнюдь не всегда соответствует потере его жировой ткани.** Если какой-либо пациент на приеме с радостью сообщает мне, что он всего за 3 дня сбросил 5 кг, я понимаю, что это вовсе не значит, что он потерял 5 кг лишнего жира! Вес — общий показатель, который складывается не только из массы жира, но и веса скелета, мышц, внутренних органов, различных жидкостей организма и многого другого.

Многие помнят жаркое лето 2010 года. В такую погоду человек теряет с потом немало воды. Вода может интенсивно теряться и без условий повышенной влажности и жары. Например, в случае самостоятельного назначения и применения мочегонных препаратов или всевозможных «очистительных чаев». В этих ситуациях потеря воды может достичь 10 л, а потеря жира будет равна нулю!

Этим эффектом иногда пользуются, обманывая доверчивых пациентов, и некоторые нечистые на руку целители и даже врачи. Выдавая себя за опытных борцов с ожирением нации, они вполне могут «впарить» вам под видом дефицитного и дорогущего «заморского» лекарства от ожирения дешевое мочегонное из ближайшей аптеки. При этом пациент, довольный быстрым сбросом ненавистного веса, передвигаясь короткими перебежками от туалета до туалета, весело проведет курс лечения, опустошая свой мочевой пузырь вместе с кошельком. Мне тут вспомнилась реклама одной из медицинских клиник, навязчиво звучащая по многим радиоканалам несколько лет назад: «У нас все честно! Вы платите только за сброшенные килограммы!» Хотелось тогда позвонить и спросить: «Килограммы чего? И куда мне их сбрасывать, может прямо вам у двери кабинета?»

Нередко средства для похудения содержат слабительные компоненты, что воспринимается пациентами как начало некого таинственного ритуала «очищения организма» и первые шаги к «новой жизни». Тем более что многие из них до этого страдали хроническими запорами. После многократного и радостного посещения туалета вес будет закономерно уменьшаться! Но мне кажется довольно наивным каждый раз после общения с «белым другом» радостно мчаться на весы и тешить себя иллюзиями, что через заднее отверстие у вас будут кусками вываливаться килограммы подкожного жира! Простите за столь подробные откровения, но «из песни слов не выкинешь». Все это, к сожалению, реальные случаи, с которыми я не раз сталкивался за годы практики. Больше того: почти все мои пациенты когда-то проходили по этому пути, начиная со всевозможных чаев и заканчивая «тайскими» таблетками, не понимая всей очевидной абсурдности этих экспериментов.

Сегодня сделан огромный шаг вперед, и терапевтические назначения строятся теперь не на основе измерения веса, а на основе изучения состава тела. Подобная диагностика вполне доступна и является ключевым моментом любой программы по снижению веса, помогая в динамике отслеживать эффективность тех или иных клинических мероприятий. Весы дают менее объективную картину происходящих событий и постепенно уходят в прошлое.

Подобный научно обоснованный контроль состава тела особенно необходим в работе молодых, недостаточно опытных врачей-диетологов. Ведь даже в случаях соответствия веса тела идеальным показателям им необходимо знать и учитывать точный компонентный состав тела.

Диагностика веса

Чешский антрополог Йиндржих Матейка догадался об этом одним из первых и еще в 1921 году предложил условно разделить все компоненты тела человека на 4 большие группы тканей: костная ткань, ткань внутренних органов, мышечная и жировая. В случае идеального соотношения этих четырех компонентов можно говорить о «хорошем, правильном составе тела», если же при этом вес тела также находится в статистически идеальном диапазоне, то можно говорить об «абсолютной» норме веса!

Это подтолкнуло исследователей к поиску различных технологий для измерения компонентов состава тела. Основное, что необходимо было измерить особо точно, — содержание в теле воды. Остальные компоненты рассчитывались достаточно просто — через уравнения, отталкиваясь от этой величины. И **вот совсем недавно** появились приборы — так называемые *«анализаторы состава тела»*, основанные на электрических измерениях сопротивления току — «импедансе». А с учетом биологических объектов родилось красивое слово — *«биоимпедансометрия»*. Сейчас почти все врачи-диетологи широко применяют это специальное профессиональное оборудование, где вместо рентгеновских лучей используется специальный электрический сигнал, который совершенно безболезненно проходит сквозь ткани тела. Этот анализ доступен, прост в использовании, абсолютно безопасен и дает возможность в динамике контролировать процесс изменения тканевого баланса. Он проводится в нашей клинике у всех пациентов и анализируется врачами в динамике на всем протяжении лечения.

! У мужчины до 30 лет нижняя граница нормы содержания жировой ткани должна быть не менее 3% от массы тела, а верхняя — от 12% до 19,5%. У женщин до 30 лет минимум составляет 8%, а максимум — 25%.

Хотя этот метод обследования становится все более популярным среди моих молодых коллег, мало кто из них учитывает тот факт, что измерения эти имеют значение именно в динамике. Они ограничены массой условностей, коренным образом влияющих на финальный результат. Ведь точность любого измерения можно гарантировать только при применении прибора в специально подготовленном помещении. Пациент должен прийти на исследование голодным, не имея на теле синтетического белья и металлических украшений. Чем больше погрешностей будет при измерении, тем менее точным будет результат. Я уже не говорю о том, что сопротивление тканей тела человека зависит от множества внутренних физиологических факторов. Главный среди них, конечно, относительная степень гидратации (насыщенность водой) тканей. Значение здесь имеет даже распределение кровообращения.

К примеру, депонирование крови в органах пищеварения после приема пищи или приток крови к кожным покровам при входе с холода в теплое помещение. Ведь у нас даже руки потеют по-разному! Степень влажности кожных покровов в месте прилегания электродов и степень кровенаполнения этих мест имеет не меньшее значение. Поэтому меня всегда умиляет, когда в фитнес-центре (где в последнее время стало модно устанавливать подобные приборы) получить данные о составе тела пытается мокрая от пота девушка в синтетическом спортивном костюме с украшениями и плеером в ушах.

Обоснование. За первые несколько недель любой низкокалорийной диеты падают показатели холестерина в крови, а он, как известно, связывает и задерживает воду. При этом с мочой выделяется большое количество освобождающейся жидкости, и это сразу же сбивает все показатели измерения. Ведь при изменении водного баланса меняется и электрическое сопротивление всех тканей. Динамика биоэлектрического импеданса показывает ложное «увеличение» содержания жира в организме, в то время как на самом деле оно может планомерно снижаться. При оценке массы нежировых тканей учитывается содержание как мышечной ткани, так и воды. Уменьшение содержания воды приводит к кажущемуся резкому уменьшению массы нежировых тканей, **из-за чего возникает иллюзия возрастания содержания жира в организме и падения мышечной массы!**

Многие мои коллеги несколько переоценивают точность результатов этого обследования и иногда сталкиваются с парадоксальными показателями, которые не могут объяснить ни себе, ни пациенту. Зная об этом, они обычно просто игнорируют показания второго, наиболее информативного обследования.

Врачи нашей клиники при анализе результатов биоимпедансного исследования всегда учитывают, как минимум, динамику изменения уровня холестерина в крови пациента. Внося поправку в программу измерений с учетом показателей падения холестерина крови, мы получаем наиболее достоверный результат. К тому же по собственному опыту могу сказать: ставя в известность пациентов о факте нормализации цифр холестерина крови или уровня артериального давления, вы существенно поднимаете их мотивацию и усиливаете уверенность в правильно выбранной тактике лечения.

В последнее время меня часто спрашивают о целесообразности покупки весов со встроенной системой биоимпедансометрии. Сейчас предлагают различные модели подобных весов, сочетающих в себе анализатор жировой массы по принципу «от стопы к стопе». В них, как правило, имеются два электрода, вмонтированных в платформу. Измерения проводятся при контакте электродов с босыми ступнями. Монитор-анализатор внутреннего жира автоматически измеряет вес, а затем вычисляет процентное содержание жира. Для расчета вам необходимо лишь ввести рост, пол и возрастную категорию. Микропроцессор, встроенный в весы, обработает эти данные, а также полученные значения сопротивления и веса. В результате с помощью специального алгоритма вычислений якобы должен определяться процент внутреннего жира. И вроде бы все очень удобно и вполне логично. Но! Теперь-то вы понимаете, что получить достоверные данные не так просто даже обученному медицинскому персоналу на профессиональном оборудовании. К тому же подобные весы в принципе, чисто технически не могут достоверно показать состав **всего** тела человека, так как они производят измерение тканей по кратчайшему пути, захватывая только область ног и паховой зоны. Все, что сверху, они просто не учитывают. А где у женщин обычно бывают отеки? Правильно — в ногах!

Вот эта вода и вносит существенную погрешность, сильно влияя на электрическое сопротивление тканей в момент обследования, искажая его данные. Я уж не говорю о том, что у многих людей избыток жировой ткани накапливается преимущественно в области живота, а не ног. На мой взгляд, это просто маркетинговый ход и дополнительное выкачивание денег. Ни о какой достоверности полученных данных, как вы уже понимаете, говорить не приходится.

Я столь подробно разбираю здесь эти методы только для того, чтобы вы не позволяли морочить себе голову нечистоплотным или неопытным «специалистам». Но

Врачам-диетологам важно понимать относительность значений анализа композиционного состава тела и не основывать свои назначения только на показаниях прибора. Тут, как нигде, важен индивидуальный подход и совокупность всей информации о пациенте. К тому же при измерении биоэлектрического импеданса небольшие колебания значений содержания жира выявить технически невозможно, и об этом надо обязательно поставить в известность пациента. Главным достоинством этого метода, на мой взгляд, является быстрота и доступность измерения и расчетов по встроенным математическим алгоритмам.

одновременно мне бы хотелось, чтобы вы поняли, что контролировать только вес — совершенно недостаточно для полной картины состава тканей вашего организма. Нужно постоянно работать над собой, стремясь к совершенству и внешнему, и духовному.

К сожалению, в нашем обществе, во многом благодаря шаблонным телевизионным шоу под объединяющим названием «Поможем себе сами», да и за счет недобросовестности и некомпетентности некоторых врачей, очень сильна привычка к самоврачеванию. Дошло уже до того, что для человека, торчащего целыми днями у телевизора, рекомендации реального практикующего врача уходят на второй план. Их место прочно занимают собственные, как правило, ошибочные представления и стандарты, почерпнутые с экрана телевизора или из популярной «одноразовой» литературы. Особенно это касается пожилых людей, привыкших еще со времен СССР свято верить всему, что говорят по телевизору.

Что касается меня, то я стараюсь быть принципиальным в этих вопросах и постоянно, с экрана и в этой книге, пытаюсь донести простую истину: не стоит жить ложными иллюзиями, что все само как-нибудь рассосется.

! Разумнее с помощью грамотного и внимательного врача определить свой личный «идеальный» вес и стремиться именно к нему, а не к тому, который вы (или ваши подруги) считаете эталоном красоты. Когда вы самостоятельно грубо вмешиваетесь в «святая святых» организма — в обмен веществ, за последствия не поручится никто!

Как показывает мой опыт, каждая десятая женщина, стремящаяся избавиться от лишних килограммов, на самом деле их не имеет! Статистика в этом вопросе еще более категорична. Она утверждает, что в среднем каждая вторая взрослая женщина, пытающаяся похудеть, на самом деле в этом не нуждается. А среди девушек-подростков этот показатель еще выше. Более того: каждая третья девочка в возрасте 9 лет хотя бы раз в жизни пробовала садиться на диету. Наверное, следующая книга, которую я напишу, будет называться «Как похудеть худой женщине?».

Обоснование. Исследование канадских ученых выявило интересную закономерность. Оказалось, что именно женщины гораздо критичнее, нежели мужчины, относятся к своей фигуре. Причем зачастую их стремление похудеть совершенно необоснованно, поскольку им это физиологически не нужно. Эти результаты были получены после серии тестов, проведенных среди молодых людей — учащихся Квебекского университета Лаваля (Канада). Специалисты выяснили, что две трети студенток, которые сидят на диетах в надежде избавиться от лишних (по их мнению) килограммов, в действительности просто-напросто их не имеют. Их индекс массы тела в среднем составлял около 25 единиц, а это нормальный показатель!

Само исследование состава тела (биоимпедансометрия) проводится во всех профильных клиниках и стоит совсем недорого. Но если у вас в силу ряда причин нет возможности обратиться к грамотному диетологу, владеющему методикой инструментального измерения состава тела, то лучше не рисковать, доводя себя до полного истощения, и оставить лишние 5–7 кг.

Сама природа устроила нас так, что какое-то минимальное количество подкожного жира здоровый организм сохраняет всегда. Особенно это свойственно женщинам в связи с возложенной на них детородной функцией. Поэтому если ваш подкожный жир уже доведен до «контрольной точки», а вы упорно продолжаете всеми способами, буквально по каплям, выжимать из себя «лишний вес», вы очень рискуете перейти черту. При этом неизбежно начнется цепная реакция необратимых нарушений в органах и тканях. И хотя врачи-диетологи твердят об этом постоянно, подобных случаев меньше не становится. Кто-то всю жизнь хочет набрать вес, а кто-то ведет постоянную борьбу с весом. Важно не стать рабом стандартов, почувствовать именно свою индивидуальную физиологическую норму и не переходить черту.

Обоснование. Не так давно закончился ряд многолетних наблюдений за большими группами людей по оценке взаимосвязи массы тела и смертности. И что удивительно! Было достоверно установлено, что большинство чрезмерно худых людей, с индексом массы тела (ИМТ) менее 20, раньше на 12–14 лет и чаще умирали от сердечно-сосудистых и онкологических заболеваний, чем люди с незначительным превышением порога массы тела, считавшегося до этого нормальным (ИМТ 25–29,9). Похожее исследование провели японские ученые из Высшей школы медицины Университета Тохоку. В течение 12 лет они наблюдали 50 000 человек в возрасте от 40 до 80 лет, проживавших в префектуре Мияги, на севере Японии. Выяснилось, что те, у кого к 40 годам появляется небольшой избыток веса, живут в среднем на 6–7 лет дольше, чем их более худые соседи. Эти исследования перекликаются с аналогичными данными многих зарубежных страховых компаний, которые в конце XX века констатировали наименьшие показатели смертности среди людей, масса тела которых превышала существующую ныне западную норму (ИМТ 18,5) на 10%. **Минимальная заболеваемость и наибольшая продолжительность жизни отмечалась у людей с ИМТ 23–25.**

Я уже говорил, что жировая ткань способна не только трансформировать, но и создавать новые гормоны. Давно уже установлено, что у женщин с небольшой избыточной массой тела (не достигающей масштабов ожирения) гораздо реже развивается рак молочной железы и остеопороз, потому что жировая ткань берет на себя функцию продуцирования женских половых гормонов. Но, как оказалось, она способна синтезировать неизвестные ранее гормоны и другие биологически активные вещества, способствующие профилактике заболеваний и предупреждению ранней смертности. В этом вопросе ученым еще предстоит разобраться.

> Я же хочу, что бы вы поняли главное: умеренная избыточная масса тела не оказывает отрицательного влияния на показатели жирового и углеводного обмена, а также на артериальное давление. Речь идет всего лишь о 5–7% избыточной жировой массы.

Идеал, к которому мы подсознательно стремимся, редко совпадает с нашим естественным весом, дающим ощущение гармонии и комфорта. Часто идеальный вес может быть достигнут лишь в результате жесточайших ограничений и изнуряющих ежедневных тренировок. Иногда он вообще недостижим, хотя мы всю жизнь будем его добиваться.

Не стоит тратить время, силы и здоровье на погоню за призрачным «идеальным весом»! Лучше попытаться прийти к своему физиологичному устойчивому весу.

Некоторые врачи-диетологи называют его *«естественным весом»*. Мне очень нравится эта формулировка! Имеется в виду такой вес, который останется с вами на всю жизнь, который вы сможете долго и без особых усилий поддерживать и сохранять, прислушиваясь только к своим внутренним ощущениям и запросам организма. Для себя я этот вопрос решил: идеальным весом для моего роста должны быть 80 кг, я на сегодняшний день выбрал цифру 92 кг. За долгие годы я понял, что именно это мой физиологически здоровый вес. В нем я ощущаю себя наиболее комфортно. Но это только мой вес — и только мой выбор!

ЗАВЕРШЕНИЕ МЕТОДИКИ

Пусть все думают, что ты сумасшедший
и никогда не сможешь летать.
Главное, чтобы ты сам верил в обратное!

Как правильно завершить методику, а главное, как сохранить достигнутый результат на долгие годы? Удержать сброшенный вес порой тяжелее, чем сбросить даже несколько десятков килограммов. Но если вы помните, в самом начале книги я предложил вам одно важное правило: **«Организм нельзя ломать — с ним нужно уметь договариваться!»**

Мы совсем не ценим наше здоровье ровно до тех пор, пока не приходится начинать за него платить в аптеках или на приемах у врачей. Зачастую более или менее здоровый человек живет так, как будто ресурсы его тела безграничны. Но время идет, и люди задумываются о своем здоровье, о своей фигуре. Пытаются жить и питаться правильно. Правильно

> Меня часто спрашивают о диетическом, правильном, рациональном питании, а я не знаю, что это такое. Ведь каждому человеку в разные периоды его жизни нужны разные, порой диаметрально противоположные рекомендации по питанию.

с их точки зрения! И лишь впоследствии многие убеждаются, что эффект получился, к сожалению, обратный: им чаще всего не удается похудеть, а если этот подвиг все же совершен, килограммы быстро возвращаются, приводя с собой «друзей» — дополнительный вес и новые болезни.

Именно поэтому я написал книгу, которую вы сейчас держите в руках. Понимаю, что она получилась, прямо скажем, не маленькой. И, наверное, не очень простой. Но, смею надеяться, не очень скучной. Действительно, нелегко осилить такое количество новой информации, да еще постоянно примеряя все на себя. Но я хотел пробудить в вас интерес к собственному организму. К тем сложным и удивительным процессам, которые постоянно происходят внутри каждого из нас.

В одной из следующих книг вы узнаете, какими нуждами живет ваш организм, почему он предпочитает запасать энергию, вместо того чтобы тратить? Не слишком ли много вы себе запрещаете в порыве гнева? Ведь у вас есть все основания не ругать, а благодарить свой организм за то, что он, несмотря на далеко не лучшее к нему отношение, до сих пор еще жив и относительно здоров.

Если вы будете понимать и ценить свой организм, возможно он вам ответит тем же! Тогда и пищу вы будете выбирать только полезную, и прогулки по утрам станут привычными, и окружающие станут относиться к вам по-новому: с нескрываемым чувством уважения, а может быть, и легкой зависти. Вас будут ценить, как сильного человека, сумевшего справиться с серьезнейшей проблемой, которая многим кажется неразрешимой.

Мы подходим к финалу книги и нашей методики. От того, насколько прилежно вы следовали моим рекомендациям, зависит теперь, насколько легко и как долго вам удастся удерживать полученный результат.

! Вы, наверное, заметили, что это даже не методика, а что-то вроде философии здорового образа жизни. Может быть, сейчас все это вам кажется невозможным и далеко не заманчивым, но поверьте, по мере прохождения методики ваш организм начнет постепенно перестраиваться, и вы с удивлением обнаружите, что вам начинает нравиться именно такой тип питания и такой образ жизни.

Как сейчас, так и потом ничего не придется делать насильно, из-под палки! Вы будете есть «здоровые» и вкусные продукты, порции будут, прямо скажем, не маленькими, и чувство голода не будет напоминать о себе сосанием под ложечкой. Вас не будет мучить воспоминание о конфетах, картофеле, рисе, макаронах и хлебе из муки тонкого помола — организм постепенно отвыкнет от этих продуктов. Со временем у вас сами собой изменятся привычки. Вкусовые рецепторы отвыкнут от пищи с усилителями вкуса, которую вы перестали употреблять, и уже не будет хотеться конфет или фастфуда. Более того, куриные грудки и салат из свежих хрустящих овощей с лимонным соком покажутся такими же вкусными, как когда-то любимый бутерброд с колбасой. Вы будете вознаграждены не только стройной талией, но и прекрасным самочувствием.

Хочу обратить ваше внимание вот на что: речь идет не просто о диете, а о правильной организации питания. Каждая клеточка человеческого организма рано или поздно отмирает, а на ее месте образуется новая. При правильном питании старые клетки со всем своим содержимым (т. е. ненужными организму жировыми, холестериновыми, солевыми включениями) разрушаются, а новые клетки строятся из более качественного материала. В итоге организм обновляется. «Мы есть то, что мы едим!»

Люди, которые питаются так постоянно, выглядят не просто гармонично, но и значительно моложе своих лет. Присмотритесь повнимательнее: у них не только прекрасная фигура, но и замечательная кожа, не бывает мешков под глазами, двойного подбородка, складок на животе. Часто им не нужны даже кремы и лосьоны, потому что уровень увлажненности поддерживается за счет четко налаженных обменных процессов и поступления воды в клетки кожи.

Пройдет всего полгода, и вы изменитесь до неузнаваемости. Начнете покупать вещи на несколько размеров меньше. Причем именно те, что вам нравятся, а не те, что на вас налезли. Станете бодрее, энергичнее. Улучшится кожа, волосы, ногти. А по вечерам вы будете испытывать радость от легкости в желудке. Скоро полненькие дамы начнут вам завидовать и ненароком спрашивать: «Как вам это удалось?»

Когда первые этапы успешно пройдены, главное — не останавливаться, не расслабляться. Если в период прохождения методики можно было утешать себя тем, что осталось потерпеть еще немного, то теперь наступает не менее сложный период стабилизации веса, который длится, как правило, намного дольше самой методики. И его тоже надо пройти с честью.

Не стоит воспринимать окончание методики как достижение некоего рубежа — красной ленточки, после пересечения которой можно расслабиться и наесться от пуза!

Нет, дорогие мои! Удержание победы — и в жизни, и в спорте — требует не меньших усилий, чем ее достижение. Возвращение веса после любого похудения (если ваш организм сочтет его для себя нелишним) — вполне закономерный и объяснимый процесс.

Такова физиология. Неправильно, насильственно сброшенные килограммы обязательно возвращаются, как только человек завершает выполнение программы и переходит на привычное и даже умеренное питание.

И не помогут удержать сброшенный подобным образом вес ни аэробика, ни шейпинги, ни фитнесы. Вы можете хоть полдня, обливаясь потом, крутить педали на велотренажере, сброшенный вес все равно потихонечку будет в вас вползать!

Любой организм стремится поддерживать относительное динамическое постоянство химического и структурного состава. Он, как верный пес, постоянно следит за температурой тела, регулирует состав крови, лимфы и т.д. Старательно поддерживает структуру тканей, клеток, межклеточного вещества и состав выделяемых биологических жидкостей. Это динамическое равновесие также предусматривает поддержание определенного количества жировой массы.

Когда мы принимаем твердое решение ограничения в еде, мы одновременно вносим радикальные изменения в привычную для организма схему. Мы меняем жизнь с излишествами на существование в условиях с ограничениями. И наш защитник — организм — естественным образом вынужден реагировать на эти изменения. Если мы расходуем те жировые клетки, которые он считает неприкосновенным запасом, ему приходится бросать все свои силы на восстановление и дальнейшее поддержание этого запаса.

Ведь, по мнению организма, **вес и состав висцерального подкожного жира должен быть постоянной незыблемой величиной, и вам пока не удалось переубедить его в обратном!** Ему все равно, чем обосновано ваше решение, — он привык к такому образу жизни, к такому питанию и формам тела, и его это вполне устраивает. Поэтому любое изменение не может быть им проигнорировано. Первое, что он сделает: пошлет в мозг соответствующий сигнал, запускающий механизм появления голода.

Он надеется, что вы одумаетесь и накормите его. Если потребление еды уменьшено резко и чрезмерно, это вызовет бурю негодования и, как следствие, — нестерпимое чувство голода. Оно заставит вас под любым предлогом или с любым оправданием жадно наброситься на еду. Что там ближе всего? Кафе, фастфуд, ресторан или холодильник? И, как правило, результатом становится возвращение прежнего веса, а то и наращивание массы тела — впрок.

> **!** После любых ограничений дополнительное количество потребляемой пищи должно вводиться строго дозированными порциями и поэтапно, по мере адаптации организма к этим изменениям.

Если вы перестараетесь, организм встанет на путь активной защиты, заставив вас снова бежать к холодильнику. Если же величина, на которую будет снижено потребление еды, окажется слишком малой, организм даже и не подумает начать избавление от жировой ткани. Он всего лишь подстроит свой обмен веществ под изменившиеся обстоятельства, а вам будет казаться, что ничего не происходит. Но за счет снижения основного обмена немного опустится температура тела (на десятые доли градуса), несколько замедлится работа сердца, снизится давление и тонус мышц, следовательно, снизится общий расход энергии! Человек начинает больше спать, становится чуть менее подвижным и медленнее выполняет повседневную работу. Во всех этих случаях организм остается в выигрыше, а его хозяин (чаще хозяйка) — где? Там же, где и всегда. У холодильника!

Любые дальнейшие мероприятия и этапы можно вводить только по окончании начального периода — первого этапа методики. Если килограммы, которые вы сбросили, были действительно лишними,

> Если все делать правильно, снижение потребления пищи с самого начала должно сопровождаться хотя бы легким чувством голода, не более того. Это ощущение быстро пройдет, когда организм примет как должное эти изменения и не будет на них реагировать.

а главное, ваш организм принял этот вариант развития событий и вполне разделяет ваше мнение, считайте, что дело в шляпе! Ваш вес после похудения даже удерживать особенно не придется. Если организму понравится его новое тело, ему будет в нем комфортно, возвращаться назад он не захочет. Он будет готов легко отказаться от лишних жировых отложений, отнюдь не полезных для здоровья. Это и будет идеальный вариант адаптации к новым формам и нормализации обмена веществ. **Как только вы достигаете оптимального именно для вас веса, можно переходить к третьему этапу методики, который завершит процесс изменения обмена веществ, закрепив результат на долгие годы.**

Многие врачи-диетологи все чаще склоняются к мысли (или пытаются внушить эту мысль нам), что к ожирению следует относиться как к хронической болезни. Я этого мнения не разделяю, ибо оно убивает надежду и веру в полное выздоровление, обрекает человека на хроническое лечение ожирения.

Но у человека всегда должна быть надежда! Уверенность в положительном и стабильном результате! Конечно, никто не спорит, что сброшенный вес надо будет в дальнейшем поддерживать, но лишь некоторое непродолжительное время, а затем за ним надо будет следить. А это так же просто и необременительно, как ежедневно чистить зубы — и по привычке, и по необходимости.

Над избитым словосочетанием «похудеть навсегда» многие посмеиваются; на самом деле это вполне реально и означает лишь длительное поддержание физиологической нормы веса.

! Сколько будет длиться период адаптации — я не знаю! Это зависит от индивидуальных особенностей вашего организма, но обычно он занимает от года до полутора лет. За это время вам предстоит окончательно убедить свой несговорчивый организм, что тот вес, которого вы с таким трудом достигли, для него вполне приемлем. С этим новым весом удобно, комфортно, и никакие запасы вам не нужны.

Многие на собственном опыте познали истину: «Не так сложно снизить вес, как сохранить достигнутые результаты». Современные методики лечения ожирения позволяют эффективно и легко снижать вес. Однако проигнорированные (или неправильно проведенные) фазы стабилизации веса, отсутствие контроля и психологической поддержки со стороны врача могут свести на нет достигнутые результаты.

Прогноз такого недуга, как ожирение, требует длительного лечения и поддерживающего периода. А результат напрямую связан с возможностью использования групповых форм психологической поддержки. Такие возможности на современном этапе предоставляет интернет-общение людей, страдающих избыточным весом на страницах специализированных интернет-форумов. Не последнюю роль в решении этих проблем играет форум на нашем сайте www.diet-clinic.ru.

После окончания лечения необходимо некоторое время соблюдать определенные принципы питания, препятствующие набору веса. Если пациент не знает или не хочет знать об этих принципах, его вес через некоторое время неизменно вернется к исходному уровню или даже превысит его.

В методику надо правильно входить, но намного важнее правильно выходить из нее. Ваша задача на третьем этапе весьма проста — с помощью правильно подобранного рациона питания и необременительной, но систематической физической нагрузки поддерживать нужный вес в течение ближайших 2–3 лет.

После этого организм привыкает к новому весу как к новому стандарту и далее уже сам будет стремиться поддерживать его. И если вы прошли весь путь правильно, то, чтобы начать поправляться, вам потребуется даже приложить определенные усилия, буквально заставляя себя есть больше, чем хочется. Кто-то скажет: «Два года — срок немаленький»! Поверьте мне, это не так сложно и не так долго, как кажется. Ведь вас никто практически ни в чем не ограничивает. Это не отбывание наказания, а здоровая жизнь в новом теле. Живите и радуйтесь!

Чтобы удерживать свой вес в норме длительное время, вовсе не следует становиться пуританином и жестко ограничивать себя буквально во всем. Вам надо просто придерживаться разумных рамок и соблюдать умеренность в еде. Вы сами, сознательно, сделали свой выбор, и, мне кажется, вам будет приятно вести новый здоровый образ жизни. Если человек весом 100 кг плавно перейдет хотя бы к 80, он сам и его полегчавшее тело радостно вздохнут.

Наши любимые «грабли»

Но даже теперь, когда вы все знаете, вы все равно остаетесь уязвимы. Ведь даже самых умных и осторожных на каждом шагу подкарауливают события, которые таят в себе массу опасностей для нашего вновь приобретенного стройного тела. Это так называемые «грабли», на которые частенько наступают многие мои пациенты.

Первые «грабли» — обильные праздничные застолья и шашлыки на лоне природы. Запах еды и притяжение вкусно накрытого стола провоцируют и соблазняют нас.

А алкоголь? Какое ласковое слово — водочка! Она моментально убивает бдительность и мотивацию. Впрочем, людям с железной волей, конечно, все нипочем. Но кто из нас железный? Поэтому в такие моменты лучше «отойти в сторону». Под любым предлогом избегать всевозможных обжорных празднеств. В противном случае в финале вас могут ждать лишь угрызения совести, их бурное заедание и слезы отчаянья.

Если все же судьба-злодейка забросит вас за праздничный стол, я подскажу, **как сделать ущерб минимальным.**

- Из множества вкусных блюд постарайтесь выбрать «полезные» и есть их как можно медленнее, научитесь получать от еды не только физическое, но и эстетическое удовольствие. Начинайте праздничную трапезу с фруктов или салата из свежих овощей. Это блюдо, кстати, подойдет к любым напиткам.

- Помните, что крепкие спиртные напитки усиливают аппетит и притупляют бдительность по отношению к еде (и не только!) Если нет возможности отказаться от спиртного, отдавайте предпочтение сухим винам. Они хотя бы полезны для процессов пищеварения и обмена веществ. Но все должно быть в меру.

Говорят, что умные люди учатся на чужих ошибках, а дураки — на своих. Когда я много лет назад приступил к созданию этой книги, мне надо было как-то представить своего потенциального читателя, и тогда я подумал: «Слишком уж много книжек сейчас написано для людей, не желающих особенно утруждать себя изучением проблемы, ждущих конкретных решений и команд от «знающих» людей. Надо, пожалуй, написать хоть одну книгу для тех, кто предпочитает жить своим умом и хочет сам во всем разобраться!» Поэтому эта книга отсекает «поверхностных» читателей; те, которые смогли осилить ее до конца, — неглупые, вдумчивые люди!

- Постарайтесь не устраивать на тарелке ассорти из рыбных, мясных и прочих блюд; выберите что-нибудь одно, желательно наименее жирное.

- Избегайте сложных гарниров и смесей непонятного состава, ограничьтесь объемом одной тарелки.

- И никаких добавок! Даже если вы в гостях и хозяйка предлагает вам «повторить», твердо скажите «нет!». Сразу определяйте свою порцию — без добавок — и держитесь насмерть.

- Смотрите больше на тех, кто сидит рядом, говорите им комплименты и поддерживайте светскую беседу. Кто больше говорит, меньше ест.

- И старайтесь не пропускать ни одного танца. Танец — хорошая пауза и разгрузка во время пиршества.

Вторые «грабли» — поездка на отдых в отель «all inclusive» и гигантские «шведские столы», заваленные аппетитной «халявной» едой. Такое впечатление, что все отели сговорились и устроили состязание по застольному изобилию. Многие турки мечтают побывать в России. Они хотят увидеть, где же русские так устают, что потом здесь так отдыхают.

Как говорилось в старом фильме: «Бесплатно пьют даже трезвенники и язвенники!» А если серьезно — даже самые разумные теряют головы от причастности к «изобилию».

А знаете ли вы, что природный вес крыс, которых кормят неаппетитно, гарантированно снижается? Более того, они не толстеют, даже если им подсовывают жирную калорийную пищу.

Вывод прост: чем меньше вам нравится то, что вы едите, тем меньше лишних килограммов вы набираете. Вредные (калорийные, жирные и сладкие) продукты по непонятному закону природы почему-то всегда вкуснее. Здоровым продуктам не так повезло в этой жизни. Или нам не так повезло со здоровыми продуктами? Большинство из них вкусными никак не назовешь. А ведь при желании на том же «шведском столе» можно разыскать все нужные постные салатики и сделать курортные недельки строго диетическими, а вкупе с активным образом жизни превратить свой заслуженный отдых в фитнес-тур и отточить фигуру до блеска. Но я таких людей, к сожалению, не встречал.

Третьи «грабли» — голод. Не морите себя голодом, а, напротив, постоянно держите под контролем все, что вам предстоит съесть в ближайшее время. Не надо есть меньше, чем требуется, — это только подстегнет чувство голода. Но не стоит есть и впрок, предполагая, что не будете в ближайшее время иметь возможности перекусить. Не выходите из дома голодным, особенно если направляетесь в продуктовый магазин. Лучше вовремя перекусить, чем потом жадно наброситься на подвернувшееся под руку жирное пирожное.

Весь период адаптации вы будете практически лишены сладкого, но эта проблема с успехом решается обилием и разнообразием фруктов.

Категорически откажитесь от употребления любой еды с быстрыми сахарами. Такая еда мгновенно усваивается и насыщает. Но находящаяся в ней глюкоза повышает уровень сахара в крови слишком быстро. Этот уровень так же быстро падает, оставляя острое и глубокое чувство голода и усталости.

Сложные же углеводы обеспечивают медленное стабильное поступление глюкозы в кровь, поддерживают долгую и продуктивную работу мышц и сердца. Помните, где содержатся сложные «хорошие» углеводы? В пище, которая богата клетчаткой: во фруктах, цельных зерновых.

Если все же ЧП произошло и вы набросились на сладости, пусть лучше вашими жертвами падут несколько кусочков зефира, мармелада или пастилы. Эти сладости совершенно не содержат жиров, оказывают положительное влияние на волосы, ногти и сосуды. Желательно лакомиться этими «полезными» сладостями с 16 до 18 часов, так как в это время наступает физиологическое снижение уровня глюкозы в крови. Только не говорите потом, что я разрешил есть мармелад без ограничений! Такого позора я не перенесу!

Как важно правильно начать методику, так важно и правильно ее завершить! Своевременно, поэтапно вводить в рацион все новые и новые продукты, грамотно чередовать посильные физические нагрузки. Главное — больше двигаться.

Четвертые «грабли» — отсутствие движения. Не спешите запихнуть свои кроссовки подальше в шкаф, забросить ежедневные прогулки и как бы случайно потерять карту фитнес-клуба. Не изменяйте своему новому здоровому образу жизни и образу мысли. Вряд ли получится сохранить достигнутое, ведя малоподвижный образ жизни. Именно в этот период правильно подобранные физические упражнения наиболее важны для поддержания веса в течение продолжительного времени! Ежедневная ходьба не только помогла вам похудеть; она поможет вам и дальше «удержаться на плаву». Движение — единственный способ стимулировать обмен веществ и уйти от застоя повседневности. Поэтому диванно-телевизионная жизнь не должна устраивать современного уважающего себя человека. Даже самый занятой человек вполне может выкроить час в день на ходьбу быстрым или средним шагом. Не можете? Тогда купите себе шагомер. По опыту знаю — это здорово стимулирует.

> Количество ваших шагов за день не должно быть менее 10 000. Причем считаются абсолютно все шаги, начиная с утреннего похода в туалет. Для поддержания идеальной массы тела женщине необходимо проходить в неделю минимум 50 000 шагов, тогда не наберется ни одного лишнего килограмма!

Многочисленные исследования доказывают: те, кто регулярно занимается физическими упражнениями, сохраняют сниженный вес значительно успешнее тех, кто продолжает вести сидячий образ жизни после достижения желаемого уровня веса.

Весь третий этап, как правило, длится от года до полутора лет. За это время ваш организм постепенно привыкнет к новому телу и новому образу жизни. Физическая нагрузка станет умеренной, а главное — востребованной и желанной!

Пятые «грабли» — пищевое однообразие. Откажитесь от однообразной пищи! Целыми днями жевать морковь или капусту, давиться вареной курицей — это может свести с ума любого. Именно ограниченный рацион, очень узкий круг разрешенных и потребляемых продуктов приводит к усталости — как физической, так и психологической.

Открывайте для себя новые грани кулинарного искусства. Балуйте себя неизвестными ранее фруктами и

А знаете ли вы, что жирность обыкновенных растительных масел приближается к 100%? Там намного больше жиров, чем в майонезе. Но многие продолжают считать эти масла постными, обильно поливая ими всевозможные «диетические» салаты. Это очень распространенное заблуждение. Растительные и животные жиры одинаково хорошо усваиваются и одинаково вредны для человека с избыточным весом. Может быть, только в одном растительные жиры полезны: для сосудов.

овощами. Их экзотическим разновидностям нет числа, и в каждом оригинальный, неповторимый набор полезных веществ. В любом супермаркете вы найдете не меньше 5 сортов бобов и фасоли. Старайтесь употреблять только натуральные продукты, чтобы быть уверенным, что в пищу не добавлены различные усилители вкуса. Для этого вам придется чаще стоять у плиты и готовить самостоятельно.

Следующие, шестые «грабли» я бы назвал «вездесущий жир». Наверное, сейчас и ребенку понятно, что необходимо избегать продуктов с высоким содержанием жиров. Жиры прячутся в копченостях, сале, майонезе, маргарине и сливочном масле, в жирных сортах рыбы и мяса, в сырах и всевозможных консервах. Поэтому давайте для начала определим, что, собственно, я подразумеваю под словами «жирный продукт». Мой опыт показывает, что большинство из нас под «жирным» понимает только откровенно источающие жир продукты, такие как сало и сливочное масло. И далеко не все относят к жирным продуктам, например, сыр или колбасу. А ведь жирность современных сыров доходит до 60%!

Часто люди даже не предполагают, что многие распространенные и привычные продукты просто начинены жирами. И едят их изо дня в день. Некоторые кулинарные изделия содержат так называемые «скрытые» жиры, которые не видны глазом. Даже в обычной вареной колбасе без видимого жира, которую кто-то (наверное, из мести врачам) назвал докторской, содержатся не кусочки докторов, а изобилие жиров и крахмала! Жирность сосисок, сарделек, колбас и консервов может достигать 80%! Я хочу, чтобы вы по возможности ограничили этот жировой поток или хотя бы взяли под контроль.

Как уменьшить жир в продуктах?

- Каждый прием пищи начинайте с овощного салата без заправки. Ваш девиз: «Овощи и зелень — основное блюдо, мясо — гарнир!»

- Обязательно срезайте видимый жир с мяса перед приготовлением.

- Не ешьте ничего, жаренного на жирах! Мясо лучше всего готовить на углях или аэрогриле. Это и вкусно, и полезно! А употребление жиров, прошедших термическую обработку (фритюр, масло для жарки) здоровья не прибавит: именно они особенно сильно повышают уровень «вредного» холестерина в крови.

- Старайтесь выбирать продукты с пониженным содержанием жира: молоко и ряженку 1,5%, кефир 1%, творог и йогурты 0%, сметану 10–15%, нежирные сорта мяса и рыбы. Покупая продукты, обязательно обращайте внимание на содержание жиров и сахара. Не поленитесь и проверьте состав продуктов, на этикетке которых написано: «Не содержит жира» или «Жир 0%». Они могут быть более вредными и коварными, чем вы думаете. Например, за счет высокого содержания сахара.

● Надеюсь, теперь вам не надо даже напоминать о том, что необходимо исключить из повседневного рациона кондитерские изделия со сливочным кремом, бисквиты, шоколад, изделия из песочного и слоеного теста. Эти продукты ни здоровья, ни радости не прибавят! Незаметно, по капле, они могут переполнить чашу и разрушить то хрупкое равновесие, которого мы вместе с таким трудом достигли.

● При приготовлении супов используйте постное мясо, рыбу, птицу (без кожи и видимого жира), но предпочтение отдавайте вегетарианским супам. Ведь в корм промышленно выращенным животным и птице для быстрого наращивания веса и профилактики заболеваний добавляют множество различных препаратов (гормоны, антибиотики и др.), отнюдь не полезных для вашего здоровья.

Обоснование. До сих пор мы только догадывались о количестве препаратов, используемых для профилактики эпидемий «птичьего гриппа» и «свиного бешенства», заболеваний крупного рогатого скота. Но совсем недавно Институт здоровья животных открыл нам глаза. Их представители рассказали о том, что только в Америке в 2005 году для кормления скота было использовано 11,1 миллиона кг антибиотиков. Но Комиссия по контролю за лекарственными препаратами и питательными веществами (FDA) раньше этот показатель просто не отслеживала. А в 2009 году уже 13,1 миллиона кг противомикробных препаратов были проданы или распределены для использования в корм животных, идущих на мясо. Прогресс налицо или, правильнее сказать, на наше здоровье!

Так вот, вся эта химия при варке мяса переходит в бульон. Опасность мясных бульонов заключается еще и в том, что, будучи горячими, они настолько стремительно всасываются из кишечника в кровь, что печень не успевает полностью перерабатывать поступающие в нее из жирного бульона экстрактивные вещества. Поэтому, если вы жить не можете без супов, решительно сливайте первую, а иногда и вторую порцию бульона при варке любого мяса, купленного в магазине. В деревнях нет возможности использовать антибиотики и гормоны при выращивании мясной продукции, поэтому бульон из «своей» курицы можно есть смело. Кладите в супы овощи, картофель, грибы, крупы, только, пожалуйста, не заправляйте их маслом или сметаной.

Обычно человек съедает чуть более 100 г жира в день. С точки зрения современных представлений о природе избыточного веса, какое-то количество жира в организме окисляется всегда. И если жиров с пищей поступает немного, то запасы подкожного жира не растут. Вам было бы неплохо ограничиться 60 г жира в день. Поверьте, и это немало! Для сравнения могу сказать, что именно столько жира содержится примерно в 7 столовых ложках майонеза.

Конечно, я говорю о системе, а в каждой системе допустимы единичные отступления. Это вполне нормально и не ломает систему! Новый год должен быть праздником во всех смыслах и не стоит всю новогоднюю ночь жевать

Мясное производство требует все более сильных антибиотиков, которые достаются не только животным. Антибиотики с выделениями передаются земле, и тем, кто на ней работает, не говоря уже о неизвестных последствиях для тех, кто потребляет такое мясо. Стоит ли говорить, что большая часть мяса на российских прилавках — импортное. Ведь его все труднее скормить прогрессивной Европе.

один листик салата или капусты. Важно только, чтобы эти отступления плавно не перешли в систему!

К сожалению, сколько бы мы ни говорили о разнообразии продуктов, рацион наш достаточно скуден. Но это позволяет легко подсчитать примерное содержание жиров в употребляемых продуктах. Многочисленные таблицы с составом продуктов выложены чуть ли не на каждом «похудательном» сайте в Интернете.

По сути, жирность нашего суточного рациона на практике определяется жирностью всего нескольких продуктов. Подумайте, какими из них вы готовы решительно пожертвовать в пользу других. К примеру: мясо может быть более постным, вместо жирных сыров подходит подсоленный нежирный творог или так называемые мягкие сыры — брынза, сулугуни. Скажу больше: если по-настоящему жирных продуктов в вашем рационе немного, то чтобы удерживать вес, все остальное можно вообще не считать!

«Качели» — давайте именно так назовем последние «грабли». Сидеть на разных диетах сегодня стало модно! Перманентно худеют почти все женщины и даже подростки! А потом планомерно набирают потерянные килограммы, да еще с довеском. Я порой удивляюсь: сколько людей наступает на эти «грабли», хватаются то за одну, то за другую диету, не пытаясь вникнуть в суть процесса похудения, хоть как-то настроить себя на этот путь, подготовиться. Когда вышла моя первая книга, которая была гораздо объемнее этой, некоторые дамы писали мне на форуме сайта нашей клиники: «Мне некогда читать эту толстую книгу! Расскажите просто, как мне похудеть!» К сожалению, это очень распространенная ошибка — пытаться решить проблему «по-быстрому». Не поняв сути происходящего и наделав кучу ошибок, многие бросают и начинают заново, не дойдя до логического финала порой всего пару шагов.

Не останавливайтесь на достигнутом! Даже изрядно похудев, не успокаивайтесь, не возвращайтесь к прежней жизни, не забрасывайте прогулки или спортзал. **Постоянные колебания веса наносят не меньший вред здоровью, чем избыточный вес.**

Обоснование. Недавно специалисты из университета в Глазго опубликовали результаты шокирующего исследования. Они утверждают: «Стиль питания, при котором сидение на диете сменяется обжорством, сокращает продолжительность жизни на четверть!»

Как вам такая перспектива? А ведь именно так многие из нас и пытаются бороться с лишним весом. Сначала ценой неимоверных усилий худеем, а затем, окрыленные успехами и упоенные результатами, теряем бдительность и снова набираем вес.

И если осознание вреда от избыточного веса сейчас уже вроде бы дошло почти до всех, то влияние на здоровье колебаний веса даже некоторыми врачами пока не воспринимается с должной серьезностью.

Обоснование. Понимая важность этой проблемы, шотландские исследователи поставили провокационный эксперимент на выживание: посмотрели, как режим «диета — обжорство» отражается на продолжительности жизни... рыб.

Я тоже поначалу удивился! Почему именно рыб? При словах «голодная рыба» в моем воображении рождается образ кровожадной пираньи. На самом деле, если говорить серьезно, оказалось, что именно рыбы — очень хорошая модель для изучения продолжительности жизни. Более ранние исследования показали, что параметры реакции их организма во многом сопоставимы с физиологическими параметрами человека. И результаты этих опытов впоследствии действительно нашли свое подтверждение в исследаваниях человека.

В ходе экспериментов колебания веса вызывали в крови рыб резкое повышение холестерина и еще целый ряд изменений, способствующих развитию заболеваний сердца. Профессор Нейл Меткальф из Глазго, руководивший исследованием, до сих пор постоянно подчеркивает во всех своих выступлениях на конгрессах и симпозиумах опасность колебания веса. Его рекомендации особенно актуальны для молодых людей, у которых организм еще только развивается. В исследовании воздействие подобных «качелей» на мальков рыб было достоверно связано с их ранней смертностью. Как ни прискорбно, но именно в молодом возрасте люди больше всего помешаны на проблемах с внешностью и... весом.

После экспериментов с рыбами был проведен ряд исследований на людях, которые полностью подтвердили выводы ученых из Глазго. Это дало повод многим задуматься и пересмотреть свою точку зрения. Насколько я помню, результаты первого исследования на рыбках были опубликованы еще в 1991 году. Тогда они всколыхнули и напугали весь научный мир, так как доказывали, что в зависимости от степени колебаний веса риск смерти от болезни сердца увеличивается на 27–93%! В те годы этому почти никто не поверил, и многие доктора относились к этим результатам предвзято и настороженно. Просто отказывались считать их достоверными и окончательными.

Наверное, этому есть чисто психологическое объяснение. В свете полученных результатов настойчивые, но дилетантские по сути рекомендации многих врачей по избавлению от лишнего веса могут быть даже вредны для пациентов! Это выглядит так, как если бы стоматолог пытался оперировать на сердце, а пластический хирург ставил пломбы. А ведь очень многие садятся на очередную диету по настоятельной рекомендации участкового врача, а потом снова разъедаются, закладывая под себя бомбу замедленного действия.

Совершенно очевидно, что при таком непрофессиональном подходе, даже если и удастся сбросить лишний вес, он быстро возвратится.

Глава 3 Худеем без осложнений

Каждая женщина, пытаясь похудеть тем или иным способом, мечтает о красивой фигуре, но даже не представляет себе, какие риски подстерегают ее на этом тернистом пути. В процессе похудения идет перестройка всего обмена веществ, меняются уже ставшие привычными биохимические процессы, заставляя организм подстраиваться под вводимые изменения и ограничения, работать на пределе своих возможностей. И, как следствие, подкожный жировой слой истончается, кожа начинает свисать неестественными складками, появляются прыщи, цвет лица становится нездоровым, серым, углубляются едва заметные ранее морщинки. Вряд ли кто-то, планируя похудеть, мог предполагать, что ему придется поменять жировые складки на обвисшую кожу, выпавшие волосы и крошащиеся ногти!

Но и это еще полбеды. Главную опасность представляют образование камней в желчном пузыре, грыжи пупочного кольца и межпозвонковых дисков, опустившиеся почки, тромбоз вен и артерий и т.д. Об этом я и хочу вам кратко рассказать.

Нет! Не затем чтобы напугать, а затем чтобы предупредить. Ведь не зря говорится: «Предупрежден — значит вооружен!»

Любое похудение на 20 кг и более — это длительный процесс, требующий постоянного контроля со стороны лечащего врача. Не стоит забывать, что и здесь существуют свои группы риска.

НАША НЕЛИШНЯЯ КОЖА

— Девушка, позвольте, я вам помогу!
— Спасибо, но сумка нетяжелая.
— Я не про сумку. Я пластический хирург.

Частенько результатом самостоятельных экспериментов становится дряблая, отвисшая в проблемных местах кожа. Одна женщина на приеме задала мне вопрос: «А когда тушка худеет, куда лишняя кожа девается?» Действительно, провисание избыточной кожи вызывает образование так называемого «фартука». Иногда этот кожный лоскут провисает… до колен. (Но обвислый живот не всегда непосредственно связан с ожирением. Это может произойти, например, и в результате слабости мышц брюшной стенки после беременности и родов).

В любом случае образование подобной кожной складки — прямое показание к *абдоминопластике*, «пластике живота». Но уж больно не радует перспектива оказаться под ножом хирурга, который срежет целые лоскуты кожи и прокалыванием сформирует имитацию нового пупка. Однако когда кожа уже провисла, других вариантов не остается.

Поэтому программу, препятствующую провисанию кожи, надо начинать уже с первого дня похудения. Особенно часто с такой проблемой сталкиваются люди после 30 лет, когда кожа теряет былую юношескую эластичность, а также пациенты с изначально высокими степенями ожирения. Больше всего подвержена отвисанию кожа на животе, на внутренней стороне бедер и рук, на лице и шее. Бывший двойной подбородок превращается в маленький кожный мешочек, висящий на шее, как у индюков.

Чаще всего подобных неприятностей удается избежать. Но, говоря откровенно, в некоторых особо запущенных случаях без пластической хирургии не обойтись. Но наша задача — попытаться все же избежать этих «приключений» и заранее предотвратить неприятные последствия.

Особенно сильно обвисает кожа у тех, кто худеет самостоятельно, неграмотно, несистемно и только за счет резких ограничений в питании. Вы помните, что **организму ежедневно необходимо определенное количество белка!** Постное мясо, птица, рыба и молочные продукты должны постоянно присутствовать в рационе. Самостоятельное необоснованное ограничение жиров (менее 30 г ежедневно) неизменно приводит к чрезмерной сухости кожи, а следовательно, к потере упругости. Кожа становится дряблой, шелушащейся и теряет прежнюю эластичность.

При планировании своего рациона старайтесь делать упор на употребление ненасыщенных жиров, которые содержатся в растительных маслах, жирных породах рыб и орехах. Не пренебрегайте физической нагрузкой и вовремя вводите силовые упражнения, чтобы поддерживать мышцы и кожу проблемных зон в тонусе. Вечером принимайте контрастный душ. Он стимулирует кровообращение, помогает поддерживать мышцы кожи в тонусе. В душе массируйте проблемные участки жесткой мочалкой и направленными струями воды.

Нормализовать кровообращение поможет и любое дозированное физическое воздействие: пощипывание, поглаживание и похлопывание. Только без мазохизма! Желательно хотя бы раз в неделю принимать **ванну с морской солью**. Такая процедура выводит из кожи продукты распада и увеличивает ее тонус. Будьте осторожны с ароматическими солями, особенно если у вас пошаливает сердце и бывают скачки давления. Начните с 5 минут. Затем, выйдя из ванны, промокните тело махровым полотенцем.

Еженедельно делайте пилинг с помощью скрабов. Пилинг уберет отжившие клетки и будет стимулировать рост нового эпидермиса, более молодого, а следовательно, более эластичного. После пилинга нанесите на все тело увлажняющий питательный или подтягивающий крем. Если у вас чувствительная кожа, будьте особенно осторожны с кремами, в состав которых входят фруктовые кислоты. Выбирайте средства с абразивными частичками средней ве-

Вы будете приятно удивлены, узнав, какие чудеса творит с целлюлитными бедрами обыкновенный баночный массаж! Для этого совсем не обязательно тратить деньги на массажиста. В этом вопросе главное — регулярность и планомерность. Вам нужно лишь нанести на проблемные зоны антицеллюлитный крем или гель для душа с экстрактом водорослей и двигать по ним эластичными банками для массажа до тех пор, пока кожа не покраснеет. Отсутствие бледных участков означает, что вы добились поставленной цели и циркуляция крови в коже значительно улучшилась. Только не ленитесь! При ежедневном повторении этой манипуляции вы сможете не только избавиться от ненавистной «апельсиновой корки», но и улучшить упругость кожи.

личины. После отшелушивания непременно используйте хорошее увлажняющее средство. Не экономьте на себе, любимой!

Для сухой кожи подойдут крема, которые в избытке содержат оливковое масло или масло какао. Древние греки были правы, умащивая свои тела оливковым маслом. Так они предохраняли себя от рака кожи. Японские ученые обнаружили в оливковом масле антиокислители, которые нейтрализуют свободные радикалы, появляющиеся под действием ультрафиолета и повреждающие ДНК кожных клеток.

Для жирной кожи используйте обезжиренные формулы с гиалуроновой кислотой. Об этой кислоте и ее свойствах до сих пор спорят многие косметологи, и я не хочу участвовать в них.

Обоснование. Гиалуроновая кислота входит в состав структур нашей кожи. Считается, что она помогает самостоятельной регенерации кожи и увеличивает ее эластичность, а также обладает способностью сохранять и надолго удерживать влагу в клетках и восстанавливать водно-жировой баланс. С годами количество этой кислоты в тканях заметно уменьшается. Особенно быстро это происходит у заядлых курильщиков, что, впрочем, почти всегда видно по их лицу. Поэтому, возможно, имеет смысл принимать ее дополнительно в виде пищевых добавок.

Мы еще раз убеждаемся в необходимости дополнения своего рациона качественным витаминно-минеральным комплексом, в состав которого должен входить и магний. Химически магний настолько активен, что в природе этот элемент невозможно встретить в свободном состоянии, он всегда вступает во взаимодействие. Магний — один из основных элементов клетки. Биохимики называют его структурным элементом каждого живого организма, он имеет огромное значение.

Коэнзим Q_{10}

Немаловажно и положительное влияние на кожу коэнзима Q_{10}. Пары капель вполне достаточно для ежедневного нанесения на кожу лица с любым кремом. Она быстро станет шелковистой, количество морщин будет уменьшаться с каждым днем.

Чтобы не стать похожей на шарпея, надо заранее побеспокоиться о питании и нормализации кожных покровов. Для тех моих пациентов, кто не может воспользоваться услугами косметолога, я обычно рекомендую ежедневно делать одну нехитрую, придуманную мной **процедуру, частично препятствующую провисанию кожи**:

- Берем полстакана самой жирной сметаны и полстакана любого кефира.

- Добавляем в этот коктейль любой препарат, содержащий коэнзим Q_{10}.

- Смешиваем, разливаем в формочки для льда и помещаем в морозильную камеру холодильника.

- После каждого похода в душ берем кусочек льда и протираем тело. Главное правило — постоянно перемещать лед по телу. После того, как лед растает, распределить сметану по всему телу и, подождав пару минут, смыть это «эротичное» покрытие теплой водой с мылом.

Надеюсь, что эффект на коже вы заметите уже через неделю — и после этого навсегда откажитесь от модных и дорогих кремов.

Я рекомендую сочетать наружное и внутреннее применение препаратов коэнзим Q_{10}, поскольку при одном местном его использовании воздействию подвергаются только поверхностные ороговевшие слои кожи, а глубоколежащие живые слои оказываются недосягаемыми.

Обоснование. Коэнзим Q_{10} является природным веществом, необходимым для выработки клеточной энергии, которая стимулирует работу клеток в глубоких слоях кожи. Он участвует в обмене веществ, обеспечивает процесс регенерации в верхних слоях кожи, делая ее более упругой и гладкой.

Кстати! Это единственный препарат из категории БАД, за открытие которого в свое время была получена Нобелевская премия.

! Дополнительный прием коэнзима Q_{10} особенно важен с учетом того факта, что под действием ограничения рациона питания содержание его в клетках кожи резко падает, поэтому нарушается сама структура кожи.

Вы, наверное, замечали на пляже или в бассейне у многих «худеющих» белые рубцы-растяжки? На фоне июльского загара они особенно выделяются. Эти дефекты кожи появляются вследствие гормональных изменений и перерастяжения верхних слоев дермы (при резком наборе веса или резком неправильном похудении). Ткани кожи истончаются, происходят внутренние надрывы, которые затем замещаются соединительной тканью, образуя рубцы. Сначала они красного или синего цвета, но со временем сосуды запустевают, и растяжки становятся белыми. При этом наиболее распространенные места их локализации — бедра, живот, грудь. Особенно эта проблема знакома беременным женщинам.

Самый простой и доступный способ профилактики этих кожных проблем — дополнение рациона некоторыми компонентами, значительно улучшающими эластичность кожи. И, конечно, без коэнзима Q_{10} не обойтись. Это должен знать и учитывать в своей практике каждый врач-диетолог. Своевременность в этом вопросе важна как никогда, потому что любую болезнь легче предотвратить, чем длительно и безуспешно лечить запущенный случай.

Восполнить дефицит коэнзима Q_{10} при ограничении рациона довольно сложно, поскольку в пище он содержится в микродозах. Чтобы получить рекомендованные 15–100 мг коэнзима Q_{10} в сутки, удобнее использовать препараты, содержащие его готовые формы. Принимать коэнзим Q_{10} следует во время еды, чтобы обеспечить его максимальное всасывание и дальнейшее усвоение. Он прекрасно растворяется в жирах, поэтому его всасывание значительно повышается при употреблении с пищей, содержащей жиры, особенно растительные масла класса омега-3 и омега-6 (рыба лососевых пород, подсолнечное масло).

Помните, что первый эффект от применения коэнзим Q_{10} вы сможете заметить лишь через несколько недель, поэтому при лечении ожирения его следует принимать продолжительно, на протяжении всего курса. Немаловажным фактором является и правильно подобранная дозировка, которая рассчитывается, исходя из возраста пациента и состояния его кожных покровов.

Витамин B₅

Красивая, гладкая, шелковистая кожа зависит еще и от нормальной работы кишечника. Ведь именно там с помощью бактерий продуцируется витамин B₅, играющий важнейшую роль в липидном обмене. И вырабатывается он только в том случае, если рацион содержит достаточное количество дрожжей, печени, белка, томатов, бобов, натурального риса и отрубей.

Процедуры против обвисания кожи

Предотвратить обвисание кожи помогут некоторые косметические процедуры: массаж, обертывания и мезотерапия (множественное внутрикожное и подкожное введение лекарственных препаратов, которые не могут самостоятельно преодолеть поверхностный роговой слой кожи). При мезотерапии препараты вводятся небольшими дозами на глубину 1–5 мм внутрикожно и подкожно. Частота сеансов мезотерапии: 1 процедура в 7–10 дней.

Используемые при этом медикаменты представляют собой своеобразный коктейль из витаминов, микроэлементов, органических кислот, экстрактов растений, экстрактов животного происхождения, лекарственных препаратов. В состав инъекций также обычно входят коллаген и эластин.

Обоснование. Коллаген — это строительный материал, каркас кожи. Он является связующим звеном между клетками. С возрастом синтез коллагена уменьшается, что приводит к увяданию кожи. Эластин по своим свойствам близок коллагену. Введение коллагена и эластина способствуют омолаживанию кожи.

Вообще состав вводимых препаратов при процедуре мезотерапии может варьироваться в зависимости от проблемной зоны, которая подвергается корректировке, и от задач, которые ставит перед собой врач-косметолог. Воздержаться от процедуры мезотерапии стоит во время беременности, менструации или послеоперационного периода.

Процедура мезотерапии используется также для лечения целлюлита и иногда дает неплохие результаты, но только в комплексе с другими мерами воздействия. Хотя, пожалуй, можно сказать, что мезотерапия в данном случае является основной терапевтической процедурой. Она позволяет корректировать морщины и улучшать структуру кожи. Если вы решили пройти этот курс, обязательно обращайтесь к специалистам высокого уровня, и красивая ухоженная кожа долгое время будет радовать вас и восхищать окружающих.

> Но достижение красоты таким способом не станет эффективным, если вы не будете соблюдать главное правило. Я говорю о здоровом питании. Именно правильное питание приводит в порядок не только кожу, но и весь организм в целом.

Правильное питание, здоровый образ жизни подарят вам ту красоту, которой не добиться использованием одних только косметических средств. Витамин С помогает организму вырабатывать тот самый коллаген, который и делает нашу кожу молодой и упругой. Но только на витаминах организм тоже держаться не может. Чтобы строить новые клетки, необходим качественный белок.

Тромбоз сосудов кожной складки

Это очень серьезное осложнение, возникающее при резком избавлении от 20 кг избыточного веса. Непременными условиями возникновения артериальных тромбозов являются нарушение целостности сосудистой стенки и замедление кровотока. Сосудистые стенки могут повреждаться по причине травмы, инфекционного заболевания, интоксикации, а могут изменяться из-за неравномерного сокращения провисшего лоскута кожи, при котором сосуды, проходящие в нем, не успевают сократиться в размерах и сворачиваются, образуя множественные изгибы. Самым серьезным последствием тромбоза сосудов считается тромбоэмболия — отделение плотного тромба от сосуда и передвижение по кровеносной системе.

ВОЛОСЫ

Каждый из нас по мере сил, возможностей, а иногда и пристрастий, старается заботиться о своей шевелюре. Один мой знакомый стилист, услугами которого пользуются многие знаменитости, однажды заметил, что те его клиенты, чьи волосы находятся в отличном состоянии, гораздо более удачливы в работе и личной жизни. Бархатистая кожа, ослепительная белозубая улыбка и шикарные волосы привлекают к себе не меньше внимания, нежели модный костюм или дорогие часы.

Я думаю, что волосы даны нам не только для красоты. Это нечто большее! Ведь у всех народов и во все века волосы несли в себе некое духовное начало. На древних фресках античных богов, на иконах и росписях христианских храмов святых чаще всего изображали с длинными распущенными волосами, что свидетельствовало об их физической стойкости и духовной твердости. Считалось, что именно волосы являются носителем духовности, и если их отрезать, человек может лишиться психической и физической силы, поддержки высших сил. Обрезать волосы означало коренным образом изменить свою жизнь, это хорошо знали наши предки. К этому способу и сейчас прибегают многие обычные люди и даже звезды эстрады, находящиеся на грани нервного срыва. И, напротив, с верой в накопление волосами энергии, жизненной силы, связана давняя примета — не стричь волосы беременным женщинам.

Когда-то на Руси символом женской красоты считалась коса толщиной в руку. Люди всегда уделяли особое внимание и уходу за волосами. Если помните, во всех сказках у злых колдуний и ведьм волосы всегда растрепанные, взлохмаченные и спутанные, а образ длинных красивых, струящихся волос обычно вызывает в душе только благостные чувства. Раньше ежедневное расчесывание волос было магическим обрядом, и девушка могла позволить расчесывать свои волосы только своему избраннику или супругу.

На Руси женщины обязательно закрывали голову повойником, и сорвать головной убор считалось страшнейшим оскорблением (опростоволоситься — значит опозориться). С малолетства девчушкам заплетали волосы в одну трехлучевую косу. Это символизировало объединение жизненных сил — миров Яви, Нави и Прави. Коса располагалась вдоль позвоночника, и считалось, что все светлое через нее наполняет душу благостной жизненной силой, подготавливая девушку к будущей священной миссии материнства. А когда она выходила замуж, девичью косу расплетали и взамен ей заплетали две косы, ибо с этого времени она получала через волосы, собранные в косы, духовные силы не только для себя, но и для будущего ребенка.

! Волосы, как и кожа, один из самых точных барометров состояния нашего здоровья. Любое проявление их неблагополучия говорит о той или иной неполадке в организме. И мы опять возвращаемся к вопросам сбалансированного питания.

Секущимся волосам нравится, когда за ними ухаживают, смазывая касторовым, миндальным и оливковым маслом. Смазав голову, оберните ее горячим влажным полотенцем, а через час хорошенько промойте и нанесите на волосы взбитое свежее яйцо или скисшее молоко. В конце ополосните волосы прохладным чаем, настоем ромашки или липового цвета.

Ломкие волосы чаще всего говорят о неполадках в кишечнике. Кроме дополнения рациона кисломолочными продуктами, попробуйте наносить на волосы маски:

- к измельченному в мясорубке листу алоэ добавьте по столовой ложке меда и касторового масла. Получившуюся смесь взбейте с одним желтком и добавьте чайную ложку коньяка. Весь курс лечения составляет не менее шести процедур, выполняемых один раз в неделю.

- Самая простая и наиболее эффективная — луковая маска, приготовить которую очень просто. Для этого необходимо в четыре части натертого на мелкой терке лука добавить одну часть натурального меда. Втереть массирующими движениями смесь в корни волос и оставить на 40 минут. Смывать маску необходимо прохладной водой без шампуня. Чтобы убрать запах лука, ополосните волосы водой с соком одного лимона.

- Питательная маска для волос из репейного и льняного масла. Два вида масла смешать с витамином «Аевит», который продается в аптеках. Полученную смесь втереть в кожу головы. Затем надеть целлофановую шапочку и обернуть голову полотенцем. Такой лечебный компресс выдержать в течение часа, после чего тщательно смыть шампунем.

Чтобы улучшить циркуляцию крови в коже головы, применяйте контрастный душ. Мойте голову теплой водой, а смывайте шампунь теплой и холодной попеременно. Заканчивайте обливанием холодной водой. Ополаскивайте волосы после мытья настоями из трав. Для укрепления волос добавьте в воду для полоскания отвар или настой крапивы. Весьма эффективным средством ополаскивания является отвар корня лопуха. Ополаскивания волос настоем из шишек хмеля сделают волосы не только крепкими, но и шелковистыми.

> Причина тусклых волос — недостаточная гладкость их поверхности, а также выгорание пигмента (естественного или искусственного). Однако наиболее частая причина тусклости волос — низкий гемоглобин.

Кроме железа, источником которого является красное мясо, тусклым волосам часто не хватает витамина Н, который улучшает состояние их рогового слоя. Так как в природе этот витамин встречается редко, выход один — качественные витаминно-минеральные комплексы. Сходите в поликлинику, сдайте общий анализ крови и проверьте уровень гемоглобина.

Сухие волосы чрезвычайно тяжело уложить и заплести. Такие волосы просто направляют вас к врачу-нефрологу. Ведь именно сухость кожи головы и волос часто является одним из симптомов заболевания почек. Также это может указывать на нехватку в организме все тех же витаминов, минералов и полноценного белка! Обратите внимание на средства по уходу за волосами (шампуни, кондиционеры, маски), содержащие экстракт бамбука! Они укрепляют и буквально оживляют волосы, придают объем тонким и тусклым волосам.

Но главная проблема, с которой мы можем столкнуться, звучит воплем отчаянья: «Доктор, мы их теряем!» Катастрофическое выпадение волос приводит в ужас. Но давайте успокоимся и попробуем проанализировать ситуацию. Потеря волос зависит от множества причин и может быть как полной, так и частичной, как постоянной, так и временной. Здоровые волосы постепенно замещаются короткими и слабыми, которые, в свою очередь, со временем сменяются чем-то подобным пуху, после чего исчезают полностью.

В большинстве случаев причин бывает несколько, так что эту проблему приходится решать комплексно. Вспомните, в каких условиях пребывали вы и ваши волосы в последнее время? Отрицательное влияние может оказывать **длительное воздействие как низких, так и высоких**

температур, которое приводит к ухудшению кровообращения кожи головы. Зимой у многих женщин под меховыми шапками образуется настоящий парник. Только в этом парнике волосы не растут, а стремительно увядают.

Еще одной причиной может быть **рождение ребенка или прерванная беременность**. При этом выпадение волос обусловлено гормональной перестройкой организма. С наступлением беременности главный женский гормон — эстроген — стимулирует клеточное размножение на уровне волосяной луковицы, что приводит к увеличению жизненного цикла волоса. Это обеспечивает значительное увеличение количества волос, находящихся в фазе роста, которое на последних трех месяцах беременности может составлять до 95%. Сразу после родов уровень эстрогена в организме женщины резко снижается, что оказывает отрицательное влияние на рост волос. Их жизненный цикл сокращается, и может сложиться такая ситуация, когда они начнут выпадать одновременно и в большом количестве. В этом случае придется просто немного подождать, и уже через 2–3 месяца состояние должно заметно улучшиться. Если этого не произошло, сходите к эндокринологу, а заодно проверьте уровень сахара крови.

Именно **выпадение волос может быть первым признаком развития сахарного диабета**, при котором нарушается микроциркуляция в мелких капиллярах, питающих волосяные луковицы. Ну, а если со стороны эндокринологии все в порядке, поднимите правую руку и резко опустите ее со словами: «Пропади оно пропадом!..» Ведь если с гормонами все нормально, причина выпадения волос — в ежедневных стрессах и переживаниях. Ваш гормональный статус напрямую зависит от эмоционального состояния.

У женщин выпадение волос наиболее вероятно связано с гормональными, сезонными и эмоциональными факторами, в отличие от мужчин, у которых оно чаще всего обусловлено генетической предрасположенностью.

Женский гормон эстроген увеличивает продолжительность жизни волоса, в отличие от мужского гормона андрогена, который ее сокращает. В организме женщины присутствуют оба эти гормона, но количество эстрогена все же несравнимо больше. Влияние андрогена может становиться более заметным в период менопаузы, когда уровень эстрогена снижается. Именно это обстоятельство может привести к укорочению жизни волос, которые начинают выпадать. Научитесь снимать стресс не только «резким опусканием руки», но и с помощью хорошей музыки, ароматических масел, массажа и аутогенной тренировки. В конце концов, психологи нашей клиники всегда будут рады встрече с вами!

Позволю себе, в который уже раз, напомнить вам о правильном питании, витаминах и минералах. Ведь нехватка целого ряда микро- и макронутриентов при вынужденном ограничении питания в процессе коррекции веса может не лучшим образом сказаться на качестве ваших волос. Волосяные фолликулы могут голодать, болеть и погибать раньше положенного срока от нехватки необходимых им питательных веществ. Чаще всего выпадение волос во время похудения связано с недостатком белка, витаминов (B_6, А) и минералов (железо, цинк, кальций, магний, фосфор и йод). Дополните свой рацион тирозином. Эта аминокислота, которая способствует не

— Мама, а почему папа лысый?
— А он у нас очень умный!
— А почему у тебя так много волос?
— Заткнись и ешь...

только образованию меланина (пигмента, ответственного за цвет кожи и волос), но снижает аппетит, улучшает функцию надпочечников, гипофиза и щитовидной железы.

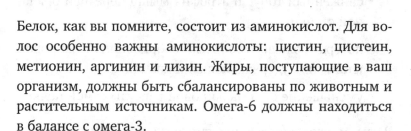

Не забывайте и о цинке. Истончение волос говорит о его нехватке в организме, а ведь, как вы помните, в цинке нуждаются не только волосы! Периодически балуйте себя морепродуктами: устрицами, креветками и раками. Причиной плохого усвоения цинка может являться курение или прием некоторых видов медикаментов.

Белок, как вы помните, состоит из аминокислот. Для волос особенно важны аминокислоты: цистин, цистеин, метионин, аргинин и лизин. Жиры, поступающие в ваш организм, должны быть сбалансированы по животным и растительным источникам. Омега-6 должны находиться в балансе с омега-3.

Кроме вышесказанного, выпадению волос могут способствовать хирургические операции с использованием общего наркоза и прием некоторых медицинских препаратов.

ПОЧКИ

Поздно пить «Боржоми», если почки отвалились!

Народная мудрость

Фиксацию почки на нужном месте осуществляет, главным образом, внутрибрюшное давление, обусловленное сокращением мышц брюшного пресса (для тех, у кого он есть). У многих толстяков, обладателей «пивных животиков», роль пресса выполняет толстый слой «жировой прокладки». У полного человека при локализации жира в области живота со временем происходит ослабление мышц брюшного пресса, ведь функцию удержания кишечника берет на себя жировая ткань. При резком истончении этой жировой прослойки понижается и давление внутри брюшной полости, ослабляется фиксация всех внутренних органов, что может привести не только к выпадению грыж в пупочной и паховой области, но и к опущению почек. **Таким образом, основной причиной опущения почки при неправильном похудении являются:**

- сниженный тонус и атрофия мышц передней брюшной стенки;

- потеря большого объема забрюшинной жировой клетчатки, удерживающей кишечник;

- уменьшение объема жировой капсулы самой почки.

В самом начале похудения жир легко покидает организм, высвобождаясь в кровь, и чаще всего это именно внутренний — висцеральный жир, окружающий внутренние органы. При этом, конечно, расходуется и подкожный жир, но, к сожалению, значительно медленнее. И лишь дойдя до определенного предела, расходование висцерального жира приостанавливается, и на первый план выходят подкожные накопления. При резком сбросе веса в первые дни активно тратится висцеральный жир, и в результате почки остаются без должной опоры. Кроме того, при дефиците белка слабеют мышцы и связки, удерживающие их в надежном положении. Фиксация почек ослабляется и достаточно бывает одного прыжка или падения, чтобы произошло их смещение — *нефроптоз.* Развитие подобной патологии у женщин происходит намного чаще, чем у мужчин, что вполне объяснимо и связано с особенностями анатомии женского организма.

Способствуют нарушению фиксации почки постоянное ношение тяжестей, прыжки, удары и падения. Развитие этого осложнения в большинстве случаев требует оперативного вмешательства.

> «Наибольшему риску при похудении подвергаются женщины в климактерическом и постклимактерическом периоде, так как нехватка определенных женских гормонов ослабляет фиксирующий аппарат почек». К этому выводу пришли специалисты из Королевского госпиталя Лондона (Royal London Hospital), исследовавшие больше ста пациентов с подобной патологией.
>
> В группу риска попадают не только худеющие люди, но и чрезмерно худые женщины. Об этом необходимо помнить женщинам, которые при резком, чрезмерном и бесконтрольном похудении рискуют получить «в нагрузку» серьезную патологию.

!

Самое частое проявление опущения почки — боли тянущего, ноющего характера, реже колющие. В начале заболевания боли не выражены и быстро исчезают. По мере прогрессирования становятся более интенсивными, постоянными, изматывающими. Иногда боли при нефроптозе бывают и очень сильными — по типу почечной колики. Поначалу они возникают после какого-нибудь физического напряжения, подъема тяжести, интенсивного кашля или в конце рабочего дня. Они уменьшаются в положении на спине или на больном боку. Боли могут появиться и внезапно, после сильного напряжения или перемены положения тела, продолжаться от нескольких минут до нескольких часов, ослабевая и вновь нарастая. Эти боли часто отдают в паховую область, в половые органы. Иногда приступ сопровождается тошнотой и рвотой. Пациент бывает бледен, покрыт холодным потом, может повыситься температура.

Боли — не единственный симптом нефроптоза. У многих подвижная почка проявляется потерей аппетита, тошнотой, ощущением тяжести в подложечной области, запорами или поносами. В дальнейшем возможны функциональные расстройства нервной системы в виде повышенной возбудимости, неврастении. Такие больные чрезмерно раздражительны, недоверчивы к заключениям и советам врача, мнительны. Они легко утомляются, страдают головокружением, сердцебиением, бессонницей.

В развитии нефроптоза различают три стадии:

- I стадия — нижний сегмент почки при выдохе уходит в подреберье;

- II стадия — вся почка в вертикальном положении человека выходит из подреберья, однако в горизонтальном положении вновь возвращается или безболезненно вводится рукой на свое обычное место;

- III стадия — почка полностью выходит из подреберья и легко смещается в большой или малый таз.

Развитие нефроптоза более вероятно у тех женщин, у которых живот во время беременности был больше. Чем больше родов, тем больше риск и больше степень опущения.

Если у вас есть предрасположенность к нарушению фиксации почек, не занимайтесь самолечением. В этом случае худеть следует только под руководством опытного врача-диетолога, с постоянным контролем динамики подвижности почек на УЗИ. И ни в коем случае не изматывайте свой организм отсутствием белковой пищи. Ни к чему хорошему, как мы теперь знаем, это не приведет.

По-моему, я излагаю здесь прописные истины, но, несмотря на это, когда речь заходит об оценке и выборе того или иного способа похудения, первый вопрос практически всегда звучит так:

— А на сколько и за сколько вам удалось похудеть?

— На 5 кг за пару недель!

— О, это хорошая методика!

И никто не задумывается о том, что, возможно, из нескольких сотен человек, пробовавших эту методику, систему, диету, лишь 10 смогли продержаться на ней хотя бы один месяц, и что из этих 10 лишь ОДИН сбросил эти самые 5 кг. Зато у 30% развилась одна из выше описанных патологий.

— Нет! Тогда это, конечно, плохая методика!

Большинство запросов в поисковых системах: «Как похудеть быстро?» Узнав, что тот или иной метод привел к выраженному снижению веса за весьма непродолжительное время, мы не торопимся выяснять, сколько пациентов могут его выдержать, как он отразится на здоровье и сколько людей достигли тех самых заветных цифр. Только с годами начинаешь понимать, что при подорванном здоровье уже не в радость никакие прелести жизни. Как писал О. Уайльд: *«Правду мы постигаем только тогда, когда уже ничего не можем с ней поделать».*

Пожалуй, я не буду больше тратить свое и ваше время на увещевания и убеждения проводить эту методику под контролем врача. Однако пройти минимальный курс медицинского обследования перед тем, как начать худеть, вам точно не помешает, хотя бы для собственного успокоения и уверенности! В этот курс должны войти следующие обследования:

- **общий (клинический) анализ крови и мочи —** оценка количественных и качественных показателей периферической крови, классический метод первичной, не специфической диагностики множества заболеваний;

- **биохимический анализ крови:** (глюкоза, АСТ, АЛТ, мочевая кислота, общий холестерин, ЛПВП, ЛПНП, триглицериды) — качественные и количественные показатели функциональной активности почек, печени, уровня липидного и углеводного обмена;

- **исследование крови на гормоны щитовидной железы:** (ТТГ, Т4 свободный, АТ-ТПО) — количественные показатели функциональной активности щитовидной железы и гипофиза. Исключение гипотиреоза;

- **УЗИ брюшной полости —** печени, желчевыводящей системы, поджелудочной железы, селезенки;

- **УЗИ почек —** фиксация почек, состояние надпочечников;

- **УЗИ щитовидной железы —** оценка структурного состояния щитовидной железы;

- консультация врача по результатам этих исследований.

Глава 4 Для чего нужны диетологи?

Как показывает моя многолетняя практика, в идеале, врач-диетолог необходим всем.

Попробую обосновать свои слова.

Пациентами нашей клиники обычно являются две категории граждан.

1. Здоровые люди, которые желают с помощью правильного питания оставаться здоровыми как можно дольше, — те, кто уже буквально на своей шкуре ощутил смысл пословицы «Мы есть то, что мы едим». Кто понял, что наше долголетие — в наших руках, в тарелке, а затем в желудке, а задача здорового человека — не мучить себя, ограничивая во всем самом вкусном, а сделать так, чтобы эти «вкусности» не наносили вред организму.

2. Люди не очень здоровые, но рассчитывающие улучшить свое самочувствие именно за счет правильного питания. Сюда относятся и те, кто недоволен собственным весом. Причем это могут быть как пациенты с реальным ожирением, так и с мнимым, и даже с анорексией.

Один мудрый человек сказал мне слова: «Когда-нибудь люди поймут, что время и средства, потраченные на посещение диетолога, уже через несколько лет вернутся сторицей в виде бодрости, хорошего самочувствия, экономии денег и времени, потраченных на посещения других врачей».

На одной телевизионной передаче я познакомился с очень полным человеком. Он, видимо заранее предполагая диалог с диетологом, был настроен весьма агрессивно. И поэтому сразу пошел в атаку, обвиняя меня в том, что я стремлюсь убедить его (а заодно и весь мир) вести здоровый образ жизни, похудеть и т.д. Но я, молча выслушав его тираду, сказал, что он зря так разволновался. Никто не собирается агитировать его за то, чтобы бросаться к врачам и срочно худеть. Мне и без него работы хватает, и я не собираюсь тратить свое время то, чтобы его переубедить. Я спросил: «Дорогой мой, а с чего вы взяли, что я вообще горю желанием вас «лечить»? Что я жажду убедить вас прийти ко мне на прием и срочно похудеть? Да если вас такая жизнь устраивает, живите на здоровье, мне меньше работы будет!»

Он был готов к чему угодно, но только не к тому, что я могу не проявить к нему никакого интереса. Многие люди почему-то уверены, что мы — диетологи — ночами не спим, думаем, как затащить их в свои жадные сети и высосать из них все деньги! От денег, конечно, никто не отказывается. Только те времена, когда мы бегали с уговорами за каждым толстяком, по-моему, бесследно канули в прошлое вместе со значками «Хочешь похудеть — спроси меня как».

ЧЕГО ЖДАТЬ ОТ ВРАЧА-ДИЕТОЛОГА

Не стоит строить ложных иллюзий по поводу того, что врач придет, выпишет таблеточку и вы похудеете. Весь сложный путь вам придется пройти самим! И это надо понимать с самого начала. Задача врача — подсказать правильный путь и вести вас по этому пути. Он должен не просто поведать вам о количестве калорий, а грамотно, вместе с вами, подобрать оптимальный, приемлемый рацион, при необходимости назначить дополнительные препараты, уберечь вас от нанесения нечаянного вреда собственному организму.

За мою многолетнюю практику чего только не бывало! Некоторые пациенты, приходя на прием и вальяжно развалясь в кресле, однозначно давали мне понять: «Ты взялся сделать меня худым, так и возись со мной. А я посмотрю, как это у тебя получится».

У нас в стране, да и за рубежом, сейчас существует немало медицинских центров, предлагающих различные способы коррекции фигуры. Но перед тем, как сделать свой выбор, сходите к терапевту, чтобы исключить возможные противопоказания. После этого к работе может приступить опытный диетолог. Он разработает для вас индивидуальную программу питания, принимая во внимание ваш пол, возраст, состояние здоровья, бытовые и климатические условия, национальные традиции и кулинарные пристрастия. В результате вы станете счастливым обладателем схемы питания

Я глубоко убежден, что самый лучший диетолог для каждого человека — это он сам. Моя главная задача состоит в том, чтобы научить пациента осознать свою ответственность за жизнь и здоровье своих близких.

и физических нагрузок, а заодно узнаете, сколько белков, жиров, углеводов, минеральных веществ и витаминов необходимо употреблять в режиме вашего персонального рационального питания. Но главная задача врача не в этом.

! Главная задача опытного диетолога — вести вас по пути похудения, то сужая, то раздвигая рамки программы в зависимости от вашего состояния, настроения, реакции организма. Прокладывать новый оптимальный маршрут и предостерегать от всевозможных опасностей и типичных ошибок на этом пути.

Как и при любом другом заболевании, врач-диетолог должен правильно оценить исходное состояние пациента, решить, какие именно методы лечения и в каком объеме ему будут показаны. А главное — насколько он готов к этим переменам? Сильно выраженное ожирение нельзя полностью вылечить без участия, активного сотрудничества и взаимопонимания между врачом и пациентом. А это взаимопонимание и доверие врач должен заслужить. Для этого необходимо, чтобы человек правильно понял и принял логику и обоснованность тех или иных рекомендаций врача. Надо уметь говорить со своим пациентом простым, доходчивым языком, объясняя все на простых бытовых примерах, не щеголяя медицинской терминологией. Только так врач найдет взаимопонимание со своим пациентом и сможет оценить промежуточные результаты лечения, а при необходимости — вовремя изменить тактику. Ведь обычно к людям, которые имеют большой избыточный вес (более 10–12 кг), в самом начале и в конце лечения необходимы различные тактики и подходы.

Я убежден, что врач во время приема не должен тратить драгоценное время на заполнение медицинских документов. Он должен говорить с пациентом. Прислушиваться и приглядываться. Ставить диагноз на основании симптоматики и лишь потом подтверждать его несколькими исследованиями.

Сейчас любой человек имеет право выбрать себе доктора, и не надо стесняться делать это. Бывает, что ко мне приходят пациентки, которые просто не поняли, что им сказал другой врач, и хотя рекомендации коллеги были вполне грамотные, больные их, естественно, не соблюдали. Надо искать доктора, с которым можно говорить, которому можно задать вопросы и получить на них внятные ответы.

Я, конечно, рискую сейчас навлечь на себя гнев многих коллег, думающих: «Это вам там, в Москве, легко рассуждать и зарабатывать деньжищи, а у нас тут попробуй... с этими правилами, отчетностями и нищенской зарплатой! Да на две ставки!» Не буду спорить. Я их понимаю и уверен, что большинство из них — грамотные врачи, пытающиеся честно и самоотверженно работать в условиях бюрократической системы нашего «здравозахоронения».

КАК ПРАВИЛЬНО ВЫБРАТЬ ВРАЧА

В этом параграфе я хочу рассказать вам об основных критериях правильной оценки того или иного врача и его подходов к процессу лечения. Я хочу помочь вам не дать себя обмануть. Это значит, что если уж вы решили обратиться к врачу, то должны иметь право выбора, а потому должны понимать то, что вам предлагают.

> «Человек, никогда не изменяющий своего мнения, подобен стоячей воде, и в сознании его кишат гады».
>
> *У. Блейк*

В Москве и во многих крупных городах при любом крупном медицинском центре и клинике обязательно есть свой штатный диетолог. Некоторые из них, немного набравшись опыта и накопив определенную клиентскую базу, со временем начинают работать на себя. А кое-кто даже разрабатывает собственные, «совершенно секретные», уникальные и «суперэффективные» системы, суть которых держат в глубокой тайне. Так и рождается очередной, покрытый ореолом тайны мудрости модный врач-диетолог. Так рождаются так называемые «врачи-легенды». О многих из них ходят слухи, но толком никто ничего не знает. Выпускаются книги с громкими заголовками, вроде «Секреты быстрого похудения!», которые на практике учат лишь прописным истинам.

Вот что пишет мне в письме одна пациентка: *«Поддалась веянию моды... и купила книжку... Начала читать... и сплошное разочарование... написано очень просто... ничего нового пока что не узнала... в общем, ожидала большего... Масса всем известных советов и истин. Ничего конкретного. Сплошная самореклама автора как специалиста: «Приходите ко мне, и у вас все получится».*

Если вы уже не один год пытаетесь похудеть, то наверняка, кроме этой книги, прочитали и массу другой литературы. Поэтому объяснение прописных истин вряд ли вас устроит.

Рекомендации большинства как старых, так и чересчур молодых диетологов идут на уровне базового учебника по гигиене питания медицинского института. Все советы там до банальности просты и стандартны — калории, пищевая пирамида, не есть после шести и т.д. Рекомендации строятся на общеизвестных, старых, как мир, принципах раздельного питания, ограничения жиров, исключения жареного, сладкого, строгого соблюдения режима питания и так далее.

Но тысячи людей (кто-то — поддавшись моде, кто-то — наслушавшись страшилок с экрана телевизора) стремятся попасть на прием именно к ним, надеются на то, что этот врач поделится с ними хоть капелькой «тайного знания». А за такую надежду приходится платить. И платить немало! Наш народ по-детски наивен. Он все еще продолжает верить в сказку о «волшебном исцелении». Что кто-то, обладая невиданным секретным знанием, силой исцеления, придет и все сделает за них.

Конечно, совсем без результатов горе-врачам будет сложно вас удерживать несколько месяцев, поэтому в ход могут идти разные уловки: постоянные корректировки режима и содержания питания, просьбы подождать еще какое-то время, обвинение вас в срыве режима, требование вести пищевой дневник и т.д. А кстати! Вы знаете, зачем нужен этот самый пищевой дневник? Чтобы найти там ошибку и, обвинив в нарушении режима, свалить всю вину на вас!

Одна пациентка рассказала мне интересную историю. Выполняя назначения некоего врача-диетолога, она быстро начала худеть. Счастливая, она буквально влетела к нему в кабинет, но врач встретил ее растерянным взглядом. Было видно, что он никак не ожидал такого успеха. Первое, что он сказал, придя в себя: «Вы же не должны... Вам нельзя так быстро худеть!» Вот что смогла на это ответить спустившаяся с небес женщина: «Так что же мне, доктор, этот жир обратно в себя запихивать?»

Если прием врача-диетолога происходит в клинике, будьте уверены, что вас заставят сдать еще целую кучу анализов (иногда совершенно ненужных и дорогостоящих) и посетить многих других специалистов. Обычно это происходит в обязательном порядке по спланированным внутренним «схемам движения пациентов». Я постоянно везде говорю, что минимальное предварительное медицинское обследование необходимо. Но вот звонит прямо на телевидение женщина и задает вопрос: «Обратилась я, как вы советовали, к грамотным врачам в клинику лечебного питания при институте... Но там мне надавали такую кучу анализов, что сдать их все я смогу только в течение месяца, а за это время многие из них уже устареют. Вот и получается, что я должна или ложиться в клинику и сдавать анализы у них (что, мягко говоря, недешево) или брать отпуск и не вылезать из очередей районной поликлиники?! И что прикажете делать?»

Что тут посоветовать? Наверное, не в ту клинику обратились. Все познается в сравнении, но когда тебе назначают время **платного** приема и заставляют сидеть в очереди не один час, когда ставят в подобные неразрешимые ситуации со сдачей анализов, когда на тебя врач смотрит как на раздражитель, надо бежать из такой клиники!

Частенько можно столкнуться с ситуацией, когда недобросовестные врачи всеми силами стараются за дополнительные деньги впарить вам свои книжки, брошюры и инструкции или содействующие похудению товары. Назначат дорогие препараты и намекнут, что настоящие (не подделку!) вы сможете приобрести только у них. Ну и, конечно, ни за что не забудут порекомендовать вам своих «проверенных» массажиста, косметолога, инструктора фитнес-клуба и т.д.

Мне очень нравиться этот вопрос: «А вы любите себя?» Я до сих пор с трудом понимаю, как это можно «любить себя»? В голове сразу прокручиваются сценарии с извращенцами нетрадиционной ориентации и больными в сумасшедшем доме. Хотя некоторые все же умудряются «любить себя», правда, это принимает тоже несколько нездоровые формы.

Одна моя пациентка, наслушавшись подобных рекомендаций, не придумала ничего лучше, чем представить себя гусеничкой из знаменитого мультфильма про муравья. Она на полном серьезе утверждала, что у нее много талий, а шея — это самая тонкая талия. И она любит каждую свою складочку, холит и лелеет. Я все это слушал, открыв рот, и думал про себя: кто же тебя, бедную, так загрузил?!

Хочется сказать коллегам: осторожнее надо с рекомендациями, иначе и до раздвоения личности недалеко. Хотя, с другой стороны, нет худа без добра. Мне настолько понравилось это сравнение с толстой гусеницей, что у меня в голове сразу родился образ символа нашей клиники — толстая складчатая гусеница на фоне элегантной бабочки, распахнувшей свои крылья.

Другой недостаток многих медицинских и псевдомедицинских центров, предлагающих сейчас свои услуги, заключается в том, что они пренебрегают индивидуальным подходом.

Прием пациентов проводится по одной и той же схеме. Могу предположить, что доктор даже не поинтересуется вашей жизнью, здоровьем, психологическим статусом, а начнет беседу с шаблонных фраз о том, что надо прежде всего полюбить себя.

Так вот! Зарабатывают такие специалисты, как правило, немного, а денежек-то хочется! А значит, необходимо организовывать поток! Не качеством, так количеством! Некоторые клиники вообще исключили из своей практики индивидуальное общение с пациентом. Зачем? Когда можно посадить людей в кружок и коллективно промывать им мозги о том, «что такое хорошо и что такое плохо».

Как пример грамотного оболванивания людей хочу привести строки одной статьи, опубликованной в Интернете:

«...Нас усадили в один из классов и начали весьма грамотно обрабатывать. Рассказали о том, почему необходимо худеть, каковы преимущества их методики, как она работает и почему они лучше, чем другие. Но обо всем по порядку. Методика клиники N основывается на психотренинге. С его помощью у вас должны активизироваться внутренние ресурсы, измениться отношение к еде, заодно вы сами собой научитесь насыщаться малым количеством пищи.

Но самое главное — сила вашей гигантской мысли приведет к сокращению желудка!

О-о-о, где-то это уже было! Как сейчас помню, Кашпировский серьезно смотрит с экрана телевизора и таким образом лечит всю страну от всех болезней, а Чумак силой взгляда и мысли заряжает банки с водой и кремы. Признаюсь честно, меня так и подмывало спросить: а ваши супердоктора смогут научить меня мыслить так, чтобы грудь увеличилась до 5 размера, навсегда исчез целлюлит и рассосались рубцы? Уж если зомбироваться, то по полной программе?!

Кроме психотренинга в методике, конечно, присутствует и некая корректировка питания. Она заключается в необходимости каждый день вести пищевой дневник, записывать в него, когда, сколько и что ты съел, и не перебирать свою норму калорий (так вот, оказывается, то, за счет чего я должна похудеть!!!!)

Так и быть, я обзаведусь суперточными электронными весами и калькулятором. Перед тем как покушать, буду взвешивать каждую помидорку и ложку риса и высчитывать их калорийность. А как быть мужчинам? Я с трудом представляю картину, как пришедший с работы мужик, усталый и голодный, сядет перед тарелкой с котлетами и начнет их поочередно взвешивать и высчитывать на калькуляторе количество калорий. Да он озвереет после двух таких подсчетов! А как быть мне и моему мужу, если мы пойдем в ресторан? Взвешивать порции на глазах изумленных официантов и посетителей?

Но самое главное: оказывается, я могу теперь кушать все что угодно (но в пределах своей нормы калорий). Хочу пирожные — ем, хочу халву!.. Могу питаться исключительно фастфудом, салом, чипсами и сладкой газировкой или закупить себе пару мешков моркови и грызть ее все дни напролет. Они так прямо и сказали! Красота-а-а-а! Но, правда, я догадываюсь, что здоровья от этого не прибавится, поэтому как-то странно слушать такие речи из уст врачей. Ах да, я забыла, они же не врачи. Они психологи! Отсутствие медицинского образования и базовых знаний физиологии, по-видимому, и позволяет им так легко гарантировать анатомические изменения в моем организме после посещения трех лекций-семинаров. Или как сейчас говорят — тренингов.

После лекции нам предложили пройти обследование методом импедансометрии (кому интересно — Интернет в помощь). Здорово, подумала я и рванула самая первая. Но и тут меня опять ждало разочарование. Аппаратное обследование мне делали только по нижней части тела, хотя для правильной диагностики необходимо проверить все «от ушей до хвоста». Наверное, специалисты из N уверены, что в верхней части тела жир не накапливается?

Насчитали во мне около 16 лишних килограммов. Это мне польстило — и я согласилась. Сказали, что их методика поможет избавиться от лишнего веса без особых усилий и голодовок, что мне особенно понравилось. В других клиниках говорили, что придется прилагать усилия и работать над собой. Но больше всего меня потряс договор, который мне обязательно надо было подписать.

- В договоре не прописана цена, которую необходимо будет заплатить. Значит, она может быть вовсе не та, какую мне объявили изначально.

- В договоре прописано, что клиника не несет ответственности за результат «услуги, которую она оказывает». Значит, я могу просто так потратить свои кровные ... тысяч и при этом не похудеть.

- Клиника использует данные о моем здоровье, которые я предоставила, но не проверяет их. А если у меня есть эндокринные или онкологические заболевания, я о них еще ничего не знаю, а лечение спровоцирует какое-нибудь обострение или приступ?

- Ограничить физические нагрузки. Вот это особенно интересно! Это как? С чего я тогда вообще похудею-то? Может, мне еще с работы уволиться, дабы не ходить, не думать, не носить сумочку — это ведь тоже физические нагрузки.

- Ввести в рацион «растительное масло в количестве 1 (одной) столовой ложки каждый день». Стоп! А если у меня желчнокаменная болезнь? В списке противопоказаний клиники она не значится. Но если я с таким диагнозом каждый день буду кушать растительное масло, оно может спровоцировать желчные колики. И здесь уже вся надежда на настоящих врачей «Скорой помощи» — и на высшие силы.

Подобные центры существуют во всех крупных городах, и сеть их только растет. Если вы, придя на повторный прием к таким специалистам, говорите, что не можете справиться, что этот режим для вас неприемлем, они вам с улыбкой ответят, что все прописано в договоре. А назначения вам даны в строгом соответствии с канонами медицины (неважно, что эти каноны были написаны еще при царе Горохе). Что вам надо силу воли воспитывать: «Давно пора уже было браться за себя! Смотрите, в кого вы себя превратили!» и т.д. При полном отсутствии результата или возникновении неприятных ситуаций всю вину такие «специалисты» свалят на вас. Ведь для этого есть дневник питания.

Правда, тут возникает одна противоречивая ситуация: с одной стороны, вас хотят быстрее выпроводить, чтобы пригласить следующую партию «жертв», но с другой стороны, они заинтересованы в продолжительном «сотрудничестве». Это вполне естественно, ведь вы приносите им деньги. Если вы похудеете, решите проблемы с самочувствием, и все будет замечательно… вы уйдете. И если все организовано правильно, и вас научили, как удерживать вес, уйдете от них навсегда! Источник иссякнет! Поэтому в ход идут любые способы затуманивания мозгов, начиная с того, что быстро худеть категорически нельзя и заканчивая необходимостью встречаться каждую неделю (разумеется, платно), а еще лучше — через день!

Любой современный человек, который хочет получить хоть какую-то информацию о здоровом питании, теряется в потоке предложений от всевозможных дилетантов и проходимцев. Все дело в том, что сейчас работать врачом-диетологом стало модно и престижно. Больше того, если вы наивно полагаете, что каждый, выдающий себя за врача-диетолога, имеет высшее медицинское образование, вы глубоко заблуждаетесь. И сейчас от лишнего веса, расталкивая друг друга локтями, вас предлагают избавить все подряд: психологи (не путать с психиатрами), физиологи, повара, кулинары, фитнес-тренеры, массажисты, экстрасенсы, народные целители и даже журналисты (вспоминаем историю появления кремлевской диеты). Как правило, все они не имеют даже отдаленного представления о сложнейших биохимических процессах, происходящих в организме человека, но упорно пытаются «лечить»! А теперь подумайте, стоит ли доверять свое здоровье такому «специалисту»? Только диплом врача и медицинская лицензия — гарантия от проходимцев!

! Так, например, уже давно доказано, что спортивные тренировки (например, танцевальная аэробика по часу 2–3 раза в неделю) сами по себе не способствуют снижению веса. Вместе с тем фитнес-центры, оказывающие эти услуги, продолжают заманивать клиентов обещанием убрать все лишние килограммы.

Среди старых врачей вдруг, неожиданно, появляются те, кто почему-то резко решил сменить профиль своей деятельности. Сейчас за диетологов выдают себя косметологи, физиотерапевты, детские врачи и даже стоматологи. А наше «мудрое» государство, а точнее, армия его чиновников всячески этому способствует.

Доходит до абсурда. При открытии диетологической клиники или центра вам по закону не выдадут лицензию, если у вас в штате будет числиться хоть один врач-диетолог! То есть любые врачи, но только не диетологи! Не верите? Я с этим столкнулся при открытии клиники в Москве. Ни в одной стране мира такого нет. Например, в США работают более 40 научных центров и частных диетологических клиник. Но мы, как обычно, идем и здесь своим путем! В России врач-диетолог по закону имеет право работать только в условиях стационара! Позиция государства: хотите лечиться — ложитесь в больницу!

> Хочу еще и еще раз повторить, что образованных, честных врачей-диетологов *немало*! Обычно люди их знают и передают друг другу, как переходящий вымпел. Моя задача — уберечь вас от шарлатанов. **!**

У нас действительно есть много хороших, грамотных врачей, и не только диетологов, честно выполняющих свой долг! Со многими из них мы знакомы и дружны. Но это скромные, не афиширующие себя люди. Им лишняя шумиха не нужна. Их и так знают.

Объясню на собственном примере. Когда я вернулся после довольно продолжительного отсутствия в Россию, у меня был всего десяток пациентов. Меня вообще никто здесь не знал! Сейчас у меня работы очень много, и мой график расписан на месяцы вперед. Я работаю со своими пациентами столько времени, сколько требуется. Пока у них не останется ни одного нерешенного вопроса. Поэтому я физически не могу принять в день более 3–4 человек. Можно, конечно, и больше, но это будет уже халтура. А люди это сразу чувствуют.

Современный подход к лечению ожирения подразумевает постоянный контакт с лечащим врачом. Здесь альтернативы пока нет! Но врач может лишь рекомендовать вам определенные методы и действия, он не может контролировать выполнение своих рекомендаций, стоять возле вашего холодильника или ходить с вами в магазин. «Хороший врач не лечит человека, а помогает ему вылечиться», — говорили древние.

В старину купцы на Руси говорили: «Нет ничего дороже денег, но честь дороже!»

Я постоянно повторяю своим пациентам: «Организм нельзя ломать, с ним надо договариваться. Мы как бы играем с организмом в шахматы. Мы сделаем ход, он ответит. Затем мы будем обдумывать и делать новые ходы. И так постоянно, весь период лечения». Ведь на протяжении того пути, который мы пройдем вместе, все будет постоянно меняться.

Поэтому при работе с пациентом врач-диетолог должен выступать в роли консультанта или помощника. Не как диктатор, а как внимательный слушатель и советчик. Он должен понимать, что у любого человека могут быть свои, весьма весомые причины делать то, что он хочет, даже если это может негативно сказаться на результатах лечения. Опытный врач-диетолог должен понимать психологию поведения полных людей, предугадывать реакцию пациентов и разговаривать с ними на их языке, только тогда он сможет адекватно реагировать на любые действия своих подопечных и выстраивать правильную концепцию лечения.

Многие до сих пор считают избыточный вес и ожирение чисто личной проблемой, которую можно решить самостоятельно, собрав всю волю в кулак. Это опасное заблуждение! Не стесняйтесь обращаться с этой проблемой к врачу! Многие из моих пациентов обращались ко мне лишь по одной причине — им было просто трудно во всем этом разобраться и составить для себя персональную программу избавления от лишнего веса. Поняв всю сложность и серьезность проблемы, они предпочитали доверить ее решение опытному врачу.

Я вполне понимаю, что многие из вас в силу ряда причин не могут воспользоваться услугами врача-диетолога. Но, изучив эту книгу, вы уже будете защищены полученными знаниями от многих проблем. В свою очередь, я всегда буду рад помочь вам на страницах своего сайта в Интернете.

Если вы хотите прожить долгую и здоровую жизнь, следите за своим весом. Изменение стиля питания, образа жизни — процесс длительный, кропотливый и трудный. Не оставайтесь со своими проблемами один на один!

КОГДА ИДЕМ К ВРАЧУ, А КОГДА СПРАВЛЯЕМСЯ САМИ

Допустим, прочитав все вышеизложенное, вы наконец-то решились похудеть. Решение принято! Оно мотивированно, осознанно и окончательно! Если вы при этом являетесь счастливым обладателем небольшого избыточного веса (не превышающего 10–12 кг), молоды и (еще) здоровы, вы вполне можете попытаться решить эту проблему самостоятельно. И моя книга вам, безусловно, в этом поможет. Потратив некоторое время на изучение вопроса, вы поймете, как правильно худеть, а главное, как после этого не набрать вес. И я абсолютно уверен, что у вас это получится!

Если ваш избыточный вес превышает 12 кг, я бы посоветовал, по возможности, доверить решение этой задачи опытному врачу. И лучше сделать это сразу, не пытаясь предварительно заниматься самолечением по следующим причинам:

1. Вы это наверняка уже не раз пытались сделать самостоятельно.

2. Врачу не придется тратить время на исправление ваших ошибок, и он быстрее сможет приступить к составлению программы лечебных мероприятий.

В очередной раз советую всем читателям задуматься о своем здоровье и относиться к снижению веса более ответственно. Прежде чем сесть на какую-либо диету (даже если ее предложит ваш лечащий врач), стоит вспомнить лозунг всех водителей: «Не уверен — не обгоняй!» Если человек не уверен, что, сбросив вес, сможет его постоянно поддерживать на этом уровне, может быть, не стоит зря мучиться, изматывая себя очередной диетой?

Изложенный в книге материал требует дальнейшего изучения и осмысления. Смею надеяться, что вы — думающий человек, способный к самоанализу. Иначе вы не купили бы эту книгу.

ЗАКЛЮЧЕНИЕ

Я ни в коем случае не хочу, чтобы эта книга заканчивалась словами: «А теперь, когда вы поняли, что это так сложно и опасно, приходите к нам в клинику, и мы вам обязательно поможем!» Нет!

Цель этой книги — дать вам возможность самим попробовать разобраться в механизмах развития этой серьезной патологии, по-новому взглянуть на проблему избыточного веса. Я прекрасно понимаю, что не все имеют возможность обратиться за помощью к врачу-диетологу, поэтому я постарался рассказать вам об основных подходах к проблеме. Я твердо верю, что на этот раз у вас все обязательно получится! А эта книга поможет вам самостоятельно составить собственную индивидуальную комплексную программу похудения. Доверяйте врачам! Чтобы быть красивыми и здоровыми, надо приложить немало усилий. Но я в вас верю! И верю в успех!

Помните, что дорогу осилит идущий!

ПЛАН ДЕЙСТВИЙ, ИЛИ ШПАРГАЛКА ПО МЕТОДИКЕ

Сюда стоит заглядывать уже после того, как вы изучите всю книгу целиком. Начинать знакомство с методикой с этого раздела — бессмысленно, так как это не принесет вам никакой пользы. В методике — множество деталей, которые я постарался осветить в соответствующих главах, а цель этого раздела — только помочь вам составить свой план действий, ориентируясь на основные этапы, указанные здесь.

Первый этап

1. **Длительность**: не более трех недель.

2. **Медицинский осмотр:** проверка работы щитовидной и поджелудочной железы, надпочечников, яичников, желательно сделать УЗИ-обследование органов брюшной полости. Обязательно сдайте анализы, чтобы знать содержание сахара в крови, «плохого» и «хорошего» холестерина, триглицеридов, гормонов. Консультация любого врача-терапевта по результатам обследования.

3. **Мотивация:** подумайте, почему именно вам нужно похудеть, какая цель поможет вам в решении поставленной задачи.

4. **Вода:** ежедневно следует выпивать минимум 4–5 стаканов чистой воды комнатной температуры. При физической нагрузке выпивайте 2 стакана воды за час до

физических упражнений и от 4 до 6 глотков каждые 15–20 минут во время упражнений.

5. **Ходьба:** сначала подготовительные 4 недели и 16 000 шагов в день!

6. **Питание:** Вначале, на первом этапе, резко ограничиваем поступление животных белков (мяса и рыбы) до минимальной физиологической нормы. Используем в основном растительные жиры для нормализации работы кишечника и увеличения коэффициента усвоения белка. Но совсем отказываться от белков и жиров категорически нельзя! Общее суточное употребление белка не должно быть менее 50 г в сутки!

7. **Клетчатка:** ежедневно необходимо не менее 100 г отрубей. Если вы раньше никогда не использовали отруби в своем питании, начинать нужно с малых доз — по 1–2 столовых ложки в день. В течение недели можно довести объем до 100 г в сутки.

8. Ежедневно **горсть ядрышек кедровых орешков**, которые помещаются в сжатом кулаке.

9. **Овощи, зелень и фрукты** — основа рациона на этом этапе.

10. **4 крупных яблока** в течение дня, до 18:00, съедать равномерно, с интервалом от часа до полутора часов.

11. **Количество углеводов** в сутки — не менее 180 г (3 крупных яблока). На весь период прохождения методики следует категорически отказаться от «быстрых» углеводов — сахара, мучного, картофеля и белого риса!

12. **250 г качественного сухого вина** скрасят вам ежедневный вечерний ужин.

13. Перед тем как ложиться спать, необходимо съедать **пару вареных яичных белков**. Не путайте: не пару яиц, а пару вареных яичных белков!

Второй этап

1. **Длительность:** рассчитывается индивидуально в зависимости от начального избыточного веса.

2. **Анализ волос на микроэлементы,** чтобы выровнять рацион питания на микроэлементном уровне. Контрольный анализ следует повторить примерно через 4 месяца.

3. **Рацион на обед:** нежирный творог, постная говядина, телятина (исключена при подагре и в пожилом возрасте), белое мясо курицы и индейки, рыба и всевозможные морепродукты. Общее количество белка в сутки — не менее 70 г, жиров — 30–35 г. Начиная со второго этапа после творога женщинам желательно употреблять рыбу именно жирных пород, но не более 3 раз в неделю, мужчинам — не более 2 раз в неделю. В качестве гарниров хороши сырые и вареные овощи, причем половину должна составлять брокколи.

4. **Фрукты:** не забывайте о яблоках, но старайтесь выбирать фрукты с учетом сезонности.

5. **«Загрузочные» дни,** когда количество пищи резко увеличивается на 50% и более. В «загрузочные» дни есть можно все продукты, в которых содержится мало жира и много медленных углеводов и протеинов (овощи, каши, фрукты с высоким содержанием клетчатки).

6. **Не** забывайте пить воду — не менее 1,5 л в день!

7. 1–2 «арбузных» или «рисовых» очистительных дня, не чаще одного раза в месяц.

8. **Силовые нагрузки.** Когда вы почти достигли результата и у вас осталось лишь 10% от всего избыточного веса, пора вводить силовые нагрузки. Для возвращения тонуса мыщцам, для придания телу формы чередуем аэробные тренировки (любимую ходьбу) с силовыми тренировками, добавляем упражнения для рук, спины, ног, пресса, талии и груди.

9. **При** введении силовых нагрузок меняется рацион питания — вводятся каши. Их следует употреблять только в конце второго этапа, в дни силовых нагрузок.

Третий этап

Это этап завершения методики — период адаптации.

1. **Длительность**: от года до полутора лет.

2. Увеличение количества потребляемой пищи должно вводиться строго дозированными порциями и поэтапно, по мере адаптации организма к этим изменениям.

3. Ваша задача — с помощью правильно подобранного рациона питания и необременительной, но систематической физической нагрузки поддерживать нужный вес в течение ближайших 2–3 лет, поэтому продолжаем соблюдать основные правила второго этапа в питании и физических нагрузках.

ИСПОЛЬЗОВАННАЯ ЛИТЕРАТУРА

1. Авцин А.П., Жаворонков А.А., Риш М.А., Строчкова М.С. Микроэлементозы человека: этиология, классификация, органопатология. — М.: Медицина, 1991. С. 496.

2. Агаджанян Н.А. Адаптация и резервы организма. — М.: ФиС, 1983. — С. 176.

3. Базисная и клиническая фармакология // Пер. с англ. под ред. Бертрама Г. Катцунга. — М.: Бином, 1998. — Т. 1, 2.

4. Бобков Ю.Г., Виноградов В.М., Лосев С.С., Смирнов А.В. Фармакологическая коррекция утомления. — М.: Медицина, 1984. С. 208.

5. Гинзбург М.М. Введение в диетологию.

6. Гинзбург М.М. Как победить избыточный вес. — Самара.: Парус, 1999.

7. Ермолаев М.В., Ильичева Л.П. Биологическая химия. — М.: Медицина, 1989.

8. Каркищенко Н.Н. Клиническая и экологическая фармакология в терминах, понятиях. — М.: Медгиз, 1995. С. 304.

9. Козупица Г.С. Взаимосвязь аэробной физической работоспособности с составом тела. — Актуальные проблемы спортивной медицины // Труды Самарской областной федерации спортивной медицины. Самара, 1998, Т. 1. С. 34–35.

10. Комаров Ф.А., Рапопорт С.И. Хронобиология и хронономедицина. — М.: ТриадаХ, 2000. С. 488.

11. МакМюррей У. Обмен веществ у человека. — М., 1980.

12. Марри Р., Греннер Д., Мейес П., Родуэлл В. Биохимия человека. — М.: Мир, 1993.

13. Минвалеев Р.С. Коррекция веса. Теория и практика здорового питания. — СПб.: Питер, 2001.

14. Минвалеев Р.С. Похудеть без вреда. — СПб.: Питер, 2003.

15. Райли Дж. Как прекратить переедать и начать жить.

16. Стоянова Е.С. Похудеть. — М.: Кристина, 2003.

17. Теппермен Дж., Теппермен Х. Физиология обмена веществ и эндокринной системы. — М.: Мир, 1989.

18. Уголев А.М. Естественные технологии биологических систем. — Л.: Наука, 1987.

19. Уголев А.М. Мембранное пищеварение. Полисубстратные процессы, организация и регуляция. — Л., 1972.

20. Уголев А.М. Пищеварение и его приспособительная эволюция. — М., 1961.

21. Уголев А.М. Пристеночное (контактное) пищеварение. — М.-Л., 1963.

22. Уголев А.М. Теория адекватного питания и трофология. — СПб.: Наука, 1991.

23. Уголев А.М. Физиология и патология пристеночного (контактного) пищеварения. — Л., 1967.

24. Уголев А.М. Физиология мембранного (пристеночного) пищеварения (совместно с другими), в кн.: Физиология пищеварения. — Л., 1974.

25. Уголев А.М. Эволюция пищеварения и принципы эволюции функций: Элементы современного функционализма. — Л.: Наука, 1985.

26. Фалеев А.В. Что поможет похудению? Бизнес на лишнем весе, или Как нас обманывают. — Ростов н/Д.: МарТ, 2006.

27. Чурилов Л.П. Новое о патогенезе ожирения // Мир медицины. М., 2001. № 34.

28. Эдельштейн Барбара. Диета для людей с пониженным обменом.

29. Word Health Organization: Preventing and Managing the Global Epii mic of Obesity. Report of the WHO Consultation on Obesity. WHO, 19.

30. Flegal K.M., Carroll M.D., Kuczmarski R.J., Johnson C.L.: Overweij and obesity in the United States: prevalence and trends, 19601994.1 j. Obesity 1998;22:39–47.

31. Mokdad A.H., Bowman B.A., Ford E.S., Vinicor F„ Marks J.S., Kop J.P.: The continuing epidemics of obesity and diabetes in the United S tes. JAMA 2001;286:1195–1200.

32. Must A., Spadano J., Coakley E Field A., Colditz G., Dietz W.: The d ase burden associated with overweight and obesity. JA1 1999;282:1523–1529.

33. National Task Force on the Prevention and Treatment of Obesity: O1 weight, obesity, and health risk. Arch. Intern. Med. 2000; 160:898–S.

34. The Practical Guide to the Identification, Evaluation and Treatment of Overweight and Obesity in Adults. NIH Publication Number 00–4084, Oct. 2000.

35. Executive Summary of the Third Report of the National Cholesterol Education Program (NCEP) Expert Panel on Detection, Evaluation, and Treatment of High Blood Cholesterol in Adults (Adult Treatment Panel III). JAMA 2001, 285: 2486–2497.

36. Position Statement: Screening for Diabetes. American Diabetes Association Clinical Practice Recommendations 2001. Diabetes Care 24 (Supplement 1).

37. Findling J.W., Raff H.: Newer diagnostic techniques and problems in Cushing's Disease. Endocrinol. Metabol. Clin. North Am. 1999,28(1):191–210.

38. Foster GD, Johnson C: Facilitating health and selfesteem among obese patients. Prim Psychiatr 1998, 5:89–95.

39. Foster GD, Wadden TA, Vogt RA, Brewer G: What is a reasonable weight loss? Patient's expectations and evaluations of obesity treatment outcomes. J Consulting and Clin Psychol 1997, 65: 79–85.

40. Stuncard AJ: Talking with patients. In: Stuncard AJ and Wadden TA (eds): Obesity: Theory and Therapy. 2nd ed. New York, Raven Press; 1993, pp. 355–363.

41. Stuncard AJ, Sobal J: Psychosocial consequences of obesity. In: Brownell KD and Fairburn CG (eds): Eating Disorders and Obesity: A Comprehensive Handbook. New York, Guilford Press; 1995, pp. 417–421.

42. Wadden TA,Foster GD: Behavioral treatment of obesity. In: Jensen M (ed): Medical Clinics of North America. 2000, 84:2, 441–461.

43. Wadden TA, Wingate BJ: Compassionate treatment of the obese indivi¬dual. In: Brownell KD and Fairburn CG (eds): Eating Disorders and Obesity: A Comprehensive Handbook. New York, Guilford Press; 1995, pp. 564–571.

АЛФАВИТНЫЙ УКАЗАТЕЛЬ